全国中医药行业中等职业教育"十二五"规划教材

外科学基础

（供中医专业用）

主　编　王　广（北京中医药大学）

副主编　李少民（安阳职业技术学院）
　　　　周　军（陕西中医药大学）
　　　　江　燕（成都中医药大学）
　　　　郭伟光（黑龙江中医药大学）

编　委　（以姓氏笔画排序）
　　　　田　明（北京中医药大学）
　　　　杨文东（云南省大理卫生学校）
　　　　陈小菁（江西中医药大学）
　　　　周　琳（南阳医学高等专科学校）
　　　　曾　鸣（毕节市卫生学校）
　　　　曾丽君（曲阜中医药学校）

中国中医药出版社

·北　京·

图书在版编目（CIP）数据

外科学基础/王广主编 . —北京：中国中医药出版社，2016.2
全国中医药行业中等职业教育"十二五"规划教材
ISBN 978 - 7 - 5132 - 2638 - 7

Ⅰ . ①外… Ⅱ . ①王… Ⅲ . ①外科学 - 中等专业学校 - 教材 Ⅳ . ①R6

中国版本图书馆 CIP 数据核字（2015）第 149916 号

中 国 中 医 药 出 版 社 出 版
北京市朝阳区北三环东路 28 号易亨大厦 16 层
邮政编码 100013
传真 010 64405750
天津市蓟县宏图印刷有限公司印刷
各地新华书店经销
*
开本 787 × 1092 1/16 印张 14.75 字数 330 千字
2016 年 2 月第 1 版 2016 年 2 月第 1 次印刷
书 号 ISBN 978 - 7 - 5132 - 2638 - 7
*
定价 30.00 元
网址 www.cptcm.com

前　言

中医药职业教育是我国现代职业教育体系的重要组成部分，肩负着培养中医药多样化人才、传承中医药技术技能、推动中医药事业科学发展的重要职责。教育要发展，教材是根本，是提高教育教学质量的重要保证，是人才培养的重要基础。为贯彻落实习近平总书记关于加快发展现代职业教育的重要指示精神和《国家中长期教育改革和发展规划纲要（2010—2020年）》，国家中医药管理局教材办公室、全国中医药职业教育教学指导委员会紧密结合中医药职业教育特点，适应中医药中等职业教育的教学发展需求，突出中医药中等职业教育的特色，组织完成了"全国中医药行业中等职业教育'十二五'规划教材"建设工作。

作为全国中医药行业中等职业教育规划教材，本版教材按照"政府指导、学会主办、院校联办、出版社协办"的运作机制，于2013年启动编写工作。通过广泛调研、全国范围遴选主编，组建了一支由全国60余所中高等中医药院校及相关医院、医药企业等单位组成的联合编写队伍，先后经过主编会议、编委会议、定稿会议等多轮研究论证，在400余位编者的共同努力下，历时一年半时间，完成了36种规划教材的编写。本套教材由中国中医药出版社出版，供全国中等职业教育学校中医、中医护理、中医康复保健、中药和中药制药等5个专业使用。

本套教材具有以下特色：

1. 注重把握培养方向，坚持以就业为导向、以能力为本位、以岗位需求为标准的原则，紧扣培养一线技能型、服务型高素质劳动者的目标进行编写，体现"工学结合"的人才培养模式。

2. 注重中医药职业教育的特点，以教育部新的教学指导意见为纲领，贴近学生、贴近岗位、贴近社会，体现教材针对性、适用性及实用性，符合中医药中等职业教育教学实际。

3. 注重强化精品意识，从教材内容结构、知识点、规范化、标准化、编写技巧、语言文字等方面加以改革，具备"精品教材"特质。

4. 注重教材内容与教学大纲的统一，涵盖资格考试全部内容及所有考试要求的知识点，满足学生获得"双证书"及相关工作岗位需求，有利于促进学生就业。

5. 注重创新教材呈现形式，版式设计新颖、活泼，图文并茂，配有网络教学大纲指导教与学（相关内容可在中国中医药出版社网站 www.cptcm.com 下载），符合中等职业学校学生认知规律及特点，有利于增强学生的学习兴趣。

本版教材的组织编写得到了国家中医药管理局的精心指导、全国中医药中等职业教育学校的大力支持、相关专家和教材编写团队的辛勤付出，保证了教材质量，提升了教材水平，在此表示诚挚的谢意！

我们衷心希望本版规划教材能在相关课程的教学中发挥积极的作用，通过教学实践的检验不断改进和完善。敬请各教学单位、教学人员及广大学生多提宝贵意见，以便再版时予以修正，提升教材质量。

国家中医药管理局教材办公室

全国中医药职业教育教学指导委员会

中国中医药出版社

2015 年 4 月

编写说明

《外科学基础》是"全国中医药行业中等职业教育'十二五'规划教材"之一。本教材的编写是以国务院加快发展现代职业教育的精神为指导，以服务人才培养为目标，以满足中医药类专业的教学发展和需求为任务，坚持以育人为本，充分发挥教材在提高人才培养质量中的基础性作用，着力培养中医药类专业技术人才。教材编写工作由全国中医药职业教育教学指导委员会、国家中医药管理局教材办公室统一规划、宏观指导，中国中医药出版社具体组织实施，全国开展中医药职业教育的 10 家院校联合承担。《外科学基础》供中医药中等职业教育中医专业教学使用。

本教材在突出"三基"（基础理论、基本知识、基本技能）、"五性"（思想性、科学性、先进性、启发性、适用性）、"三特定"（特定学制：3 年制和 4 年制；特定专业：中医；特定对象：中职教育）的基础上，强调实用、能用、够用的原则，在内容的广度和深度上充分考虑到中等职业教育的自身特点，力求文字简明扼要，重点突出，既涵盖外科学常见疾病，又控制总体内容，并适当体现本学科的新进展，同时兼顾助理执业医师资格考试的需要，确为培养中等职业教育临床医学专业人才的必备教材。

本教材的编写采取专业教师分工编写、集体审定、主编把关的原则，具体分工如下：第一、二、五、六章由王广编写；第三章由杨文东编写；第四章、第九章第四至六节及第十一、十二章由周琳编写；第七、十六章由郭伟光编写；第八章由李少民编写；第九章第一、二、三、七节由田明编写；第十章第一至四节由江燕编写，第五至八节由曾丽君编写；第十三、十七章由曾鸣编写；第十四章第一、二、六、七节及第十五章由周军编写；第十四章第三至五节由陈小菁编写。

因编者水平所限，本教材难免有不足之处，恳请各院校师生在使用过程中提出宝贵意见和建议，以便再版时修订提高。

《外科学基础》编委会
2015 年 8 月

目　录

第一章 绪 论

一、外科学的范畴

外科学是医学科学的一个重要组成部分。随着医学科学的发展，现代的外科医生不但能做手术，还要研究与外科疾病相关的基础理论，包括病因、病理、发病机制、诊断、治疗和预防等。现代外科的疾病基本分为7类：

1. 损伤 由暴力或其他致伤因子引起的人体组织破坏或功能障碍，例如内脏破裂、骨折、烧伤等，多需要手术或其他外科处理，以修复组织和恢复功能。

2. 感染 致病的微生物或寄生虫侵袭人体，导致组织、器官的损害、破坏，发生坏死形成脓肿，这类局限的感染病灶需要手术治疗。例如急性阑尾炎的阑尾切除术、肝脓肿的切开引流术，痈切开引流术等。

3. 肿瘤 绝大多数的肿瘤需要手术处理。良性肿瘤切除有良好的疗效；对恶性肿瘤，手术能达到根治、延长生存时间或缓解症状的效果。

4. 畸形 先天性畸形，如先天性心脏病、肛管直肠闭锁等，均需施行手术治疗；后天性畸形，如烧伤后瘢痕挛缩，也多需手术整复，以恢复功能和改善外观。

5. 内分泌功能失调 如甲状腺功能亢进症等。

6. 寄生虫病 如肝包虫病、脑包虫病、胆道蛔虫症等。

7. 其他 常见的有器官梗阻，如肠梗阻、尿路梗阻等；血液循环障碍，如下肢静脉曲张、门静脉高压症等；结石形成，如胆石病、尿路结石等。

外科学与内科学的范畴是相对的。外科一般以需要手术或手法为主要疗法的疾病为对象，而内科一般以应用药物为主要疗法的疾病为对象。然而，外科疾病也不是都需要手术，而是在一定的发展阶段才需要手术。例如化脓性感染，在早期一般先用药物治疗，成脓后再行手术治疗。不仅如此，由于医学科学的进展，有的原来认为应当手术的疾病，现在可以改用非手术疗法治疗，例如大部分的尿路结石可以应用体外震波，使结石粉碎排出。有的原来不能施行手术的疾病，现在已创造了有效的手术疗法，例如大多数的先天性心脏病，可以用手术方法来纠正。特别是近年来，由于介入放射医学和内镜诊疗技术的迅速进展，外科与内科及其他专科更趋于交叉。所以，随着医学科学的发展和诊疗方法的改进，外科学的范畴将会不断地更新变化。

二、外科学的发展

外科学的历史和整个医学一样，是人们长期同疾病做斗争的经验总结，具体起源并不清楚。其进展则是由社会各个历史时期的生产和科学技术发展所决定的。

（一）我国古代外科的发展

在周代（前11世纪中期—前256），外科已独立成为一门学科，外科医生称为"疡医"。东汉末年，杰出的医学家华佗（约145—208）擅长外科技术，使用麻沸汤为患者麻醉，进行死骨剔除术，并可剖腹行阑尾切除术等。隋代巢元方著《诸病源候论》（610）对癥瘕积聚、瘿瘤、丹毒、疔疮、痔漏、蛇兽咬伤有了系统论述，并叙及断肠吻合、手术采用丝线结扎血管等手术基本操作，还指出单纯性甲状腺肿的发生与地区的水质有关。明代是我国中医外科学的兴旺时代，陈实功著的《外科正宗》中对于急性乳房炎（乳痈）和乳癌（乳岩）也有较确切的描述。清代以后祁广生的《外科大成》等，完善了中医外科的系统理论，丰富了临床经验。高文晋的《外科图说》（1856），是一本以图释为主的中医外科学。

（二）现代外科学的发展

现代外科学奠基于19世纪，随着当时现代工业和科学技术的崛起，西方外科学开始迅速发展。英王乔治三世在1800年特许成立伦敦皇家外科学院，1843年维多利亚女王特许改为英国皇家外科学院。在19世纪，对人体器官结构解剖的认识进一步完善，麻醉、手术疼痛、伤口感染和止血、输血等问题先后得到解决，外科手术基本操作技术有了进一步的改进。

近30年来，随着超声、核素扫描、计算机体层成像（CT）、磁共振成像（MRI）、数字减影血管造影（DSA）、单光子发射计算机断层扫描（SPECT）、正电子发射断层显像（PET）等检查及影像的三维重建技术的发展，内镜和显微外科技术的发展，机器人手术等，使外科学发生了又一次质的飞跃。尤其是腔镜手术发展迅速，适用范围极其广泛，包括甲状腺全切术、甲状腺腺瘤摘除术、乳腺腺瘤摘除术、胸腔镜探查术、肺大泡破裂修补术、周围型肺癌切除术、胆囊切除术、肝囊肿引流术、配合胆道镜行胆总管探查术、阑尾切除术、辅助切除消化道肿瘤及肠管部分切除术、肾囊肿引流术、肾脏肿瘤切除术、膀胱肿瘤切除术、子宫肌瘤切除术、卵巢肿瘤切除术及腹外疝修补术等。

三、怎样学习外科学

（一）树立良好的医德医风，坚持正确的学习方向

学习外科学的根本问题，仍然是为人的健康服务问题。要经常想到，医生的对象是患者，只有良好的医德、医风，才能发挥医术的作用。如果外科医生医疗思想不端正，工作粗疏，就会给患者带来痛苦，甚至严重地损害患者的健康。因此，学习外科学必须正确地处理服务与学习的关系，要善于在服务中学习，也就是要在全心全意地为患者服务的思想基础上学好本领，再转过来更好地为患者服务。

（二）理论与实践相结合

外科学是一门实践性很强的学科。不同的外科病可以有相同的临床表现，而同一种外科病也可以临床表现不同。这就需要将所学到的基础理论在临床实践中去检验、深化和融合，并进一步指导临床诊治工作。

（三）重视"三基"教育，加强基本技术操作训练

外科基本操作较多，只有在基础理论、基本知识、基本技能扎实的基础上，外科医生才能正确地进行外科手术操作，包括准确地进行手术的切开、分离、止血、缝合、各种穿刺及导管的使用，以及准确地应用内镜及显微技术，并在反复实践中不断提高操作技术。只有这样，才能提高外科医生的诊治水平。

第二章 无 菌 术

微生物普遍存在于人体和周围生存的环境中。在外科手术及各种医疗处置的过程中，如不采取有效措施，病原微生物即可通过直接接触、飞沫或空气传播进入伤口，引起感染。无菌术是针对可能的感染来源和途径而采取的有效的预防方法，由灭菌法、消毒法和一定的操作规则及管理制度所组成。

灭菌指杀灭一切活的微生物。而消毒指杀灭病原微生物和其他有害微生物，使其达到无害化处理，并不要求清除或杀灭所有微生物（如芽胞等）。灭菌法是应用物理方法彻底消灭掉与手术区或伤口接触的物品上所附带的微生物。有的化学品如甲醛、戊二醛、环氧乙烷等，可以杀灭一切微生物，故也可在灭菌法中应用。消毒法是应用化学方法来消灭微生物，例如某些器械的消毒，手术室空气的消毒，手术人员的手和臂的消毒，以及患者的皮肤消毒。有关的操作规则和管理制度则是防止已经灭菌和消毒的物品、已行无菌准备的手术人员或手术区不再被污染，以免引起伤口感染。

第一节 手术器械、物品、敷料的消毒和灭菌

一、灭菌法

手术使用的医疗器械、器具及物品必须达到灭菌标准。以下是常用的灭菌方法。

1. 高压蒸气灭菌法　高压蒸气灭菌法是目前应用最普遍且效果可靠的灭菌方法。要求条件是：蒸气压力 103.97 ～ 137.2kPa，温度 121℃ ～ 126℃，持续 30 分钟。适用于耐湿、耐热的物品，如金属器械、玻璃、搪瓷器皿、敷料、橡胶、药液等的灭菌。

2. 低温灭菌法　目前应用最多的低温灭菌法是环氧乙烷灭菌法。环氧乙烷作用浓度为 450 ～ 1200mg/L，灭菌温度 37℃ ～ 63℃，相对湿度 40% ～ 80%，灭菌时间 1 ～ 6 小时。适用范围广，穿透力强，可杀灭各种微生物达到灭菌效果，不损伤拟灭菌的物品。尤其适用不耐高温、湿热的物品，如电子仪器、光学仪器、塑料制品、内镜和一次性使用的诊疗用品等。

3. 煮沸灭菌法　煮沸灭菌法是一种较简便的灭菌方法，条件较差的医院仍采用。采用煮沸灭菌器，或铝锅洗净去脂污后，可作煮沸灭菌用。正常压力下，在水中煮沸至100℃，持续 15 ～ 20 分钟能杀灭一般细菌，持续煮沸 1 小时以上可杀灭带芽胞细菌。若在水中加入碳酸氢钠，配成2%碱性溶液，可使沸点提高至 105℃，灭菌时间缩短至 10

分钟。适用于耐湿的物品，如金属器械、玻璃、橡胶类等物品。

4. 干热灭菌法　烧灼灭菌法对器械有损害作用，除非紧急情况下，已不采用。可使用干热灭菌器灭菌：160℃维持 2 小时；170℃维持 1 小时；180℃维持 30 分钟。适用于耐热不耐湿、蒸汽或气体不能穿透的物品的灭菌，如玻璃、油脂（凡士林纱条）、粉剂等。

二、消毒法

目前仅适用于医院环境表面和物体表面及皮肤黏膜的消毒、室内空气消毒等。

1. 乙醇　常用浓度为 70%～75%，属中效消毒剂，具有中效、速效、无毒，对皮肤黏膜有刺激性、对金属无腐蚀性，受有机物影响大，易挥发、不稳定等特点。适用于皮肤、环境表面及医疗器械的消毒。

2. 碘伏　常用浓度为 0.05%～0.5%，属中效消毒剂，具有中效、速效、低毒，对皮肤黏膜并无刺激，对二价金属有腐蚀性，受有机物影响大，稳定性好等特点。适用于皮肤、黏膜等的消毒，不适用相应金属物品的消毒。

3. 过氧乙酸消毒剂　具有广谱、高效、低毒，对金属及织物有腐蚀性，受有机物影响大，稳定性差等特点。适用于医院环境的室内物品表面消毒，包括台面、桌面、脚踏凳及地面、墙面等。常用 0.2%～0.5% 过氧乙酸消毒溶液擦拭或喷洒消毒 30 分钟。

4. 碘酊　又名碘酒，常用浓度为 2.5%，用来皮肤消毒，消毒后须用 70%~75% 酒精脱碘，不宜用于会阴部、破损皮肤、眼及口腔黏膜的消毒。

第二节　手术人员和患者手术区域的准备

一、手术人员的准备

1. 一般准备　进手术室前，在更衣室更换手术室准备的清洁鞋、衣、裤。戴好口罩，帽子要遮住全部头发，口罩遮盖口、鼻，剪短指甲。脱去袜子，穿无袖内衣或衣袖卷至上臂中、上 1/3 交界以上。手臂皮肤有破损或化脓性感染者，不能参加手术。

2. 手臂消毒　参加手术人员的手臂皮肤消毒方法很多，经典的是肥皂水消毒法。其主要步骤是先用肥皂水刷洗，然后使用化学消毒溶液浸泡手臂，或用消毒剂涂擦手臂。

3. 穿无菌手术衣和戴无菌手套

（1）穿无菌手术衣　提起手术衣两肩袖口处，轻轻将手术衣抖开，稍掷起手术衣，顺势将两手插进衣袖内并向前伸，将两手自袖腕口伸出。巡回护士在身后系好颈带、背带和腰带。

（2）戴无菌手套　用左手捏住手套的翻折部，右手先伸入手套内；再用戴好手套的右手指插入左手手套的翻折内，帮助左手伸入手套内；最后将手套翻折部翻回盖住手术衣的袖腕。

二、患者手术区域的准备

1. 手术前皮肤准备　目的是尽可能消灭或减少切口处及其周围皮肤上的细菌。如择期手术于术前 1 日洗澡；手术区皮肤的毛发可于手术当日剃除；皮肤上若有较多油脂或胶布粘贴的残迹，可先用汽油或乙醚拭去。

2. 手术区皮肤消毒　先用 2.5% 碘酊棉球或小纱布团以切口为中心向周围皮肤顺序涂擦 2 遍，待干后再用 70% 酒精涂擦 2～3 遍，以充分脱碘。消毒范围应包括手术切口周围半径 15cm 的区域。如为腹部手术，可先滴少许碘酊于脐孔，以延长消毒时间。消毒步骤应该自上而下，自切口中心向外周，涂擦时应稍用力，方向应一致，不可遗漏空白或自外周返回中心部位。对感染伤口或肛门等处手术，则应自手术区外周逐渐涂向感染伤口或会阴肛门处。

三、手术区铺无菌巾

皮肤消毒后，为隔离其他部位，仅显露手术切口必需的皮肤区，减少切口污染机会，应铺置无菌巾单。小手术只覆盖一块两层的洞巾即可。对较大的手术，应根据手术部位及性质而异。原则上是除手术野外，至少要有 2 层无菌布单遮盖。如腹部手术，用 4 块无菌巾，每块在长方形巾的长边双折约 1/4～1/3 宽，铺时靠切口侧。通常应先铺操作者对侧，或先铺相对不洁区，如靠近会阴部的下侧，这两块铺巾顺序有时允许颠倒，然后铺切口上侧，最后铺靠近操作者的一侧，再用巾钳夹住无菌巾的各交角处，以防止移动。无菌巾铺置时，操作者的手切勿触碰患者皮肤，不得任意移动无菌巾，如位置不准确，只允许由手术区向外移，而不应向内移。然后根据手术需要，再铺中单、大孔单，头端应盖过麻醉架，两侧和足端部位下垂过手术床边缘 30cm 以上。第一助手消毒、铺单后，重新泡手，然后穿无菌手术衣和戴无菌手套参加手术。

第三节　手术进行中的无菌原则

全体参加手术的人员，包括进入手术室的工作人员及参观人员，都必须严格执行、认真遵守无菌操作规则，共同维护手术进行中的无菌环境，如发现有人违反时，应立即纠正。

1. 手术人员洗手后，手臂部不准再接触未经消毒的物品。穿无菌手术衣和戴无菌手套后，手术人员肩以上、腰以下、背部及手术台平面以下的无菌单，均应视为是有菌地带，不可触碰。

2. 不准在手术人员的肩以上、腰以下和背后传递手术器械、敷料和用品；坠落手术台边或无菌巾单以外的器械物品等，不准拾回。

3. 术中如发现手套破损或接触到非无菌区，应及时更换；衣袖如碰触有菌物品，应加套无菌袖套或更换手术衣。

4. 术中如无菌巾单等覆盖物已湿透或碰触有菌物品时，应加盖无菌巾单；如患者需更换体位另选切口做手术时，需重新消毒、铺单。

5. 同侧手术人员如需调换位置时，应先退一步，侧过身，背对背地转身到另一位置，以防污染。

6. 做皮肤切口前及缝合皮肤的前后，均需用70%酒精或0.1%新洁尔灭溶液再次消毒皮肤。

7. 皮肤切口边缘应以大纱布垫或无菌巾遮盖并固定；切开空腔脏器前，先用盐水纱布垫保护好周围组织，以防止内容物溢出污染。

8. 手术进行过程中，手术人员除有关手术配合的必须联系外，禁止谈笑；避免向手术区咳嗽或打喷嚏；应随时警惕有无灰尘、小昆虫或汗珠落入手术区内。

9. 参观手术的人员不可贴近手术人员或站在高于手术台的平面，不得随意在室内来回走动；对患有上呼吸道感染或急性化脓性感染者，禁止进入手术室；进入手术室前应先更换手术室的参观衣、鞋，并戴好口罩、帽子，人员尽量少，并予限制。

10. 手术室内工作人员必须严格执行并认真监督无菌原则的实施。

第三章 体液代谢

第一节 正常的体液代谢

一、体液含量、分布和组成

人体内的液体称为体液，由水和溶解在水中的电解质和有机物组成。人体总体液量因年龄、性别和胖瘦而有差异。肌肉组织含水量为 75% ~ 80%，脂肪组织含水量为 10% ~ 30%。成年男性体液总量约占体重的 60%；成年女性约为 55%。年龄越小含水量越多，新生儿的体液总量占体重的 80%；婴儿约占 70%；12 岁时约占 65%；14 岁以后所占比例与成人相似。

体液分为细胞内液和细胞外液。细胞内液大部分存在于骨骼肌中，男性约占体重的 40%，女性占体重的 35%。细胞外液男、女性均占体重的 20%。细胞外液又可分为细胞间液和血浆两部分，前者约占体重的 15%，后者约占 5%。细胞内液、细胞间液和血浆这三部分体液借生物膜（细胞膜、毛细血管壁）彼此隔开，但相互之间联系密切，交换迅速。细胞内液和细胞外液之间水的流动，主要取决于细胞膜两侧的渗透压；而细胞间液和血浆之间水的流动，主要取决于毛细血管内的静水压和血浆蛋白形成的胶体渗透压。

细胞外液和细胞内液的渗透压相等，正常血浆渗透压为 290 ~ 310mOsm/L。渗透压的稳定对维持细胞内、外液平衡具有非常重要的意义。体液平衡、渗透压的调节体液及渗透压的稳定是由神经 - 内分泌系统调节的。体液正常渗透压通过下丘脑 - 垂体后叶 - 抗利尿激素系统来恢复和维持，血容量则是通过肾素 - 醛固酮系统来恢复和维持。这两个系统共同作用于肾，调节水及钠等电解质的吸收和排泄，从而达到维持体液平衡，使体内环境保持稳定之目的。血容量与渗透压相比，前者对机体更为重要。所以当血容量锐减又兼有血浆渗透压降低时，前者对抗利尿激素的促进分泌作用远远强于低渗透压对抗利尿激素分泌的抑制作用。目的是优先保持和恢复血容量，使重要器官的灌流得到保证，以维护其生命安全。在体内丧失水分时，细胞外液的渗透压则增高，可刺激下丘脑 - 垂体 - 抗利尿激素系统，产生口渴，机体主动增加饮水。反之，体内水分增多时，细胞外液渗透压即降低。口渴反应被抑制，并且因抗利尿激素的分泌减少，使远曲小管和集合管上皮细胞对水分的再吸收减少，排出体内多余的水分，使已降低的细胞外液渗透压增至正常。

二、体液平衡

（一）水的平衡

水是机体中含量最多的组成成分，是维持人体正常生理活动的重要营养物质之一。体内水一部分以自由状态存在，大部分与胶体物质结合成胶体状态，称结合水。水的重要生理功能是多方面的，结合水有保证各种肌肉具有独特的机械功能的作用。正常情况下，每日摄入和排出的水量是平衡的。正常成人每日水的出入量见表3-1。

表3-1 正常成人每日水的出入量

入量（mL）		出量（mL）	
饮水	1000~1500	尿	1000~1500
食物含水	700	粪	150
代谢水	300	皮肤蒸发	500
		呼吸	350
共计	2000~2500	共计	2000~2500

水的平衡规律一般是"多进多排，少进少排，不进也排"。

水在体内的主要生理功能是：①调节体温；②溶剂作用（维持体内物理、化学环境的稳定状态）；③运输作用（运送养分到细胞中并将代谢产物带走）；④润滑作用。

（二）电解质平衡

体液中主要的阳离子有 Na^+、K^+、Ca^{2+}、Mg^{2+} 等，主要的阴离子有 Cl^-、HCO_3^-、HPO_4^{2-}、蛋白质等。它们的正负总电荷相等，从而保持电中性。电解质在细胞内液和细胞外液的分布上有很大差异：细胞外液中主要的阳离子是 Na^+，主要的阴离子是 Cl^-、HCO_3^- 和蛋白质，血浆和细胞间液的组成基本相似，仅血浆内蛋白质浓度大于细胞间液蛋白质浓度；细胞内液中主要阳离子是 K^+，主要的阴离子是 HPO_4^{2-} 和蛋白质。

体液中的电解质具有重要的生理功能：①维持体液的渗透平衡和酸碱平衡。②维持神经、肌肉、心肌细胞的静息电位，并参与其动作电位的形成。其中，K^+、Na^+、Ca^{2+} 都分别起着重要作用。③参与新陈代谢和生理功能活动。如 K^+、Mg^{2+} 参加多种新陈代谢过程，并且是一系列酶的激活剂或辅助因子；Ca^{2+} 与肌钙蛋白结合能激发心肌和骨骼肌的收缩，还参与凝血过程等。④构成组织的成分。如 Ca^{2+}、Mg^+ 是骨骼和牙齿的组成部分。

Cl^- 和 HCO_3^- 为细胞外液的主要阴离子，协同 Na^+ 等一起维持细胞外液的渗透压和容量，为了保持外液中阴离子总量的相对恒定，Cl^- 和 HCO_3^- 的增减常起相互代偿作用。而 HCO_3^- 为体内的"碱储备"，其增减可影响酸碱平衡。

（三）酸碱平衡

机体内组织细胞必须处于适宜的酸碱度环境中，才能进行正常的生命活动。正常人动脉血的 pH 为 7.35 ~ 7.45，平均 7.4，静脉血 pH 比之低 0.02 ~ 0.10。如果 pH < 7.35，表示 H^+ 浓度大于正常，称为酸中毒；如果 pH > 7.45，则表示 H^+ 浓度小于正常，称为碱中毒。在生命活动过程中，机体不断生成酸性或碱性的代谢产物，同时亦有相当量的酸性或碱性物质随食物进入体内，但血液的 pH 总是相对稳定，这是依靠体内各种缓冲系统及肺和肾脏的调节功能来实现的。机体这种处理酸碱物质含量和比例，以维持 pH 值在恒定范围内的过程称为酸碱平衡。

1. 血液缓冲系统的调节作用 所谓缓冲系统，是指一种由弱酸和弱酸盐所组成的具有缓冲酸碱能力的混合溶液。血浆中的 $NaHCO_3/H_2CO_3$ 这一对缓冲系统最为重要，浓度最大，缓冲能力最强。正常情况下两者浓度比值为 20∶1，该比值决定着血浆的 pH 值。当多量的酸性物质入血时，$NaHCO_3$ 迅速与之中和，使之成弱酸；反之，当体内碱增加时，则 H_2CO_3 予以中和。这种相应的代偿性调节，对防止机体疾病状态时酸中毒或碱中毒有重要的生理意义。

2. 肺在酸碱平衡中的调节作用 机体在代谢过程中产生的大量 CO_2，必须由肺排出以维持体内的酸碱平衡。肺是通过呼吸运动的频率和幅度来调节血浆 H_2CO_3 浓度的。呼吸运动受到中枢和外周化学感受器的调节。当碳酸浓度升高或 pH 降低时，主要是通过延髓呼吸中枢兴奋，使呼吸加深变快而致 CO_2 由肺排出增多；反之，碳酸浓度降低或 pH 升高时，呼吸就变浅变慢，从而减少 CO_2 的排出，增加血中 H_2CO_3 的含量。通过呼吸中枢对呼吸运动的控制，以调整血中 H_2CO_3 的浓度，维持血浆 $NaHCO_3/H_2CO_3$ 的比值 20∶1，使血液 pH 值相对恒定。

3. 肾脏在酸碱平衡中的调节作用 肾脏主要是通过排出过多的酸或碱来调节血浆中的 $NaHCO_3$ 含量，维持血中正常的 pH 值。肾远曲小管是肾脏调节酸碱平衡的主要部位，根据机体当时的需要对 Na^+ 与 Cl^- 和 H^+ 等作调节性重吸收。Na^+ 在此处除较大部分以 Na^+ 与 Cl^- 结合的形式直接重吸收外，还有一部分与分泌到肾远曲小管管腔内的 K^+、H^+ 等进行交换。在肾小管细胞内，H_2O 和 CO_2 在碳酸酐酶的作用下生成 H_2CO_3，并进一步解离成 H^+ 和 HCO_3^-。因此每排泌一个 H^+，同时形成新的 HCO_3^-，后者多与来自管腔的 Na^+ 结合被重吸收入血，而将 H^+ 排出体外。同时肾小管分泌 NH_3 与 H^+ 结合为铵离子（NH_4^+ 排出，使排 H^+ 作用更为加强）。

4. 组织细胞对酸碱平衡的调节作用 机体大量组织细胞也是酸碱平衡的缓冲池，主要是通过离子交换进行的。酸中毒时，由于细胞外液 H^+ 浓度增加，故 H^+ 弥散入细胞内，而细胞内的 K^+ 和 Na^+ 则移出细胞外，从而维持电中性。在碱中毒时恰好相反，H^+ 移出细胞外而 K^+ 和 Na^+ 则移入细胞内。这种离子交换的结果能缓冲细胞外液 H^+ 浓度的变动，但同时也可影响血 K^+ 的浓度。在酸中毒时，血 K^+ 浓度往往升高，而碱中毒时则降低。

上述四方面的调节因素共同维持体内的酸碱平衡，但在作用时间和强度上是有差别的。血液缓冲系统反应迅速，但缓冲作用不能持久；肺的调节作用效能最大，缓冲作用于30分钟时达最高峰，但仅对 CO_2 有调节作用；细胞的缓冲能力虽强，于 3~4 小时后发挥作用，但常可致血钾的异常；肾脏的调节作用比较缓慢，常在数小时之后起作用，但维持时间较长，特别是对于保留 $NaHCO_3$ 和排出非挥发性酸具有重要的作用。

第二节　体液平衡失调

体液平衡失调可以表现为容量失调、浓度失调和成分失调。容量失调是指等渗性液体的减少或增加，无渗透压的变化，只引起细胞外液量的改变。浓度失调是指细胞外液内水分的增加或减少，导致渗透微粒的浓度即渗透压发生改变。由于 Na^+ 占细胞外液渗透微粒的90%，故浓度失调就表现为低钠血症或高钠血症。细胞外液内其他离子浓度的改变因其渗透微粒的数量小，不会对细胞外液的渗透压造成明显影响，但能产生各自不同的病理生理影响，即造成成分失调。

一、水和钠的代谢紊乱

Na^+ 占细胞外液阳离子总量的90%，是维持细胞外液容量和晶体渗透压的重要因素，又是细胞外液中缓冲系统的重要组成成分。血清钠浓度正常值为 135~150mmol/L。水和钠的关系非常密切，故缺水和失钠常同时存在。根据缺水后细胞外液中水和钠比例的不同，临床上将缺水分为高渗、低渗和等渗性缺水三种类型。

（一）高渗性缺水

高渗性缺水又称原发性缺水，缺水多于缺钠，血清钠浓度 >150mmol/L，细胞外液渗透压增高。

【病因】

1. 水摄入不足　如食管癌的吞咽困难、重危患者的给水不足。

2. 水丧失过多　如高热、大量出汗，烧伤暴露疗法等。

3. 摄入大量高渗液体　如鼻饲高浓度的要素饮食或静脉高能营养。

【病理生理】因缺水多于缺钠，细胞外液渗透压增高，一方面刺激口渴中枢，引起口渴而饮水，以增加体内水分，降低渗透压；另一方面可引起抗利尿激素分泌增多，从而使肾重吸收水增多，尿量减少而比重增高；此外，还可使渗透压相对较低的细胞内液中的水向细胞外转移。细胞外液通过上述三个方面得到水分补充，从而使渗透压降低和容量恢复。

【临床表现】依据缺水的程度不同，一般将高渗性缺水分为轻、中、重三度。

（1）**轻度缺水**　缺水量为体重的 2%~4%。主要表现为口渴、尿少、尿比重增高等。

（2）**中度缺水**　缺水量为体重的 4%~6%。除上述症状明显加重外，还可出现皮肤弹性差、眼窝明显凹陷、唇舌干燥、软弱无力、常出现烦躁等。

（3）**重度缺水** 缺水量超过体重的 6%。除上述表现外，出现躁狂、幻觉、谵妄，甚至昏迷等脑功能障碍的症状。

【诊断】根据病史和临床表现，一般可做出高渗性缺水的诊断。实验室检查发现：①尿液比重高；②红细胞计数、血红蛋白量、红细胞压积轻度增加；③血清钠 > 150mmol/L。

【治疗】

1. 尽早去除病因，使患者不再失液，以利于机体发挥自身调节功能。

2. 不能口服的患者，应静脉滴注 5% 葡萄糖溶液或 0.45% NaCl 溶液，以补充已丧失的液体。必须注意，血清 Na^+ 测定虽有增高，但因同时有缺水，血液浓缩，体内总钠量实际上仍有减少，故在补水的同时适当补钠，以纠正缺钠。对已丧失、需要补充的液体量的估计有两种方法：

（1）根据临床表现的严重程度，按体重百分比的丧失来估计。例如轻度缺水的缺水量为体重的 2%～4%，中度缺水为 4%～6%。如果患者体重为 50kg，则轻度缺水的缺水量为 1000～2000mL，中度缺水为 2000～3000mL。

（2）根据血 Na^+ 浓度计算：

补水量（mL）=［血钠测得值（mmol/L）-血钠正常值（mmol/L）］×体重（kg）×4（女性×3，婴儿×5）

例如体重 50kg 的男性患者，血 Na^+ 浓度为 160mmol/L，则补水量 =（160 - 140）× 50 × 4 = 4000mL。

（二）低渗性缺水

低渗性缺水又称慢性缺水或继发性缺水。缺钠多于缺水，血清钠浓度 < 135mmol/L，细胞外液呈低渗状态。

【病因】

1. 消化液长期丧失，如反复呕吐、腹泻、胃肠道长期吸引或慢性肠梗阻、胃肠道瘘等，以致钠随着大量消化液而丧失。

2. 大创面慢性渗液或大面积烧伤。

3. 长期使用利尿剂，如利尿酸、氯噻酮等利尿剂，使肾脏排出水分和钠过多。

4. 水和钠同时缺乏而单纯补水，未补钠或补钠不足。

【病理生理】因缺钠多于缺水，细胞外液呈低渗状态，水分可从细胞外液移向渗透压相对较高的细胞内液，从而使细胞外液减少。细胞外液渗透压减低，抑制抗利尿激素分泌，肾对水的重吸收减少，故早期尿量排出增多。如病情继续发展，组织间液进入血液循环，虽能部分地补偿血容量，但组织间液的减少比血浆的减少更为明显，最终导致循环血量的明显减少，机体将不再顾及渗透压而尽量保持血容量。

【临床表现】根据缺钠程度的不同，将低渗性缺水分为轻、中、重三度。

1. **轻度缺钠** 患者感疲乏无力、头晕、手足麻木、口渴不明显。尿中 Na^+ 减少，血清钠浓度为 130～135mmol/L，每公斤体重缺 NaCl 0.5g。

2. 中度缺钠　除上述症状外，尚有恶心、呕吐、脉搏细速、血压不稳或下降、脉压变小、浅静脉萎陷、视力模糊、站立性晕倒。尿量减少，尿中几乎不含钠和氯。血清钠浓度为 120～130mmol/L，每公斤体重缺 NaCl 0.5～0.75g。

3. 重度缺钠　患者神志不清、肌肉痉挛性抽痛、肌腱反射减弱或消失、出现木僵，甚至昏迷，常发生休克。血清钠浓度在 120mmol/L 以下，每公斤体重缺 NaCl 0.75～1.25g。

【诊断】根据病史和临床表现，可初步做出低渗性缺水的诊断。

1. 尿 Na^+、Cl^- 测定　常有明显减少。轻度缺钠时，血清钠虽可无明显变化，但尿内 NaCl 的含量常已减少。

2. 血清 Na^+ 测定　根据测定结果可判定缺钠的程度。

此外，红细胞计数、血红蛋白量、红细胞压积、血清非蛋白氮和尿素氮均有增高，而尿比重常在 1.010 以下。

【治疗】

1. 积极处理致病原因　针对细胞外液低渗和血容量不足的情况，静脉输入含盐溶液或高渗盐水，以纠正体液的低渗状态和补充血容量。

2. 补钠量的估计　有两种方法：

（1）按临床缺钠程度估计　轻度缺钠每公斤体重丧失 NaCl 0.5g，中度为 0.5～0.75g，重度为 0.75～1.25g。例如体重 60kg 的患者，轻度缺钠为丧失 NaCl 30g，中度缺钠为丧失 NaCl 30～45g，重度缺钠为丧失 NaCl 45～75g。

（2）根据患者血 Na^+ 浓度计算　一般可按下列公式计算需要补充的钠盐量：

需补充的钠盐量（mmol）=［血钠的正常值（mmol/L）- 血钠测得值（mmol/L）］× 体重（kg）×0.60（女性为 0.50）

按 17mmol Na^+=1g 钠盐计算补给氯化钠的量。当天补给一半和日需量 4.5g，其中 2/3 的量以 5% 氯化钠溶液输给，其余量以等渗盐水补给。以后可测定血清 Na^+、K^+、Cl^- 和作血气分析，作为进一步治疗时的参考。

3. 休克者先补足血容量　对出现休克者，应先补足血容量，以改善微循环和组织器官的灌流。晶体液如乳酸复方氯化钠溶液、等渗盐水，胶体溶液如羟乙基淀粉、右旋糖酐和血浆蛋白溶液等都可应用。但晶体液的用量一般要比胶体液用量大 2～3 倍。必要时可用 5% NaCl 200～300mL，尽速纠正血钠过低，以进一步恢复细胞外液量和渗透压，使水从水肿的细胞内外移。

（三）等渗性缺水

等渗性缺水又称急性缺水或混合性缺水，外科患者最易发生这种缺水，水和钠成比例地丧失，血清钠仍在正常范围。

【病因】

1. 消化液的急性丧失　如大量呕吐、腹泻、肠瘘等。

2. 体液丧失在感染区或软组织内　如胸腹腔内或腹膜后感染、肠梗阻、烧伤等，丧失的体液与细胞外液成分基本相同。

【病理生理】因水和钠成比例丧失，细胞外液的渗透压仍维持在正常范围，故细胞内、外液之间维持了水的平衡，细胞内液容量无明显变化。只是造成细胞外液容量（包括循环血量）的迅速减少。

【临床表现】患者既有缺水的表现，又有缺钠的表现，如口渴、尿少、厌食、恶心、软弱无力、唇舌干燥、眼窝下陷、皮肤干燥、松弛等。如短期内体液的丧失达到体重的5%，即丧失细胞外液的20%时，患者出现脉搏细速、肢端湿冷、血压不稳定或下降等血容量不足的表现。体液继续丧失达体重的6%~7%（相当于丧失细胞外液的24%~28%）时，休克的表现更严重，常伴发代谢性酸中毒。如患者丧失的体液主要为胃液，因有Cl^-的大量丧失，则可伴发代谢性碱中毒，出现碱中毒的一些临床表现。

【诊断】主要依靠病史和临床表现。应详细询问有无消化液或其他体液的大量丧失，失液或不能进食持续的时间，每日的失液量及其性状等。实验室检查可发现红细胞、血红蛋白量和红细胞压积明显增高，表示有血液浓缩。血清Na^+和Cl^-一般无明显降低，尿比重增高，必要时做血气分析或CO_2CP测定，以确定有无酸碱平衡紊乱。

【治疗】

1. 积极处理致病原因 尽可能同时处理引起等渗性缺水的原因。针对细胞外液量的减少，用平衡盐液或等渗盐水尽快补充血容量。

2. 补液量的计算 补液量有以下两种计算方法：

（1）根据缺水程度估计 患者脉搏细速和血压下降等症状常表示细胞外液的丧失量已达体重的5%，实际上相当于中度缺水。例如：体重60kg的男患者，其丧失量为60（kg）×5% = 3000（mL）。

（2）按红细胞压积计算 公式如下：

补等渗盐水量（L）=（红细胞压积上升值/红细胞压积正常值）×体重（kg）×0.25

必须注意，上述补液量当天先补给一半量，余量在次日酌情补给。此外，应补给日需量，一般为水2000mL和钠4.5g。在等渗盐水中Cl^-含量比血清中多1/3，故大量输给等渗盐水时，要注意血Cl^-过高的危险，临床上常用平衡液来代替等渗盐水。

二、钾的异常

K^+约98%存在于细胞内，是细胞内液中最主要的阳离子，对维持细胞内液渗透压起重要作用。K^+能激活多种酶，参与细胞内氧化、ATP生成及许多代谢过程。神经、肌肉的应激性也需K^+的参与。血清钾的正常值为3.5~5.5mmol/L。

（一）低钾血症

血清钾浓度低于3.5mmol/L，称为低钾血症。

【病因】

1. 钾摄入不足 如术后禁食或少食。

2. 钾丧失过多 如频繁呕吐、胃肠瘘、持续胃肠减压等。

3. 钾从肾排出过多 如用速尿（呋塞米）、利尿酸等利尿剂过多，长期使用肾上腺皮质激素等。

4. 钾转入细胞内 如大量输入葡萄糖，尤其与胰岛素合用或碱中毒时。

【临床表现】

1. 神经、肌肉系统表现 血 K^+ 低可引起应激性减退。肌肉无力为最早表现，一般先出现四肢肌肉软弱无力，以后延及躯干和呼吸肌。血清 $K^+ < 3mmol/L$ 时，即出现软弱无力，血清 $K^+ < 2.5mmol/L$ 时，则有软瘫、肌腱反射迟钝或消失。影响呼吸肌时可引起呼吸困难。

2. 胃肠系统 口苦、恶心、呕吐，重者可引起腹胀、肠鸣音减弱、肠麻痹等。

3. 中枢神经系统 神志淡漠、目光呆滞或烦躁不安、疲乏。当血清 $K^+ < 2mmol/L$ 时，则有嗜睡、神志不清及定向障碍。

4. 心血管系统 由于心肌兴奋性增高，主要表现为传导和节律异常。典型的心电图改变为早期出现 T 波降低、变宽、双相线或倒置；随后出现 ST 段降低，QT 间期延长和 U 波。

此外，严重低钾的患者有时会发生多尿，因缺 K^+ 能阻碍 ADH 的作用，使肾脏失去浓缩的功能。血清 K^+ 过低时，细胞内 K^+ 移出，与 Na^+、H^+ 交换增加，细胞外液的 H^+ 浓度降低，而肾远曲小管排 K^+ 减少，排 H^+ 增多，结果发生碱中毒，但尿呈酸性（反常性酸性尿）。

【诊断】 病史和临床表现可提示有低钾血症，血清 $K^+ < 3.5mmol/L$ 有确诊意义。

【治疗】

1. 积极治疗原发疾病 积极治疗造成低钾血症的原发疾病，减少或中止钾的继续丧失。

2. 补充钾盐 能口服者尽量口服，常用 KCl 1～2g，一日 3 次。不能口服者常用 10% KCl 溶液静脉滴注，10mL 含氯化钾 1g，内含 K^+ 13.4mmol。

补钾量可按下列公式计算：

补 K^+ 量（mmol）= 血清 K^+ 的下降值（mmol/L）× 体重（kg）× 0.6（女性为 0.5）

静脉补 K^+ 时应注意：①尿多补 K^+，待尿量超过 40mL/h 后才能补 K^+；②忌静脉直接推注，以免血清 K^+ 突然增高，引起心跳骤停；③补 K^+ 速度一般不宜超过 20mmol/h，或每分钟不超过 80 滴；④补 K^+ 浓度不宜超过 0.3%；⑤每日补 K^+ 量不宜超过 100～200mmol（相当于钾盐 8g）。一般每天补充钾盐 5～6g。

（二）高钾血症

血清钾浓度 > 5.5mmol/L 时，称为高钾血症。

【病因】

1. K^+ 排出困难 如急性肾功能衰竭少尿或无尿期、肾上腺皮质功能减退等。

2. 细胞内 K^+ 大量移出 如缺氧、酸中毒、组织损伤等。

3. 输入 K^+ 过多 如静脉输入 KCl，以及大量输入库存血等。

【临床表现】 早期无特异性症状，钾轻度增加时可有四肢软弱、感觉异常、轻度神志模糊或淡漠等。严重高钾血症有微循环障碍的表现，如皮肤苍白、发冷、青紫、低血压等，心肌应激性下降，心跳缓慢或心律不齐，甚至发生心搏停于舒张期。典型的心电图改变为早期 T 波高而尖，QT 间期延长，随后出现 QRS 增宽，PR 间期延长。

【诊断】 有引起高钾血症的病因及上述临床表现时即考虑有高钾血症的可能，血清 K^+ 浓度 $>5.5mmol/L$ 时可确定诊断。

【治疗】

1. 尽快处理原发疾病和改善肾脏功能。

2. 停用含钾药物及食物。

3. 降低血清钾浓度，使 K^+ 暂时转入细胞内。可用 5% $NaHCO_3$ 60~100mL 静注后，继续用 100~200mL 静脉滴注，使血容量增加，K^+ 得到稀释，又使 K^+ 移入细胞内或由尿排出，也有助于酸中毒的治疗，注入的 Na^+ 也起到对抗 K^+ 的作用。或用 25% 葡萄糖溶液 100~200mL，每 3~4g 糖加入 1U 胰岛素静滴，必要时每 3~4 小时重复给药一次，使 K^+ 转入细胞内。

4. 促进排钾。可应用阳离子交换树脂，每次服 15g，每日 4 次或加 10% 葡萄糖液 200mL 做保留灌肠，从消化道带走钾离子。如上述治疗不能降低血 K^+ 浓度时，应采用透析疗法。

5. 防治心律失常。应用钙剂对抗 K^+ 和缓解 K^+ 对心肌的毒性作用。常用 10% 葡萄糖酸钙 20mL 静脉注射，每 4 小时可重复使用一次，或用 30~40mL 静脉滴注。

第三节　酸碱平衡失调

体内酸性或碱性物质过多，超过机体的调节能力，或肺、肾脏的调节酸碱平衡功能发生障碍时，即可引起机体酸碱平衡失调。此外，电解质代谢紊乱也可同时伴有酸碱平衡失调。根据酸碱平衡失调的原因来分，由 $NaHCO_3$ 含量的减少或增加而引起的酸碱平衡失调，称为代谢性酸或碱中毒；由肺部呼吸功能异常导致 H_2CO_3 含量的增加或减少而致的酸碱平衡失调，称为呼吸性酸或碱中毒。如两种或两种以上的酸碱平衡失调同时存在，称为混合型酸碱平衡失调。

临床上常用血气分析来判断机体是否存在酸碱平衡失调及缺氧和缺氧程度等，常用指标为：

1. 酸碱度（pH） 酸碱度的参考值 7.35~7.45，小于 7.35 为失代偿性酸中毒症，大于 7.45 为失代偿性碱中毒。但 pH 正常并不能完全排除无酸碱失衡，代偿性酸或碱中毒时 pH 均在 7.35~7.45 的正常范围之间。

2. 二氧化碳分压（PCO_2） 二氧化碳分压是指溶解在血液中的二氧化碳分子产生的压力，参考值 35~45mmHg（1mmHg = 0.133Kpa）。超出或低于参考值，称高、低碳酸血症；$>50mmHg$，有抑制呼吸中枢的危险。PCO_2 是判断各型酸碱中毒的主要指标。

3. 二氧化碳总量（TCO_2） 二氧化碳总量代表血中 CO_2 和 HCO_3^- 之和，在体内受呼吸和代谢两方面影响，参考值 24～32mmHg。TCO_2 在代谢性酸中毒时明显下降，碱中毒时明显上升。

4. 氧分压（PO_2） 氧分压为溶解于血液中的氧所产生的张力，参考值 80～100mmHg。PO_2 低于 60mmHg 即有呼吸衰竭，<30mmHg 可有生命危险。

5. 氧饱和度（SaO_2） 氧饱和度指氧合血红蛋白对有效血红蛋白的容积比。其参考值为 91.9%～99%。

6. 实际碳酸氢盐（AB）和标准碳酸氢盐（SB） 实际碳酸氢盐是指在隔绝空气的条件下，取血分离血浆测得的 HCO_3^- 实际含量，其参考值为 21.4～27.3mmol/L。标准碳酸氢盐是指动脉血液标本在 38℃ 和血红蛋白完全氧合的条件下，用 PCO_2 为 40mmHg 的气体平衡后所测得的血浆 HCO_3^-，参考值 21.3～24.8mmol/L。AB 和 SB 是体内代谢性酸碱失衡的重要指标，在特定条件下计算出 SB 也反映代谢因素。二者正常为酸碱内稳正常。二者皆低为代谢性酸中毒（未代偿），二者皆高为代谢性碱中毒（未代偿），AB > SB 为呼吸性酸中毒，AB < SB 为呼吸性碱中毒。

7. 剩余碱（BE） 剩余碱是指在 38℃、二氧化碳分压 40mmHg、氧分压 100% 的条件下，将血液标本滴定至 pH7.40 时所消耗的酸或碱的量，参考值 -3～+3mmol/L。正值指示增加，负值为降低。

8. 阴离子间隙（AG） 阴离子间隙是指血浆中未测定的阴离子（UA）与未测定的阳离子（UC）浓度间的差值，参考值 8～16mmol/L。

判断酸碱失衡应先了解临床情况，一般根据 pH、$PaCO_2$，BE 等判断酸碱失衡，根据 PaO_2 及 $PaCO_2$ 判断缺氧及通气情况。pH 超出正常范围提示存在失衡。但 pH 正常仍可能有酸碱失衡。$PaCO_2$ 超出正常提示呼吸性酸碱失衡，BE 超出正常提示有代谢酸碱失衡。但血气和酸碱分析有时还要结合其他检查，结合临床动态观察，才能得到正确判断。

一、代谢性酸中毒

代谢性酸中毒是临床上酸碱平衡失调中最常见的一种类型，是由于体内非挥发性酸积聚或生成过多，或因失碱过多，使血浆 HCO_3^- 原发性减少所引起。根据阴离子间隙（AG）是否增大，可将代谢性酸中毒分为 AG 正常型和 AG 增大型两类。AG 是指血浆中未被检出的阴离子的量，其简单的测量方法是将血浆 Na^+ 浓度减去 HCO_3^- 与 Cl^- 之和，正常值为 10～15mmol/L。其主要组成是磷酸、乳酸及其他有机酸。如果是由于 HCO_3^- 或盐酸增加引起的酸中毒，其 AG 为正常。反之，如果是有机酸产生增加或硫酸、磷酸等的潴留而引起的酸中毒，其 AG 即增大。

【病因】 根据阴离子间隙的改变，可将造成 $NaHCO_3$ 减少的原因分为以下两类：

1. AG 正常型代谢性酸中毒 当血浆 HCO_3^- 浓度降低而同时伴有 Cl^- 浓度代偿性升高时，则呈现 AG 正常型高氯性酸中毒。其常见的原因有：

（1）丧失 HCO_3^- 见于腹泻、肠瘘、胆瘘和胰瘘等，均可引起 HCO_3^- 大量丢失和血氯的代偿性升高。也见于输尿管乙状结肠吻合术后，偶见于回肠代膀胱术后，尿液潴留在肠内时间较长后，发生 Cl^- 和 HCO_3^- 的交换，Cl^- 被吸收而 HCO_3^- 被排出。应用碳酸酐酶抑制剂，如乙酰唑胺，可抑制肾小管上皮细胞内的碳酸酐酶的活性，使 H_2CO_3 生成减少，结果是 H^+ 排泌和 HCO_3^- 重吸收减少。

(2) 肾小管泌 H^+ 功能障碍和 HCO_3^- 的再吸收障碍　见于肾小管酸中毒。肾小管酸中毒（RTA）是一种肾小管排酸障碍为主的疾病，而肾小球的功能一般正常，此时产生严重酸中毒而尿液却呈碱性或中性。

(3) 含氯的酸性药物　摄入过多大多是由于使用过多的含氯盐类药物引起的，如应用氯化铵、盐酸精氨酸或盐酸赖氨酸、盐酸等过多，以致血内 Cl^- 增多，HCO_3^- 减少，引起 AG 正常型高氯性酸中毒。

2. AG 增大型代谢性酸中毒　任何固定酸（如乳酸或酮体、硫酸和磷酸等）的血浆浓度增加时，AG 就增大，此时 HCO_3^- 浓度降低，Cl^- 浓度无明显变化，呈现 AG 增大型正常血氯性酸中毒。其常见的原因有：

(1) 体内的有机酸形成过多　如组织缺血、缺氧、糖类氧化不全等，产生大量乳酸和丙酮酸，发生乳酸性酸中毒。在糖尿病或长期不能进食时，体内脂肪分解过多，可形成大量酮体积聚，引起酮体酸中毒。休克、抽搐、心搏骤停等也能同样引起体内有机酸的形成过多。有机酸形成过多，使 HCO_3^- 消耗过多而导致酸中毒。

(2) 肾功能不全　肾小管功能不全时，不能将内生性 H^+ 排出和重吸收 HCO_3^- 受阻，引起血浆中 H^+ 积聚和 HCO_3^- 减少而导致酸中毒。

(3) 水杨酸中毒　因治疗或意外事故等情况下摄入大量阿司匹林可引起酸中毒。大量的水杨酸除可直接引起酸中毒外，还可引起胃炎而使进食减少，导致体内酮体产生增多。

【病理生理】由于上述原因导致血浆中 HCO_3^- 减少，H_2CO_3 相应增多，使 $NaHCO_3/H_2CO_3$ 的比值小于 20∶1，机体将进行代偿调节。代谢性酸中毒时，血液中 H^+ 增多可被 HCO_3^- 缓冲，使 HCO_3^- 不断被消耗，形成 CO_2 由肺排出，即 $H^+ + HCO_3^- \longrightarrow H_2CO_3 \longrightarrow H_2O + CO_2\uparrow$；血液中 H^+ 浓度升高通过对颈动脉体化学感受器的刺激反射性地兴奋延髓呼吸中枢，使呼吸加深加快，结果是通气量增加，CO_2 排出增多，H_2CO_3 降低；肾小管上皮细胞中的碳酸酐酶和谷氨酰胺酶活性增高，促使肾小管泌 H^+ 增加和重吸收 $NaHCO_3$ 增多，从而使血中 $NaHCO_3$ 回升，尿液 pH 值降低；组织细胞的缓冲，细胞外液中过多的 H^+ 进入细胞内，骨骼中的磷酸盐和碳酸盐释放入细胞外液，缓冲 H^+。机体通过一系列的代偿调节机制，使血液中 H^+ 降低，HCO_3^- 升高，以维持 $NaHCO_3/H_2CO_3$ 的比值为 20∶1。如机体通过代偿性调节，特别是肺和肾的调节，能使 $NaHCO_3/H_2CO_3$ 的比值为 20∶1，则血浆 pH 在正常范围内，称为代偿性代谢性酸中毒；如果 $NaHCO_3$ 丢失过多或体内固定酸量不断增加，通过机体的代偿调节仍不能维持血浆 $NaHCO_3/H_2CO_3$ 的正常比值时，则 pH 值降低，称为失代偿性代谢性酸中毒。

【临床表现】

1. 呼吸的改变　代谢性酸中毒时最突出的表现是呼吸深而快，呼吸频率有时可达每分钟 50 次，呼出气体带有酮味。

2. **神志的变化** 常表现为疲乏无力、眩晕、感觉迟钝或烦躁，重者嗜睡、神志不清或昏迷、死亡。

3. **消化系统症状** 可以出现轻微腹痛、腹泻、恶心、呕吐、胃纳下降等。

4. **循环系统的变化** 出现面部潮红、口唇樱红、心率加快、血压常偏低，严重时可发生休克。另外，还可伴有心律失常，这与血钾浓度有密切关系。患者有对称性肌张力减退，腱反射减弱或消失，常伴有严重缺水、缺钠的一些症状。

【诊断】根据患者有导致代谢性酸中毒的病因，又有深而快的呼吸，即应考虑本病的存在。做血气分析可以明确诊断，并可了解代偿情况和酸中毒的严重程度。可根据 CO_2CP 判断代谢性酸中毒程度：15mmol/L 以上为轻度，15 ~ 8mmol/L 为中度，8mmol/L 以下为重度酸中毒。血气分析 pH、HCO_3^- 下降，SB、AB 均降低，BE 负值增大。

【治疗】

1. **病因治疗** 治疗原发疾病，消除代谢性酸中毒的原因。同时注意补充血容量，恢复肾功能，使机体能更大限度地发挥代偿功能。

2. **补充碱性溶液** 常用的碱性液为 5% 碳酸氢钠（$NaHCO_3$），20mL 含有 Na^+ 和 HCO_3^- 各 12mmol（1.25% $NaHCO_3$ 为等渗溶液）。必须注意，补 5% $NaHCO_3$ 时，因是含钠液，其钠量应从当日补钠总量中减去。其补充量可按下列公式计算：

$$5\% \ NaHCO_3 \ (mL) = [正常值 - 血 \ HCO_3^- \ 测定值 \ (mmol/L)] \times 体重 \ (kg) \times 0.4$$

纠正代谢性酸中毒时应注意人体的代偿能力，故上述公式计算量，只能作为粗略的估计。通常在补给碱性液时，先按计算量的 1/2 ~ 2/3 输入体内，以后依据临床表现和血气分析结果，再决定继续补给量。

若无条件或来不及测 CO_2CP 或 HCO_3^- 时，也可按估计方法：①急需时，可先一次静滴 5% $NaHCO_3$2 ~ 4mL/Kg；②当天补钠液的 1/3 量用等渗碱液补充。

二、代谢性碱中毒

代谢性碱中毒主要是由于体内 HCO_3^- 增多引起的。病理生理基础是血浆 HCO_3^- 浓度原发性升高，致使血浆中 SB、AB 均增高，BE 正值增大，$PaCO_2$ 可呈代偿性增加；失代偿时 pH 升高。

【病因】

1. **酸性胃液丧失过多** 外科患者中发生代谢性碱中毒的最常见原因是酸性胃液丧失过多。如幽门梗阻、长期胃肠减压等，大量丧失酸性胃液。实际上是 H^+、Cl^- 的大量丧失，同时也丧失了 Na^+ 和细胞外液，导致低氯性碱中毒。

2. **碱性物质摄入过多** 可见于长期服用碱性药物的患者。胃酸被中和而减少，进入肠内后，不能充分中和肠液中的 HCO_3^-，以致 HCO_3^- 重吸收入血。

3. **低钾血症** 血 K^+ 浓度低时，每 3 个 K^+ 从细胞内释出，即有 2 个 Na^+ 和 1 个 H^+ 进入细胞内，造成细胞外液 H^+ 浓度降低，pH 值增高，引起细胞内酸中毒和细胞外碱中毒。同时肾小管上皮细胞因 K^+ 缺乏而导致 H^+ 排泌增多，H^+ 和 Na^+ 交换增加，HCO_3^-

重吸收增加，细胞外液发生碱中毒，但尿液呈酸性。

4. **某些利尿药作用**　如速尿和利尿酸能抑制肾近曲小管对 Na^+ 和 Cl^- 再吸收，并不影响远曲肾小管内 Na^+ 与 H^+ 的交换。因此，随尿排出的 Cl^- 比 Na^+ 多，重吸收入血 HCO_3^- 和 Na^+ 增多，可发生低氯性碱中毒。

此外，某些疾病，如甲状腺功能减退，常可使肾小管重吸收 HCO_3^- 过多。原发性醛固酮增多症、肾素瘤等亦是造成代谢性碱中毒的病因。

【病理生理】由于上述原因引起血浆 HCO_3^- 增高，H_2CO_3 相对地降低，使 HCO_3^-/H_2CO_3 的比值大于 20∶1，血 pH 值升高。机体进行代偿调节，当细胞外液的 HCO_3^- 浓度和 pH 值增高，H^+ 浓度降低时，对呼吸中枢有抑制作用，呼吸运动变浅变慢，肺泡通气量减少，CO_2 排出减少，从而使 $PaCO_2$ 和血浆 H_2CO_3 浓度上升，HCO_3^-/H_2CO_3 的比值接近于 20∶1，而保持 pH 值在正常范围内，称为代偿性代谢性碱中毒；如通过代偿调节后，HCO_3^-/H_2CO_3 的比值仍大于 20∶1，则血浆 pH 值升高，称为失代偿性代谢性碱中毒。

【临床表现】轻度代谢性碱中毒的症状常被原发病的症状所掩盖，较重的患者可表现呼吸变浅变慢、烦躁不安、精神错乱和谵妄等中枢神经系统兴奋症状，严重时可因脑或其他器官的代谢障碍而发生昏迷。因 pH 值升高，血浆的游离钙浓度降低，神经肌肉的应激性升高，可表现为面部和肢体肌肉的抽动、手足搐搦和惊厥等症状。若患者伴有明显的低钾血症以致引起肌肉无力或麻痹时，可暂不出现抽搐；一旦低钾症状纠正后，抽搐症状即可发生。

【诊断】根据病史及临床表现可做出初步诊断。血气分析可确定诊断及其严重程度。失代偿时，血浆 pH 值和 HCO_3^- 明显增高，$PaCO_2$ 正常；部分代偿时，血液 pH 值、HCO_3^- 和 $PaCO_2$ 均有一定程度的增高。

【治疗】

1. 积极治疗原发病，消除产生碱中毒的原因。

2. 因丧失胃液所致的代谢性碱中毒患者，应补充等渗盐水或葡萄糖盐水，恢复细胞外液量和补充 Cl^-，纠正低氯性碱中毒。

3. 伴发有低钾血症者，应同时补给 KCl 以纠正细胞内外离子的异常交换和终止从尿中继续排酸。

4. 严重的代谢性碱中毒（血浆 HCO_3^- 45～50mmol/L、pH > 7.65），应补充盐酸稀释溶液，迅速排除过多的 HCO_3^-。补酸量可按下列两种方式计算：

（1）根据血清 HCO_3^- 计算　公式是：

$$补酸量（mmol/L）= [测得的 HCO_3^-（mmol/L）- HCO_3^-（mmol/L）正常值]$$
$$×体重（kg）×0.4$$

（2）根据血清 Cl^- 计算　公式是：

$$补酸量（0.1mmol/L 盐酸 mL）= 血 Cl^- 下降值（mmol/L）$$
$$×总体液量（体重的 60\%）×0.2$$

计算出的补酸量，一般当天只补给一半量。在补酸过程中，应控制速度，不宜过于迅速地纠正碱中毒。近年来，盐酸精氨酸用于重症碱中毒患者，有明显效果，尤其适用于肝功能不全者。

三、呼吸性酸中毒

呼吸性酸中毒是指由于肺的通气功能障碍，不能充分排出体内生成的 CO_2，以致血液的 $PaCO_2$ 增高，引起高碳酸（H_2CO_3）血症。其病理生理基础是血浆 H_2CO_3 浓度原发性增高，致使 $PaCO_2$ 升高。失代偿时 pH 下降。

【病因】呼吸性酸中毒常见的原因有全身麻醉过深、镇静剂过量、心搏骤停、气胸、急性肺水肿、支气管痉挛、喉痉挛和呼吸机使用不当等，显著地影响呼吸，使通气不足，引起急性、暂时性的高 H_2CO_3 血症。另外，肺组织广泛纤维化、重度肺气肿等慢性阻塞性肺部疾患，引起 $PaCO_2$ 持久性增高，CO_2 在体内潴留，导致高 H_2CO_3 血症。

【病理生理】呼吸性酸中毒发生后，通过血液的缓冲系统，H_2CO_3 与 Na_2HPO_4 结合，形成 $NaHCO_3$ 和 NaH_2PO_4，后者从尿排出，使 H_2CO_3 减少，HCO_3^- 增多。同时，肾小管上皮细胞中的碳酸酐酶和谷氨酰胺酶活性增高，H^+ 和 NH_3 的生成增加，H^+ 与 Na^+ 交换和 H^+ 与 NH_3 形成 NH_4^+，使 H^+ 排出增加和 HCO_3^- 的重吸收增加。此外，细胞外液 H_2CO_3 增多，可使 K^+ 由细胞内移出，Na^+ 和 H^+ 转入细胞内，使酸中毒减轻。机体通过代偿机制使 HCO_3^-/H_2CO_3 的比值维持于 20：1，则 pH 值在正常范围内，称为代偿性呼吸性酸中毒；如经代偿后仍不能维持血浆 HCO_3^-/H_2CO_3 的正常比值时，则 pH 值降低，称为失代偿性呼吸性酸中毒。

【临床表现】患者可有呼吸困难、换气不足和全身乏力，有时气促、发绀、头痛、胸闷等。随着酸中毒的加重，可有血压下降、谵妄、昏迷等。

【诊断】患者有呼吸功能受影响的病史，又出现上述症状，即应考虑有本病的可能。

急性呼吸性酸中毒时，pH 值明显下降，$PaCO_2$ 增高，HCO_3^- 正常。慢性呼吸性酸中毒时，血液 pH 值下降不明显，$PaCO_2$ 增高，血浆 HCO_3^- 增加。实验室检查显示：血 pH 值下降，而 $PaCO_2$、CO_2CP、SB 及 BE 均升高，AB＞SB。pH 值与后者各参数呈反向改变。呼吸性酸中毒时，患者血清 K^+ 可升高。

【治疗】尽快治疗原发病和改善患者的通气功能。必要时，做气管插管或气管切开术，应用呼吸机，改善肺功能。

四、呼吸性碱中毒

呼吸性碱中毒是指肺泡通气过度，体内生成的 CO_2 排出过多，以致血 $PaCO_2$ 降低，引起的低 H_2CO_3 血症。病理生理基础是血浆 H_2CO_3 浓度原发性减少，$PaCO_2$ 降低；失代偿时 pH 升高。

【病因】引起通气过度的原因较多，有癔病、精神过度紧张、发热、创伤、昏迷、感染、中枢神经系统疾病及使用呼吸机不当等。

【病理生理】肺泡通气过度，CO_2 排出过多，血的 $PaCO_2$ 降低。起初虽可抑制呼吸中枢，使呼吸减慢变浅，CO_2 呼出减少，血中 H_2CO_3 代偿性增高，但这种代偿很难持久。肾脏逐渐发挥代偿作用，肾小管上皮细胞生成 H^+ 和 NH_3 减少，H^+ 与 Na^+ 交换，H^+ 与 NH_3 形成 NH_4^+，以及 HCO_3^- 的重吸收都减少。机体通过代偿调节，如能维持 HCO_3^-/H_2CO_3 的比值为 20∶1，则血浆 pH 值在正常范围，称为代偿性呼吸性碱中毒；如 HCO_3^-/H_2CO_3 的比值大于 20∶1，血浆 pH 值上升，则为失代偿性呼吸性碱中毒。

【临床表现】患者感头晕、胸闷，呼吸由快深转为浅快短促，间以叹息样呼吸。继而出现手足和面部麻木，伴有针刺样异常感觉，进而出现肌肉震颤，手足搐搦，常有心跳加速。严重时出现眩晕、昏厥、意识障碍，甚至肌肉强直。危重患者发生急性碱中毒，常提示预后不良。

【诊断】一般根据病史和临床表现，可做出呼吸性碱中毒的诊断。血气分析显示：血 pH 值上升，而血 $PaCO_2$ 和 HCO_3^-、CO_2CP、SB、BE 下降，AB < SB pH 值与后者各参数呈反向性改变。

【治疗】应积极处理原发疾病。用纸袋罩住口鼻，增加呼吸道死腔，减少 CO_2 的呼出和丧失，以提高血液 $PaCO_2$。也可给患者吸入含 5% CO_2 的氧气。有手足抽搐者，应静脉注射葡萄糖酸钙以消除症状，如系呼吸机使用不当所造成的通气过度，应调整呼吸机。

第四章 输 血

输血是治疗外伤、失血、感染等多种疾病引起的血液成分丢失、破坏、血容量降低和抢救危重患者的重要措施之一。

第一节 血型的概念

血型实质上是指红细胞表面各种抗原的差异。构成血型抗原的糖蛋白不仅存在于红细胞表面，也存在于白细胞和血小板表面，而且也存在于人体大多数组织和分泌液中，如唾液、血清、汗液等，统称为血型物质。自 1901 年首次发现红细胞的 ABO 血型以来，迄今已陆续发现了 26 个血型系统和 400 多种红细胞抗原，目前临床上常用的是 ABO 血型和 Rh 血型系统。

一、ABO 血型

红细胞含有不同的凝集原（抗原），血清中有不同的凝集素（抗体）。通常按红细胞所含凝集原和血清中所含凝集素的不同确定血型，即"A""B""AB"及"O"四型（表4-1）。

表4-1 各类血型凝集原与凝集素的关系

血型	凝集原（红细胞）	凝集素	血型	凝集原（红细胞）	凝集素
A	A	抗B	AB	A和B	无
B	B	抗A	O	无	抗A和抗B

我国人口的 ABO 血型以 O 型血最多，AB 型血最少，其分布因地区和民族不同而有很大的差异。在 ABO 血型中 A 型血和 B 型血还可有亚型存在。

输血时应以输同型血为原则。在输全血或输红细胞之前，虽然已证明供血者与受血者的 ABO 血型相同，还必须常规做交叉配血试验（表4-2）。配血原则分为主侧（直接）试验和次侧（间接）试验，两者必须都没有凝集现象或溶血现象时，才能输血。

表4-2 交叉配血试验

	直接（主侧）试验	间接（副侧）试验
红细胞混悬液	供血者	受血者
血清	受血者	供血者

二、Rh 血型

Rh 血型抗原与恒河猴红细胞上的抗原是相同的。凡是红细胞上有这种抗原者（即含 Rh 凝集原）则称为 Rh 阳性，凡是红细胞上没有这种抗原者（即不含 Rh 凝集原）则称为 Rh 阴性。Rh 血型在临床上的重要性包括以下两个方面：

1. Rh 阴性患者接受 Rh 阳性的血液，第一次输血时不发生反应，但输血后 2~3 周可产生 Rh 抗体，下次再输入 Rh 阳性的血液，即可产生溶血性反应。所以 Rh 阴性的患者应输 Rh 阴性的血液。

2. 如母亲为 Rh 阴性，父亲是 Rh 阳性，则胎儿可能是 Rh 阳性。Rh 阳性胎儿的红细胞进入母体循环后，可刺激母亲产生 Rh 抗体，这种 Rh 抗体进入胎儿血循环后，将大量地破坏胎儿的红细胞，使胎儿发生先天性溶血性黄疸，造成死胎或流产。如娩出后新生儿仍存活，可用换血疗法挽救。

第二节　外科输血的适应证、禁忌证及输血方法

一、适应证

1. **大量失血**　输血可以纠正血容量不足，补充有效循环血量，用于治疗因手术、严重创伤、烧伤或其他各种原因所致的低血容量休克。此外，通过输血还可改善心功能和全身的循环灌流，并通过增加血红蛋白来提高血液的携氧能力。

2. **贫血或低蛋白血症**　手术前贫血或血浆蛋白过低，可使患者对于麻醉和手术的耐受力明显降低，术后也容易发生各种并发症，因此必须在术前给予纠正。

3. **重症感染**　输血可提供各种血浆蛋白，包括抗体、补体等，增强患者的抗感染和修复能力。常用于全身性严重感染或脓毒症、恶性肿瘤化疗后严重骨髓抑制、继发的难治性感染者。通常采用少量多次输新鲜血或浓缩免疫球蛋白制品的方法，输注浓缩粒细胞配合抗生素的应用对严重感染者也有较好疗效。

4. **凝血功能异常**　输入新鲜全血或冰冻血浆以预防和治疗因凝血障碍所致的出血。最好应根据引起凝血异常的原因补充相关的血液成分，即成分输血。如血友病者输凝血因子Ⅷ，纤维蛋白原缺乏症者输纤维蛋白原制剂，血小板减少症或血小板功能障碍者输注血小板。

二、禁忌证

输血并无绝对禁忌证，但有以下情况输血应慎重：①充血性心力衰竭；②急性肺水肿、恶性高血压、脑溢血及脑水肿等；③各种原因所致的肾功能衰竭，有明显的氮质血症；④肝功能衰竭及各种黄疸，尤其是肝细胞性黄疸和溶血性黄疸患者，忌用全血。

三、输血的注意事项

1. 输血前详细核对受血者和供血者的姓名、血型、血瓶号、交叉配血试验的结果

及受血者的住院号、床号等。

2. 应检查血袋有无破损，血液颜色有无异常。

3. 注意保存时间。从血库取出的血液，一般不得超过 4 小时。用开放法采集的血液应在 3 ~ 4 小时内输完。

4. 在输血的过程中，应密切观察患者有无输血反应，尤其注意体温、脉率、血压及尿色。有严重反应时，应立即停止输血并及时进行以下处理：①取血样重新鉴定血型和交叉配血；②取血袋内血做细菌学检查；③采患者尿液，检查有无游离血红蛋白；④保留剩余血液以备化验检查。

5. 输血后血袋应保留 2 小时，以备核查。

第三节 输血反应及并发症

有 3% ~ 10% 的患者可出现不同程度的输血反应和并发症，严重者甚至危及生命。

一、非溶血性发热反应

非溶血性发热反应是最常见的一种输血反应。引起发热的多见原因是存在致热原，致热原多为细菌的代谢产物。引起发热的另一个原因是多次输血或生产后，在患者血清中逐渐产生白细胞抗体或血小板抗体，再次输血时，对输入的白细胞或血小板发生抗原抗体反应而引起发热。

【症状】多发生在输血后 1 ~ 2 小时内（快者可在 15 分钟左右）。患者先出现发冷或寒战，继而出现高热，体温可达 39℃ ~ 41℃，常伴有恶心、呕吐、头痛、皮肤潮红及周身不适，但血压无明显变化，症状可于 1 ~ 2 小时内完全消退，伴随大汗，体温逐渐降至正常。

【处理】

1. 立即减慢输血速度，症状严重者停止输血。

2. 血标本应立即送血库复查，并作细菌培养。

3. 使用阿司匹林等解热镇痛药物并可用物理降温，寒战者可肌肉注射异丙嗪 25mg或哌替啶 50mg，并注意保暖。

【预防】对多次出现输血发热反应而原因不明者，宜输入洗涤红细胞。

二、过敏反应

过敏反应也是比较常见的输血反应。主要原因是抗原抗体反应、活化补体和血管活性物质释放所致，或者患者缺乏 IgA 亚类。前者因过去输血或妊娠发生同种免疫作用，或无明显免疫史产生了特异性抗 IgA 抗体，过敏反应较重；后者产生有限特异性 IgA 抗体，过敏反应较轻。

【症状】过敏反应多在输入几毫升全血或血液制品后立刻发生，症状出现越早反应越严重。主要表现为面色潮红、局部红斑、皮肤瘙痒，出现局限性或广泛性的荨麻疹，严重者可出现哮喘、喉头水肿、呼吸困难、神志不清、血压降低，甚至过敏性休克而危及生命。

【处理】

1. 应用抗组胺药物，也可用肾上腺皮质激素如地塞米松 5~10mg 肌注或静滴。

2. 立即停止输血，吸氧，并立即皮下注射 1∶1000 的肾上腺素 0.5~1mL。

3. 有休克者应积极采取抗休克措施。

4. 如发生会厌水肿，应立即静脉滴注地塞米松 5~10mg，必要时行气管插管或气管切开术，以防窒息。

【预防】

1. 有过敏史者不宜献血，要求供血者在采血前 4 小时起要禁食或少量清淡饮食，不吃富含蛋白质的食物。

2. 对有过敏史或以前输血有过敏反应的受血者，可在输血前 1~2 小时口服苯海拉明 25mg 或在输血前 15 分钟肌注异丙嗪 25mg。

3. 对于 IgA 水平低下或存在 IgA 抗体的患者，应输不含 IgA 的血液制品。

三、溶血反应

输血后，输入的红细胞或受血者自身的红细胞被大量破坏引起的一系列临床溶血表现，称为溶血反应。它是输血过程中最严重的并发症。绝大多数是免疫性的，即输入 ABO 血型不合的红细胞而造成的。少数是非免疫性的，如输入低渗液体，冰冻或过热破坏红细胞等。

【症状】典型的急性溶血反应多在输血 10~20mL 后，患者突感头痛、呼吸急促、心前区压迫感、全身麻木或剧烈腰背部疼痛（有时可反射到小腿）。严重时可出现寒战高热、呼吸困难、脉搏细弱、血压下降、休克，继而出现黄疸、血红蛋白尿，并相继出现少尿、无尿等肾功能衰竭的症状。麻醉中的手术患者唯一最早的征象是心动过速、手术区内出血突然增加和低血压。

【处理】

1. 凡怀疑有溶血反应者，立即停止输血。

2. 核对受血者与供血者的姓名、血型、交叉配血试验及贮血瓶标签等，必要时重新做血型及交叉配血试验。

3. 将剩余血液做涂片及细菌培养，以排除细菌污染反应。

4. 溶血反应早期的治疗重点是积极抗休克、维持循环功能、保护肾功能和防治弥散性血管内凝血（DIC）。

5. 在未查明溶血原因之前，不能再输血。可输入新鲜血浆、6% 中分子右旋糖酐或 5% 白蛋白液以补充血容量，维持血压。若查明溶血原因，则可输入新鲜同型血以补充凝血因子，重者也可采用换血疗法，以减少游离血红蛋白对肾脏的损害。

6. 升压药物可选用阿拉明或多巴胺等。

7. 保护肾功能，发生少尿、无尿时按照急性肾衰竭处理。

8. 防治 DIC 的治疗。

【预防】关键在于严格核对患者和供血者姓名、血型及配血报告，采用同型输血。此外还应避免一切可引起溶血的操作。

四、细菌污染反应

细菌污染反应是由于血液或输血用具被细菌污染而引起的输血反应，相对较少见，可出现感染性休克。

【症状】轻者常被误认为发热反应。在输入少量血液后即可突然出现寒战、高热、头痛、烦躁不安、大汗、呼吸困难、发绀、恶心、呕吐、腹痛、腹泻、脉搏细数、血压下降等类似感染性休克的表现，白细胞计数明显升高。

【处理】

1. 立即停止输血。

2. 积极抗休克、抗感染，

3. 对患者血和血袋血同时做涂片与细菌培养检查。

【预防】

1. 从采血至输血的全过程中，各个环节都要严格遵守无菌操作。

2. 输血前要认真检查血液质量，如怀疑有细菌污染可能应废弃不用。

五、循环超负荷

对于心脏代偿功能减退的患者，输血过多、过快，可出现循环超负荷，导致充血性心力衰竭和急性肺水肿。

【症状】突发心率加快，咳嗽，甚至呼吸困难，肺部大量湿性啰音，咳大量血性泡沫样痰，皮肤发绀。X 线摄片显示肺水肿影像。

【处理】如有明显心衰，则应立即停止输血，吸氧，使用利尿剂、强心剂以减轻循环负荷。

【预防】对于老年人或心功能不全者，严格控制输血速度及输血量。严重贫血患者以输浓缩红细胞为宜。

六、出血倾向

大量快速输血可以引起出血倾向。原因主要是大量输入库存血造成患者体内血小板和各种凝血因子如凝血因子V、Ⅷ和Ⅸ等的紊乱及血钙降低。

【症状】表现为手术中术野广泛渗血，非手术部位皮肤黏膜出现出血点、紫斑或淤血斑，牙龈出血，鼻出血或血尿。

【处理】

1. **补充缺乏的凝血物质** 如血小板缺乏可补充浓缩血小板，凝血因子缺乏可补充凝血因子（又称冷沉淀 AHF）。

2. **止血药物的应用** 常用的有 6 - 氨基己酸、止血敏、立止血等，可抑制纤维蛋白的溶解。

3. 肾上腺皮质激素　激素可以减少血小板、凝血因子的破坏和毛细血管的损害。

【**预防**】在大量输血过程中要适当补充新鲜血，凡给库存血 800mL 应补充新鲜血 200mL。

七、疾病传播

病毒和细菌性疾病均可经输血途径传播，其中最常见而严重的是输血后肝炎，主要有乙型肝炎和丙型肝炎。近年来迅速蔓延的艾滋病，此病死亡率极高，目前尚无特效疗法。此外，疟疾、梅毒、巨细胞病毒感染、黑热病、回归热和布氏杆菌病等，均可通过输血传播。

【**预防**】

1. 严格掌握输血适应证，非必要时应避免输血。

2. 严格进行献血员体检，并对其血液和血液制品检测，如 HBsAg、抗 HCV、抗 HIV 及梅毒抗体等检测。

3. 在血液制品生产过程中采用有效手段灭活病毒。

4. 鼓励自体输血。

第四节　自体输血与成分输血

一、自体输血

自体输血是指收集患者自身的血液或术中失血，然后再回输给患者本人的方法。优点是不用做血型鉴定和交叉配血试验，避免了输血反应和传染性疾病发生，节约血源。缺点是操作及管理比较复杂。

1. 自体输血的适应证　①有大出血的手术和创伤；②估计出血量在 1000mL 以上的择期手术，如主动脉瘤切除、肝叶切除等；③血型特殊者（无相应供血者，输血困难）；④体外循环或低温下的心内直视手术及其他较大的择期手术与急症手术，可考虑采用血液稀释法。

2. 自体输血的禁忌证　①血液受胃肠道内容物或尿液等的污染；②可能有癌细胞的污染，如恶性肿瘤患者；③心、肺、肝、肾功能不全；④贫血或凝血因子缺乏者；⑤血液内可能有感染者；⑥胸腹开放性操作超过 4 小时以上者。

3. 自体输血的方式　目前外科自体输血主要通过 3 种方式，即术中回收式自体输血、术前血液稀释、术前预存式自体输血。

二、成分输血

成分输血是把全血和血浆中的各种有效成分经过分离、提纯和浓缩，制成不同成分血液制剂，临床可根据不同患者的需要而选择输用。其优点：①疗效好。成分输血有效成分浓度高，纯度高，很快就能达到患者对实际缺乏成分所需要的水平。②输血安全。成分输血与全血输血相比，可以减轻患者在输血过程中循环系统的负担，减少各种输血反应和输血并发症的发生。③节约血源，一血多用。④稳定性好，便于保存。

目前临床上能应用的血液成分制品已有 30 多种，主要分为三大类：

1. 血细胞成分 包括红细胞制剂、白细胞制剂和血小板制剂等。

2. 血浆成分 新鲜冰冻血浆、普通冰冻血浆和冷沉淀等。

3. 血浆蛋白成分 人血白蛋白、免疫球蛋白、浓缩凝血因子等。

第五章 休 克

第一节 休克概述

休克是以机体有效循环血容量减少、组织灌注不足、细胞代谢紊乱和功能受损为病理过程的一种多病因引起的综合征。其主要特点是：重要脏器组织中的微循环灌流不足，代谢紊乱和全身各系统的机能障碍。

【分类】对于休克的分类，临床上大多按病因分为低血容量性、感染性、心源性、神经源性和过敏性休克 5 类。外科常见的休克是低血容量性休克与感染性休克。

【发病机制】从循环系统角度，目前一般都以有效循环血量减少造成微循环障碍来解释休克的病理生理学变化。

1. 有效循环血量不足 有效循环血量的急剧减少是各种不同原因休克发生的共同点。所谓有效循环血量，是指单位时间内通过心血管系统进行循环的血量。心脏排血功能、血容量和血管床容积 3 个因素间的协调发生障碍，都可导致有效循环血量的不足而引起休克。

2. 微循环变化 在有效循环量不足引起休克的过程中，占总循环量 20% 的微循环也相应地发生不同阶段的变化。

（1）微循环收缩期 由于有效循环血容量显著减少，引起循环容量降低、动脉血压下降。机体的代偿和矫正机制包括：通过主动脉弓和颈动脉窦压力感受器引起血管舒缩中枢加压反射，交感-肾上腺轴兴奋导致大量儿茶酚胺释放及肾素-血管紧张素分泌增加，引起心跳加快、心排出量增加以维持循环相对稳定；通过选择性收缩外周和内脏的小血管使循环血量重新分布，保证心、脑等重要器官的有效灌注。由于内脏小动、静脉血管平滑肌及毛细血管前括约肌受儿茶酚胺等的影响发生强烈收缩，动静脉间短路开放，结果外周血管阻力和回心血量均有所增加；毛细血管前括约肌收缩和后括约肌相对开放有助于组织液回吸收和血容量得到部分补偿。但微循环内因前括约肌收缩而致"只出不进"，血量减少，组织仍处于低灌注、缺氧状态。若能在此时祛除病因积极复苏，休克常较容易得到纠正。

（2）微循环扩张期 休克进展，微循环将进一步因动静脉短路和直捷通道大量开放，使原有的组织灌注不足更为加重，细胞因严重缺氧处于无氧代谢状态，并出现能量不足、乳酸类产物蓄积和舒血管的介质如组胺、缓激肽等释放。这些物质可直接引起毛细血管前括约肌舒张，而后括约肌则因对其敏感性低仍处于收缩状态。结果微循环内血液滞留、毛细血管网内静水压升高、通透性增强致血浆外渗、血液浓缩和血液黏稠度增加，于是又进一步降低回心血量，致心排出量继续下降，心、脑器官灌注不足，休克加重。此时微循环的特点是广泛扩张，临床上患者表现为血压进行性下降、意识模糊和酸中毒。

（3）*微循环衰竭期*　若病情继续发展，便进入不可逆性休克。淤滞在微循环内的黏稠血液在酸性环境中处于高凝状态，红细胞和血小板容易发生聚集并在血管内形成微血栓，甚至引起弥散性血管内凝血（DIC）。此时，由于组织缺少血液灌注，细胞处于严重缺氧和缺乏能量的状况，细胞内的溶酶体膜破裂，溶酶体内多种酸性水解酶溢出，引起细胞自溶并损害周围其他的细胞。

3. 代谢变化　休克时由于组织细胞灌注不足，组织缺血缺氧，糖代谢的主要途径只能是无氧酵解。其结果一方面造成代谢产物乳酸的大量积聚，使组织产生代谢性酸中毒；另一方面造成细胞能量产生的急剧下降。

4. 细胞损害　对休克的实验研究证实，随着细胞产能的减少，细胞自身的结构和功能也受到损害：①能量产生减少使细胞不能维持正常的功能和膜内外的压力差，使钠－钾泵失效，钠离子进入细胞内，而钾离子从细胞内逸出进入细胞外间隙，氢离子在细胞内增多，导致弥漫性细胞水肿，使细胞产生能量进一步降低，最终导致细胞死亡。②休克状态下，细胞器也发生与细胞膜相似的过程。细胞内的溶酶体含有强力的水解酶，当溶酶体膜功能障碍时，溶酶体肿胀、破裂，释出内容物，导致细胞自溶，可使邻近细胞受损，并可进入血液损害其他成分而影响凝血机制。当线粒体膜发生肿胀和变形时，其能量产生的效率也下降，使细胞内代谢的变化进一步复杂。高尔基体和内质网膜结构也同样受损害，影响蛋白质的生物合成及核糖核酸的产生传递，使核膜受损。

5. 炎性介质释放　休克时体内多种炎性介质之间互相关联，促使组织器官功能紊乱并造成多种损害。这些炎性介质或由休克病因刺激释出，或系休克过程中的病理产物。

创伤、感染等致休克的病因，在导致休克的同时可刺激体内多种细胞释放细胞因子，活化的细胞因子在创伤和感染引起的心血管及代谢反应中起重要作用。某些细胞因子的急剧过度释放是导致休克、衰竭及死亡的重要因素。

休克时组织缺氧可产生较多的氧自由基，其主要来源于缺血再灌注损伤区、多形核细胞和各种细胞的线粒体呼吸链。氧自由基具有损伤细胞膜、增加毛细血管通透性而加重休克，促使蛋白质变性、胶原纤维变性、血细胞和血小板凝集等作用。

6. 重要器官的功能变化　在休克的演变过程中，因组织血液灌注锐减，机体内主要脏器均可呈现不同程度的病理变化。代偿效应在致病因素的持续损害下，可转为失代偿而形成衰竭。机体各脏器互相关联，当一个重要脏器发生衰竭，可影响到其他脏器。因此，休克后期常可出现多器官功能衰竭。

（1）*休克状态下肺所发生的病理生理变化*　**主要包括：**休克时缺氧可使肺毛细血

管内皮细胞和肺泡上皮受损，表面活性物质减少，由于肺内种种病理生理改变，造成肺容量尤其是功能残气量减少。肺泡毛细血管流量减少，肺动静脉短路分流，肺间质水肿，小气道闭陷，肺不张和肺局灶性出血，肺泡透明膜形成，顺应性下降，肺通气/灌流比例失调，弥散距离增大，气体交换时间延长，造成严重缺氧和二氧化碳蓄积，严重时导致急性呼吸窘迫综合征（ARDS）。

（2）休克过程中肾脏所发生的病理生理变化　主要有：血压过低，促使肾素 - 血管紧张素大量产生，入球动脉收缩，肾皮质缺血。交感神经兴奋，儿茶酚胺增多，抗利尿激素分泌增多，导致少尿。在休克晚期肾内合成的前列腺素 E2 下降，使肾血管持久痉挛。肾小球毛细血管通透性降低，尿滤液减少。肾小管发生坏死，管腔填塞，肾小管内压升高，尿液漏至间质。肾小球毛细血管内纤维素沉着，发生弥漫性血管内凝血，出现急性肾功能衰竭。

（3）休克对心脏的影响　当休克不断进展恶化，血浆中心肌抑制因子大量积聚，严重酸中毒及平均动脉压过低，使冠状血管灌流不足，加重心肌缺氧，从而损伤心肌，当心肌微循环内血栓形成，可引起心肌的局灶性坏死。倘若患者原有冠心病或其他心脏疾病，容易发生心力衰竭。

（4）休克对脑的影响　在休克状态下，脑血流量降低、氧分压和氧饱和度下降、二氧化碳分压升高、脑水肿和颅内高压及药物对脑的抑制、发生脑疝等，均可造成脑功能的损害。

（5）休克对肝脏的影响　休克可引起肝缺血、缺氧性损伤，可破坏肝的合成与代谢功能。另外，来自胃肠道的有害物质可激活肝 Kupffer 细胞，从而释放炎症介质。组织学方面可见肝小叶中央出血、肝细胞坏死等。生化检测有 ALT、血氨升高等代谢异常。受损肝的解毒和代谢能力均下降，可引起内毒素血症，并加重已有的代谢紊乱和酸中毒。

（6）休克对胃肠道系统的影响　休克时胃肠道功能受到抑制。胃和十二指肠可因缺血等出现黏膜上皮受损，进而发生应激性溃疡。血压下降引起内脏血管收缩，其中尤以小肠血流减少为甚，其黏膜细胞内 ATP 的生物合成和氧化磷酸化发生障碍，影响了依赖能量的保护机制，导致肠黏膜的绒毛减少乃至消失；黏液细胞中的蛋白合成停止，使黏膜上皮细胞易被肠腔中的蛋白酶溶解或受肠腔内细菌、毒素损害而引起肠黏膜出血性坏死，当病变由节段发展到全胃肠道时，称出血性胃肠病。小肠黏膜坏死还可有伪膜的形成（所谓伪膜性肠炎）。当弥散性血管内凝血发生后，可产生栓塞性溃疡与大量出血。休克还可抑制胰腺的分泌。

【诊断】休克的早期诊断极为重要，诊断休克的主要依据是临床表现及病史，但需结合血流动力学和实验室检查等结果进行综合分析，才能做出较为正确的诊断，并可对休克的严重程度做出估计和判断。

1. 休克的临床表现　临床上通常将休克的病程分为休克早期与休克期，各期临床特点如下：

（1）休克早期　患者发生休克后尚处于代偿阶段。表现为神志清晰、精神紧张、面色苍白、四肢发凉、冷汗、心跳加快、脉搏细速、脉压差缩小、皮下静脉瘪陷。血压稍升高或正常，随后轻度或急剧下降。血压的变化取决于失血量的多少及有效循环血量能否代偿。红细胞和红细胞压积可能减低。

（2）休克期　此期患者表现为神志淡漠、意识模糊、反应迟钝，甚至发生昏迷。口唇及肢端发绀，外周静脉萎陷，四肢湿冷。心跳快而弱，脉搏细速或难以触清，血压下降，脉压差变得更小。出现少尿或无尿。若皮肤、黏膜出现瘀斑或消化道出血，提示病情已发展至 DIC 阶段。

临床表现是诊断休克的主要依据。凡有严重创伤、出血、失液及感染等病史者，都应想到有发生休克的可能。临床观察中，对于有出汗、兴奋、心率加快、脉压差小或尿少等症状者，应疑有休克。若患者出现神志淡漠、反应迟钝、皮肤苍白、呼吸浅快、收缩压降至 90mmHg 以下及尿少者，则标志患者已进入休克期。

2. 休克的监测

（1）精神状态　反映脑血液灌流情况。休克早期脑灌流尚好，轻度脑缺氧，患者表现烦躁不安。休克加重时，脑组织缺氧也加重，患者出现表情淡漠、意识模糊甚至昏迷。

（2）脉搏和血压　脉率快、收缩压 < 90mmHg、脉压差 < 20mmHg，结合尿量减少、出现意识障碍，即可诊断为休克。休克早期脉搏即增快，休克期脉搏细速甚至触不清。血压下降为休克的重要指标，但不是诊断和判断休克程度的唯一指标。血压在休克早期可略高于正常或接近正常。

（3）尿量　留置导尿连续观察排尿情况，要求每小时尿量 > 20mL，如不足此数值，则提示肾灌注不足，肾功能趋于衰竭。

（4）中心静脉压（CVP）　CVP 由中心静脉血容量、右心收缩和舒张、静脉运动活力、胸腔内压及心包内压等因素决定，正常值为 5 ~ 10cmH_2O。在低血压情况下，CVP 低于 5cmH_2O 表示血容量不足；高于 15cmH_2O 时提示心功能不全、静脉床过度收缩或肺循环阻力增加，高达 20cmH_2O 以上时，则有充血性心力衰竭。

（5）肺动脉压（PAP）和肺毛细血管楔压（PCWP）　应用 Swan - Ganz 漂浮导管可测得肺动脉压和肺毛细血管楔压，可反映肺静脉、左心房和左心室的功能状态。PAP 的正常值为 10 ~ 22mmHg；PCWP 的正常值为 6 ~ 15mmHg，与左心房内压接近。PCWP 低于正常值反映血容量不足（较 CVP 敏感）；PCWP 增高可反映左心房压力增高（例如急性肺水肿），因此临床上当发现 PCWP 增高时，即使 CVP 尚属正常，也应限制输液量以免发生或加重肺水肿。此外，还可在做 PCWP 时获得血标本进行混合静脉血气分析，了解肺内动静脉分流或肺内通气/灌流比的变化情况。

（6）心排出量（CO）和心脏指数（CI）　心排出量是心率和每搏排出量的乘积，可经 Swan - Ganz 导管应用热稀释法测出。成人心排出量的正常值为 4 ~ 6L/min；单位体表面积上的心排出量称为心脏指数（CI），正常值为 2.5 ~ 3.5L/(min·m^2)。

（7）血气分析和呼吸监测　PaO_2 的正常值为 80 ~ 100mmHg。休克时如合并有呼吸功能障碍，PaO_2 可降低。PaCO_2 正常值为 36 ~ 44mmHg。当 PaCO_2 > 50mmHg，提示换气有障碍，CO_2 潴留而引起酸中毒，可能与代谢性碱中毒并存；当 $PaCO_2 < 30mmHg$ 时，则提示换气过度。

（8）弥散性血管内凝血的化验指标　包括血小板计数、凝血酶原时间、血浆纤维蛋白原测定、3P（血浆鱼精蛋白副凝）试验和涂片中破碎红细胞计数等。

【治疗】休克治疗的目的是恢复氧的供应和代谢所需的物质，着重补充血容量、增加微循环灌流、改善心功能、处理代谢障碍，同时尽早消除病因，针对各类休克特点采取相应措施，防止多器官功能衰竭综合征发生。

1. 一般紧急处理　采取"头高脚高"卧位，面罩法吸入氧气，尽早开放血管通路，并用药物维持血压。

2. 血容量的扩充　补充血容量是纠正组织低灌注和缺氧的关键。应在连续监测动脉血压、尿量和 CVP 的基础上，判断所需补充的血容量。首先输注晶体液和人工胶体液，必要时进行成分输血。

3. 消除病因　外科疾病引起的休克多需进行手术处理，如内脏大出血的控制、坏死肠段切除、消化道穿孔修补和脓液引流等。应在尽快恢复有效循环血量后及时施行手术，才能有效地治疗休克。紧急情况下，应在积极抗休克的同时进行手术，以免延误抢救时机。

4. 纠正酸碱平衡失调　代谢性酸中毒的基本原因是组织低灌流和缺氧，扩容治疗和供氧可减轻代谢性酸中毒。然而，较重的代谢性酸中毒本身可影响心血管功能，使补充血容量与应用血管活性药物的效应降低。因此，对于休克合并严重酸中毒者，需要输液开始时，给予一定量的 5% 碳酸氢钠溶液，然后，再根据血 pH 值、二氧化碳结合力或血气分析适当继续补充，但应注意调节酸碱平衡的原则是"宁酸勿碱"。呼吸因素引起的酸中毒或碱中毒，需采用调整氧浓度、改善换气功能等方法纠正。

5. 血管活性药物的应用　临床常用的血管活性药物有血管收缩剂与血管扩张剂。

（1）血管收缩剂　常用的药物有：①间羟胺（阿拉明）：间接兴奋 α、β - 受体，对心脏和血管的作用同去甲肾上腺素；②去甲肾上腺素：以兴奋 α - 受体受体为主、轻度兴奋 β - 受体；③多巴胺：临床常用，兼具兴奋 α、β - 受体和多巴胺受体作用，其效应与血中浓度有密切关系，小剂量能使心肌收缩增加，稍增加则可使血管轻度扩张，而大剂量时主要起血管收缩作用（使肾、肠等器官灌流减少）；④多巴酚丁胺：为多巴胺的衍生物，对心脏的正性肌力作用较多巴胺强，能增加心排出量和收缩压，但对外周血管仅有轻度收缩血管效应，较大剂量时可引起心律失常。

（2）血管扩张剂　常用的药物有：①酚苄明：α - 受体阻滞剂，兼有间接反射性兴奋 β - 受体的作用。能轻度增加心脏收缩力、心排出量和心率，同时能增加冠状动脉血流量，降低周围循环阻力和血压。作用可维持 3 ~ 4 天。②酚妥拉明：能扩张血管，改善微循环，解除因去甲肾上腺素及可拉明所致的肺水肿和肾血管痉挛，但作用短暂。③山莨菪碱（654 - 2）：作用与阿托品相似，毒性比阿托品低。

6. 肾上腺糖皮质激素及其他药物的应用

（1）肾上腺糖皮质激素　这类药物能辅助儿茶酚胺等的作用，其本身能抵制组织蛋白酶等的释出，抵制炎症介质产生，故可减轻组织细胞受损程度。对感染性休克或其他类型休克，经上述方法治疗效果不佳时，可使用糖皮质激素，一般主张大剂量单次静注。须注意糖皮质激素同时会降低抗感染能力，影响切口愈合或加重应激性溃疡。

（2）前列腺素（PG） 外源性 PGI_2 和 PGE_1 能扩张微血管和抑制血小板聚集，减轻休克时微循环内 TXA_2 增多的不良影响，可减轻与血小板损害相关的并发症。

7. 弥散性血管内凝血的治疗 在补充血容量时，使用血管扩张剂，解除微血管痉挛，改善微循环血流。积极纠正酸中毒和低氧血症。肝素可抑制血浆中凝血酶的活性，阻止凝血酶原变成凝血酶，降低凝血酶活性，抑制纤维蛋白原变为纤维蛋白，并可抑制血小板的聚集与解体，从而可用以阻止弥散性血管内凝血的继续发展，但在继发性纤溶期应避免使用。其他抗血小板黏附与聚集药物如阿司匹林、潘生丁，抗纤溶药物氨甲苯酸等亦可应用。

8. 营养支持与防治感染 休克状态下机体营养代谢紊乱，应根据监测的代谢指标，作积极的支持治疗，包括合理应用白蛋白、高渗葡萄糖、支链氨基酸溶液、ATP、能量合剂、维生素 C 等，以及静脉高营养治疗。同时对各类休克患者，最好使用广谱抗生素以防潜在的感染。

第二节 低血容量性休克

【发生机制】 低血容量性休克包括失血、失液性休克和创伤性休克。在外科引起这类休克的常见原因有大血管破裂或脏器破裂引起的失血、各种损伤或大手术后的失血及大面积烧伤引起的血浆丢失等。

【治疗】

1. 补充血容量 扩容应选择晶体或胶体液，两者应用的比例及血液成分的使用，应根据失血量或丢失水分和电解质的具体情况酌情考虑。

急性失血量超过总量的 30% 可输全血。输入液体量应根据病因、尿量和血流动力学进行评估，临床上常以血压结合中心静脉压来指导补液（表 5-1）。

表 5-1 中心静脉压（CVP）与补液的关系

CVP	血压	原因	处理原则
低	低	血容量严重不足	充分补液
低	正常	血容量不足	适当补液
高	低	心功能不全或血容量相对过多	给强心药物，纠正酸中毒，舒张血管
高	正常	容量血管过度收缩	舒张血管
正常	低	心功能不全或血容量不足	补液试验*后给药

*补液试验：用生理盐水 250mL，于 5~10 分钟内静脉注入，如血压升高而 CVP 不变，提示血容量不足；如血压不变而 CVP 升高 3~5cmH_2O，则提示心功能不全。

2. 病因治疗 对失血失液的病因，应尽可能及早处理。如积极控制失血、保护创面等。

第三节 感染性休克

【发生机制】导致外科感染性休克的病原菌 2/3 为革兰阴性菌，1/3 左右为革兰阳性菌。革兰阴性菌释放的内毒素在发病机制中占重要地位。除了毒素本身外，全身性炎症反应加剧微循环障碍、代谢紊乱及器官功能不全。

感染性休克的血流动力学有两种：①高动力型（又称高排低阻型）：外周血管扩张、阻力降低，心排出量正常或增高，有血流分布异常和动静脉短路开放增加；患者皮肤比较温暖干燥，又称暖休克，预后相对较好。②低动力型（又称低排高阻型）：外周血管收缩，微循环淤滞，大量毛细血管渗出致血容量和心排出量减少；患者皮肤湿冷，又称冷休克。暖休克与冷休克的比较见表 5 – 2。

表 5 – 2　暖休克与冷休克的比较

	暖休克（高动力型）	冷休克（低动力型）
意识	清醒	躁动、淡漠、嗜睡
皮肤	潮红、粉红、较暖、干燥	苍白、发绀、花斑、湿凉、
脉搏	可触知、无力	过速、细弱或触不清
脉压	>30mmHg	<30mmHg
毛细血管充盈试验	<2 秒	延长
每小时尿量	>30mL	<30mL

临床中，高动力型较少见，仅是一部分革兰阳性菌感染引起的早期休克。低动力型较多见，多由革兰阴性菌感染引起。而且，革兰阳性菌感染的休克严重时出现循环障碍，也成为低动力型休克。感染性休克发展至晚期，患者的心功能衰竭、外周血管瘫痪，称为低排低阻型休克。

【治疗】感染性休克的病理生理变化比较复杂，治疗原则是在治疗休克的同时治疗感染。

1. 补充血容量和纠正酸碱失衡　作中心静脉压监测以维持正常 CVP 值，首先以输注平衡盐溶液为主，配合适当的胶体液、血浆或全血，恢复足够的循环血量。要求血红蛋白 100g/L，红细胞比容 30%，以保证正常的心脏充盈压、动脉血氧含量和较理想的血黏度。此类患者常有心肌和肾受损，故也应根据 CVP 调节输液量和输液速度，防止过多的输液导致不良后果。

感染性休克患者常伴有较重的酸中毒，需及时纠正。休克早期，可因过度换气出现呼吸性碱中毒。有的可有低血氯、低血钾和代谢性碱中毒。

2. 血管活性药物　经补充血容量、纠正酸中毒后循环改善不明显的，应采用血管活性药物，临床常用药物如山莨菪碱、多巴胺等或者合用间羟胺、去甲肾上腺素，或去甲肾上腺素和酚妥拉明的联合应用。感染性休克时，心功能常受损害，改善心功能可给予强心苷、β – 受体激动剂。

3. 抗感染药物及感染灶处理　对于已有细菌培养和药物敏感试验结果的，应选用敏感抗菌药。对病原菌尚未确定的患者，可根据临床判断应用抗菌药，或选用广谱抗菌药。如腹腔感染一般以肠道菌属为主，医院内感染的病原菌带有耐药性。抗生素应采取联合应用的原则。

原发感染病灶（如脓胸、腹膜炎、重症胆管炎、坏死肠管等）的存在是发生休克的主要原因。对于感染性休克，必须在抗休克综合治疗的同时，积极处理原发病灶，才能纠正休克和巩固疗效。

4. 皮质类固醇应用 糖皮质激素能抑制多种炎症介质的释放和稳定溶酶体膜，减轻酸中毒。但应限于早期、大量，维持不宜超过 48 小时，否则有发生急性胃黏膜损害和免疫抑制等严重并发症的危险。

5. 其他 包括营养支持、细胞功能保护、DIC 治疗等。

第六章　麻醉与疼痛治疗

第一节　麻醉概述

一、临床麻醉的任务

确保患者在无痛与安全的条件下顺利地接受手术治疗，是临床麻醉的基本任务，但这还只是现代麻醉学的部分工作内容。麻醉学还包括麻醉前后的准备和处理，危重患者的监测治疗、急救复苏及疼痛治疗等。

二、麻醉方法的分类

1. 全身麻醉（全麻）　麻醉药物作用于中枢神经系统，使周身都不感到疼痛。包括吸入全身麻醉、静脉全身麻醉。

2. 局部麻醉（局麻）　麻醉药物作用于外周神经时使躯体某些部位产生麻醉作用。包括表面麻醉、局部浸润麻醉、区域阻滞及神经阻滞麻醉。

3. 椎管内麻醉　属于局部麻醉。但因其操作特点、药物使用方法等方面有其特殊性，临床上将其单列为一种麻醉方法。椎管内阻滞包括蛛网膜下腔阻滞、硬脊膜外腔阻滞及骶管阻滞。

4. 复合麻醉　又称平衡麻醉，是合并配合使用不同药物和方法施行的麻醉。

5. 基础麻醉　麻醉前使患者进入类似睡眠状态，以利于其后的麻醉处理。

第二节　局部麻醉

局部麻醉（局麻）是指将局部麻醉药应用于身体局部，使机体某一区域的感觉神经传导功能暂时阻滞，运动神经可能被部分阻滞或保存完好。局麻简便易行，安全性大，并发症少，对患者生理功能影响最小。适用于表浅小手术、术中应用以阻断不良神经反射，也可用于全身情况差或伴有其他严重疾病而不易采用其他麻醉方法的病例。

一、局部麻醉药

（一）局麻药分类

1. 根据化学结构分类　局麻药分为两类：①酯类局麻药，如普鲁卡因、丁卡因；

②酰胺类局麻药，如利多卡因、布比卡因和罗哌卡因。

2. 根据麻醉效能分类　局麻药分为3类：①麻醉效能弱和作用时间短的局麻药，如普鲁卡因；②麻醉效能和作用时间中等的局麻药，如利多卡因；③麻醉效能强和作用时间长的局麻药，如布比卡因、丁卡因及罗哌卡因。

（二）常用局麻药

临床常用的局麻药见表6-1。

表6-1　常用局麻药的药理作用及用量

项目	普鲁卡因	丁卡因	利多卡因	布比卡因	罗哌卡因
效能	弱	强	中等	强	强
起效时间（min）	1~3	5~10	1~3	5~0	3~7
维持时间（h）	0.75~1	3~4	1.5~2	3~6	3~4
1次限量（mg）	1000	80	400	150	150

二、常用局部麻醉方法

（一）表面麻醉

【定义】局麻药直接与黏膜接触后，穿透黏膜作用于神经末梢而产生局麻作用。
【适应证】眼、耳鼻咽喉、气管、尿道等部位的黏膜。

（二）局部浸润麻醉

【定义】将局麻药注入手术区域组织内，阻滞神经末梢而达到麻醉作用。
【适应证】体表手术、内镜手术和介入性检查的麻醉。

（三）区域阻滞麻醉

【定义】将局麻药注入手术区域的周围或底部，以阻滞进入手术区的神经支和神经末梢而达到麻醉作用。
【适应证】皮下小囊肿切除，浅表小肿块活检，乳腺、舌、阴茎、带蒂肿瘤的手术。

（四）神经阻滞麻醉

将局麻药注射于神经干、神经丛、神经节周围，阻滞其神经的传导，使受神经支配的区域产生麻醉作用，常用的有肋间、颈丛、臂丛神经阻滞等。

1. 颈神经丛阻滞

（1）解剖　由颈1~4脊神经前支组成，分为颈浅丛和颈深丛。

（2）适应证　颈部手术麻醉，神经性疼痛治疗。

（3）并发症　膈神经阻滞引起的呼吸功能障碍；误入蛛网膜下腔引起的全脊髓麻

醉；局麻药毒性反应；颈交感神经阻滞引起的霍纳综合征等。

2. 臂丛神经阻滞

（1）解剖　由颈5~8和胸1脊神经的前支组成，少数含有颈4和胸2脊神经前支，并形成上、中、下三干组成神经束，再分为桡、正中、尺和皮神经，主要支配上肢的感觉和运动。

（2）阻滞方法　①肌间沟阻滞法；②锁骨上阻滞法；③腋路阻滞法。

臂丛神经阻滞方法见图6-1。

图6-1　臂丛神经走向及阻滞方法

（3）适应证　肌间沟阻滞法适用于肩部及上臂的手术，对前臂及尺侧效果差；锁骨上阻滞法适用于上臂前臂及手掌的手术；腋路阻滞法适用于前臂及手掌部手术。

（4）并发症　三种方法的常见并发症是局麻药毒性反应。肌间沟和锁骨上易发生膈神经及喉返神经麻痹和霍纳综合征，肌间沟如穿刺不当，可引起高位硬膜外阻滞，甚至全脊麻；锁骨上可发生气胸。

三、局麻药的不良反应与防治

（一）毒性反应

局麻药吸收入血后，当血药浓度超过一定阈值后会发生药物中毒反应，严重者可致死。引起局麻药毒性反应的常见原因：①一次用量超过患者的耐量；②误注入血管内；③作用部位血供丰富，吸收过快；④患者因体质虚弱等原因而耐受力降低。

【临床表现】全身效应以中枢神经和心血管系统最为重要。临床上常先出现兴奋现象，当剂量继续加大时则发生全面抑制。出现轻度毒性反应时，临床表现为惊恐不安、视物模糊、眩晕、多语、寒战、狂躁和定向障碍等症状。严重时可神智消失，并出现面部和四肢肢端肌肉震颤。一旦发生抽搐或惊厥，则患者血压升高、心率增快，同时可因呼吸困难缺氧导致呼吸和循环衰竭而致死。

【预防措施】

1. 一次用药不要超过极量。

2. 注药前反复回抽无血液，严防注入血管。

3. 无禁忌，局麻药内加入 1∶200000 肾上腺素。

4. 麻醉前给予巴比妥类药物，有减轻局麻药中毒的功效。

5. 对血运丰富区域和全身情况不良者应酌情减量。

【治疗】发生毒性反应，立即停止用药，吸入氧气。对轻度患者可用地西泮 0.1mg/kg 静脉注射。如已发生惊厥，一般主张硫喷妥钠 1～2mg/kg 静脉注射，或琥珀胆碱 1mg/kg 静脉注射，行气管插管或人工呼吸。如出现低血压，可用麻黄碱升压；心率缓慢可用阿托品静脉注射；一旦发生呼吸心跳停止，应立即行心肺复苏。

（二）过敏反应

酯类局麻药发生过敏反应的机会较酰胺类多，酰胺类极罕见。

【临床表现】使用很少量局麻药后出现荨麻疹、咽喉水肿、支气管痉挛、低血压，严重者可出现过敏性休克。

【治疗】对发生严重过敏反应者，抢救时应立即静脉注射肾上腺素 0.2～0.3mg，然后给予糖皮质激素和抗组织胺药。

第三节　椎管内麻醉

蛛网膜下腔、硬脊膜外间隙和骶管阻滞统称为椎管内麻醉。这些阻滞既可单次注药实施，也可经导管间断注药或持续输注。椎管内麻醉技术在管理得当的情况下比较安全，但仍然存在着发生并发症的危险。

一、解剖学基础

1. 脊柱　脊柱由椎骨组成。椎骨由椎体和椎弓构成。椎弓所包围的空腔称为椎孔，所有椎孔上下相连成为椎管。脊柱共有颈、胸、腰、骶 4 个生理弯曲。

2. 韧带　韧带由棘上韧带、棘间韧带及黄韧带构成，黄韧带是致密坚实有弹性的纤维层。穿刺时有突然阻力减小的感觉，即针穿过黄韧带进入了硬膜外腔。

3. 脊髓　脊髓位于脊髓腔内，浸泡于脑脊液中。腰 1 以下的脊神经分开成为马尾，在此部位进行穿刺时不易损伤脊髓。脊髓腔中有三层脊膜，依次为硬脊膜、蛛网膜及软脊膜。蛛网膜与覆盖于脊髓上的软脊膜之间为蛛网膜下腔。

4. 脑脊液　成人脑脊液为 100～150mL，脊髓腔内的脑脊液为 25～35mL，pH 为 7.4，是无色透明的液体，比重为 1.003～1.009，压力为 7～17cm H_2O（1cm H_2O = 98Pa）。

5. 硬膜外腔及脊神经　位于椎骨内面骨膜与硬脊膜之间的间隙称为硬膜外腔，容积约 100mL，骶腔占 25 ~ 30mL。腔中有脊神经通过，包围脊髓的软膜、蛛网膜和硬脊膜沿脊神经根向两侧延伸到椎间孔，分别形成根软膜、根蛛网膜和根硬膜。硬膜外腔的血管丰富，并形成血管丛。

6. 骶管 骶管位于骶骨内，是硬膜外腔的一部分，与腰部硬膜外腔相通。

椎管解剖见图 6 - 2。

图 6 - 2 椎管内组织解剖结构

二、药物作用部位

蛛网膜下腔阻滞时，局麻药直接作用于脊神经根和脊髓表面，但主要作用部位是脊神经根。硬膜外阻滞的作用比较复杂，局麻药在硬膜外腔扩散的可能途径有：①蛛网膜绒毛构成根硬膜与根蛛网膜之间的微小通道，药物可沿此道进入根蛛网膜下腔，阻滞脊神经根；②药物在椎旁，或渗出椎间孔或透过神经鞘膜，作用于脊神经根；③药物可垂直穿过硬脊膜的微动脉鞘而进入蛛网膜下腔，作用于脊神经根或脊髓表面。

三、阻滞作用和麻醉平面

脊神经被阻滞后，相应区域出现麻醉。感觉神经被阻滞后，即能阻断皮肤和肌肉的疼痛传导。交感神经被阻滞后，能减轻内脏牵拉反应。运动神经被阻滞后，引起肌肉松弛。由于神经纤维的粗细不同，交感神经最先被阻滞，且阻滞平面一般比感觉神经高 2 ~ 4 个节段；运动神经最晚被阻滞，其阻滞平面比感觉神经低 1 ~ 4 个节段。

根据脊神经的体表分布，可判断阻滞平面的高低。骶部、股内侧及会阴部为骶神经分布。耻骨联合处为胸 12、腰 1 神经；脐部相当于胸 10 神经；季肋部相当于胸 8 神经；剑突为胸 6 神经；乳头连线为第 4 胸神经；锁骨下部位为第 2 胸神经分布（图 6 - 3）。

四、椎管内麻醉对生理的影响

1. 对呼吸的影响 取决于阻滞平面的高度。平面上升到胸部则肋间肌逐渐麻痹，对一般患者因有膈肌代偿不会影响呼吸，但对呼吸储备差者会有严重的影响。

2. 对循环的影响 由于交感神经阻滞，引起血管扩张、外周阻力下降、减少血液回流而致低血压。

3. 对其他器官系统的影响 交感神经阻滞后，迷走神经功能亢进，胃肠蠕动增加。

五、椎管内麻醉的方法和临床应用

（一）蛛网膜下腔阻滞

将局麻药注入蛛网膜下腔，作用于脊神经根而使相应部位产生麻醉作用的方法，简称腰麻。

1. 影响蛛网膜下腔阻滞平面的因素

（1）脊柱长度 脊柱越长，阻滞平面越低。

（2）麻醉药溶液的比重和患者的体位 在头低位时，重比重溶液阻滞平面较高；而轻比重溶液的阻滞平面较低。

（3）麻醉药的剂量、容积 在相同容

图6-3 脊神经体表分布

积时，剂量越大，阻滞范围越广；相同剂量时，容量大者，阻滞范围较广。

（4）穿刺部位 穿刺部位高者，药物易向头方向扩散，阻滞平面较高。

（5）注药时针头斜面方向及注药速度 斜面向头时，注药速度越快，麻醉平面越高。

2. 常用药物 利多卡因、布比卡因和罗哌卡因等。

3. 适应证 下腹部、盆腔、下肢、肛门会阴部的手术。

4. 禁忌证 ①中枢神经系统疾病，如马尾综合征、脑脊膜膨出等；②感染：全身感染、穿刺部位感染等；③脊柱疾病，如脊椎外伤、畸形等；④急性失血性休克、低血容量等；⑤心血管疾病患者，心血管功能低下；⑥严重腰背疼痛患者；⑦不合作的小儿及精神病患者。

5. 并发症

（1）术中并发症 ①低血压；②恶心、呕吐。

（2）术后并发症 ①头痛（最为常见）；②尿潴留；③腰、背痛。

（二）硬膜外腔阻滞

将局麻药注射到硬膜外腔，使部分脊神经的传导功能受到阻滞的麻醉方法，又称硬膜外麻醉。有单次和连续法两种。

1. 影响硬膜外阻滞范围、起效和时效的因素

（1）穿刺部位 颈胸部的阻滞范围较腰骶部宽。

（2）局麻药的容积 在有效浓度范围内，容积越大，阻滞平面越广。

（3）年龄 在阻滞平面相同时，老年人所需药量可减少50%。

（4）妊娠 在阻滞平面相同时，妊娠者所需药量可减少30%。

（5）体位 对阻滞范围有轻度影响。在侧卧位注药时，下侧阻滞平面相对较高。

2. 适应证 常用于腹、腰部、盆腔及下肢的手术；也常用于术后镇痛。

3. 禁忌证 ①不能合作者；②穿刺部位感染；③凝血障碍；④中枢神经系统疾病和颅内压升高；⑤严重低血容量。

4. 并发症 ①全脊髓麻醉：大量局麻药进入蛛网膜下腔，全部脊神经甚至颅神经都被阻滞，可造成呼吸骤停，称为全脊麻；②局麻药毒性反应；③直接脊髓损伤；④导管折断；⑤硬膜外血肿。

第四节 全身麻醉

麻醉药经吸入、静脉、肌肉等途径进入体内，使患者意识消失，周身不感到疼痛，神经反射及肌肉活动都有不同程度的抑制，这种麻醉方法称为全身麻醉（简称全麻）。

一、全身麻醉诱导

患者接受全麻药后，意识自清醒进入全麻状态直至手术开始，这一阶段称为麻醉诱导期。

（一）诱导方法

1. 吸入诱导 采用面罩吸入诱导法，将面罩扣于患者口鼻部，开启麻醉药挥发器，逐渐增加吸入浓度，待患者意识消失并进入麻醉第三期，即可静注肌松药行气管插管。常用药物有氧化亚氮、异氟烷、七氟烷等。

2. 静脉诱导 比面罩吸入法迅速，对循环干扰较大，同时需先开放静脉。实行时：①预先氧合，面罩吸氧3分钟；②排出体内氮气；③静注异丙酚等，待患者神志消失后静注肌松药，待患者下颌松弛，即可进行气管插管；④为减轻气管插管反应，可静注芬太尼 $2\sim5\mu g/kg$；⑤年老、体弱者可用咪唑安定或依托咪酯诱导。

3. 静吸复合诱导 于静注肌松药后，可同时吸入异氟烷或七氟烷等吸入麻醉药，$2\sim3$分钟后即可行气管插管。

（二）注意事项

1. 诱导前应准备好麻醉机、气管插管用具及吸引器等。
2. 核对手术患者及术前准备情况，如麻醉前用药等。
3. 患者仰卧，开放静脉。
4. 检测心电图、血氧、血压、呼吸等麻醉前基础值。
5. 避免诱导期发生呕吐。
6. 当患者意识消失后，应托起下颌以保持呼吸道通畅及行人工呼吸。
7. 多数静脉麻醉药对循环的抑制作用与用量及注射速度有关。
8. 合并呼吸道不完全梗阻、饱胃或插管困难者，可行清醒气管插管。

二、全身麻醉的维持

（一）维持期的主要任务

1. 维持适当深度的麻醉和循环、呼吸功能的稳定。
2. 满足不同时期麻醉的要求。

（二）全麻维持方法

1. 吸入麻醉维持 吸入麻醉药加上肌松药维持。常用吸入麻醉药有氧化亚氮（笑气）、异氟烷、七氟烷、地氟醚等；常用肌松药有维库溴铵、阿曲库铵、哌库溴铵、罗库溴铵等。

2. 静脉麻醉维持 静脉麻醉药加上肌松药维持。常用静脉麻醉药有硫喷妥钠、丙泊酚、咪达唑仑、氯胺酮等。

（三）全麻期间的呼吸管理

1. 保持呼吸道通畅
（1）患者意识消失后，防止舌后坠而堵塞。
（2）防止气管内导管发生扭折。
（3）及时清除呼吸道分泌物。
（4）严防气管导管脱出。
2. 维持有效的通气量
（1）辅助呼吸 患者有自主呼吸，但交换量不足可行辅助呼吸。
（2）控制呼吸 当自主呼吸完全消失，可采用控制呼吸。

三、全麻的并发症

（一）呼吸系统

1. 呼吸道梗阻 ①上呼吸道梗阻：常见原因有舌根后坠、口腔内分泌物阻塞、喉头水肿、喉痉挛等；②下呼吸道梗阻：常见原因有气管导管扭折、导管斜面紧贴气管壁上、黏痰或呕吐物误吸堵塞气管及支气管、支气管痉挛等。

2. 通气量不足　常见原因：①麻醉药对呼吸中枢的抑制，肌松药对呼吸肌的麻痹而辅助及控制呼吸又不充分者；②吸入麻醉药及麻醉恢复期肌松药的残存作用；③麻醉性镇痛药对术后呼吸抑制。

3. 误吸　呕吐物或分泌物误吸而致吸入性肺炎。

（二）循环系统

1. 低血压　收缩压下降超过基础值的30%或绝对值低于80mmHg者称为低血压。常见原因：①术前禁食或术中失血引起血容量不足；②麻醉药对循环的抑制；③手术操作压迫上、下腔静脉使回心血量减少；④正压通气引起胸内压增高，静脉回心血量减少；⑤并存疾病，如肾上腺皮质功能不全、心功能不全、休克等；⑥继发于其他严重心肺并发症。

2. 高血压　舒张压高于100mmHg或收缩压高于基础值的30%称为高血压。常见原因：①与并存疾病有关，如原发性高血压、嗜铬细胞瘤等；②与手术、麻醉操作有关，如探查、压迫腹主动脉、气管插管等；③通气不足，CO_2蓄积；④全麻恢复期高血压，多见于原有高血压病者；⑤药物所致高血压，如氯胺酮等。

3. 心律失常　常见原因：①心动过速与高血压同时出现，常为浅麻醉的表现；②低血容量、贫血、缺氧及代谢率增高时，心率可增快；③手术牵拉内脏或心眼反射时，可因迷走神经反射致心动过缓。

（三）消化系统

术后恶心呕吐，发生率与患者体质及术中用药有关。

（四）其他并发症

1. 恶性高热　为隐匿性药物引起的肌肉代谢异常病变，当易感者接受琥珀胆碱或氟烷等吸入麻醉药后易诱发此病。

2. 全麻后谵妄　与手术类别、年龄等因素有关，老年人发病率更高。

第五节　疼痛治疗

一、疼痛的定义和分类

（一）疼痛的定义

国际疼痛研究会（IASP）将疼痛定义为"由于明确或潜在的组织损伤而带来的令人不愉快的感觉和情感经历"。该定义承认疼痛的客观性即生理感觉方面和主观性即情绪和心理成分之间的相互作用。

（二）疼痛的分类

临床上将疼痛分为急性疼痛、慢性疼痛两类。

1. 急性疼痛　如发生于创伤、胃肠道穿孔和手术后的疼痛。常伴随一系列神经内分泌应激反应，且与疼痛的强度密切相关。短小或表浅手术通常没有或只有轻微的应激反应，而上腹部和胸部的大手术可引起强烈的应激反应。

急性疼痛对人体的影响：

（1）对心血管系统的影响　心血管反应通常比较显著，如高血压、心动过速、心肌的应激性增高和全身血管阻力增加；

（2）对呼吸系统的影响　全身氧耗量和二氧化碳产生的增加，必然导致分钟通气量增加，呼吸做功增加；

（3）对胃肠和泌尿系统的影响　交感张力的升高，增加了括约肌的张力并减弱肠道和泌尿道的蠕动，增加肠梗阻和尿潴留的发生；

（4）对一般状况的影响　急性疼痛最常见的反应是焦虑，睡眠障碍也很常见。

2. 慢性疼痛　如慢性腰腿痛、晚期癌症痛等。多数慢性疼痛患者没有或仅有轻微的神经内分泌应激反应。睡眠和情感障碍，尤其抑郁通常较为突出。许多患者有食欲的明显改变（增加或减少），以及社会关系紧张。

二、患者疼痛评估

初次评估十分重要。书面问卷调查能够得到有关疼痛性质、疼痛的发作和持续时间、以前用药和治疗情况等有价值的信息。

视觉模拟评分（VAS）是常用的疼痛测量方法。VAS 是采用 10cm 长的水平直线，一端标明"无痛"，另一端是"想象中最剧烈疼痛"。被测者在直线上相应部位做标记来表示疼痛强度。从"无痛"端至标记间的距离就代表疼痛的数值（数字 5 代表疼痛评分 5 分）。

三、术后疼痛

术后疼痛的发生有多种原因，在一定程度上是多种因素的综合。传统观念认为，术后疼痛是一种正常现象。但随着医学的进步，人们对疼痛有了新的认识：疼痛不仅给患者造成精神上的痛苦，而且不同程度地影响循环、呼吸、内分泌、免疫等各系统功能，并与术后并发症密切相关。

（一）术后镇痛常用方法

1. 皮下与肌肉注射　由于这两种给药途径不能及时止痛，加上吸收后的血药浓度难以预测，因此临床上倾向尽量少用。

2. 静脉注射给药　静脉用药可避免药物吸收的不可预测性。在充分镇痛、镇静及呼吸抑制之间达到最佳的方法，可以反复、间断、小剂量（如吗啡 1 ~ 2mg）给予阿片类药物。

3. 椎管内注射镇痛　硬膜外注射阿片类药物可有效缓解术后患者的内脏疼痛及躯体疼痛，有利于患者术后生理功能的恢复。

4. 神经阻滞镇痛　常用的有肋间神经、臂丛神经及坐骨神经阻滞等。

（二）患者自控镇痛

随着计算机技术的发展，患者自控镇痛（PCA）技术得到不断完善。当患者需要镇痛时，通过按压按钮能够由静脉或椎管内自行给予精确的阿片类药物剂量。医生通过对泵进行编程实现个性化给药，设定参数包括单次剂量、锁定时间、背景输注、单位时间最大剂量等。

四、慢性疼痛

慢性疼痛是指疼痛时间持续超过急性病程或疾病痊愈后疼痛持续存在。病程时间 1 ~ 6 个月不等。慢性疼痛可以是伤害反应性疼痛、神经病理性疼痛或混合性疼痛。现在认为，慢性疼痛本身就是一种疾病。其有别于其他疼痛的特征是心理机制或环境因素经常起重要作用。慢性疼痛患者常存在神经内分泌应激反应的减弱或缺失，并存在显著的睡眠和情感障碍。

最常见的慢性疼痛包括肌肉骨骼疾患、慢性内脏疾病、周围神经、神经根或背根神经节的损伤（包括糖尿病性神经病变、幻肢痛等）、中枢神经系统损伤（脑卒中、脊髓损伤及多发性硬化症），以及癌症相关的疼痛。

（一）癌痛

绝大多数晚期癌症患者有剧烈疼痛，必须积极对待癌性疼痛。世界卫生组织（WHO）推荐三阶梯治疗方案，其原则为：①口服给药；②按时给药；③按阶梯给药；④药物剂量个体化。

1. 非阿片类止痛药　如阿司匹林、对乙酰氨基酚及其他非甾体抗炎药，用于轻度疼痛。

2. "弱"的口服阿片类　如可待因、布桂嗪等，用于中度疼痛。

3. 强阿片类药物　如吗啡、哌替啶、芬太尼等，用于重度疼痛。对于顽固性疼痛和当患者无法经口服药或者肠内吸收不良时可选用非肠道给药。

（二）神经病理性疼痛

神经病理性疼痛是与多种周围神经障碍相关联的一组共同表现的症状，包括与糖尿病、甲状腺功能低下、尿毒症、营养缺乏和化疗药物（长春新碱、顺铂等）相关的神经障碍；也包括格林 – 巴利综合征、带状疱疹后神经痛、进行性神经病性肌萎缩病、复合性局部疼痛综合征Ⅰ型等。IASP 将这种由于外周或中枢神经系统的直接损伤功能紊乱引起的疼痛称为神经病理性疼痛。

　　神经病理性疼痛往往是阵发性、带有烧灼感的剧痛，常与痛觉过敏有关。常采用多种方法联合治疗。包括抗惊厥药（如加巴喷丁）、抗抑郁药、抗心律失常药、可乐定、局部用药（辣椒碱等）及止痛药（非甾体抗炎药和阿片类）。

第七章　围术期处理

围术期是指从确定手术治疗时起，至与本次手术有关的治疗基本结束为止的一段时间。其包括手术前、手术中、手术后三个阶段。

围术期处理就是对即将手术的患者，在决定做手术开始到与本次手术有关的治疗结束前的时间内所采取的综合诊疗措施。其目的是为患者手术做准备和促进术后康复。

手术是外科治疗的重要手段，保证手术成功的因素除了术中麻醉、手术技巧和术式本身外，术前、术后的处理是至关重要的。术前需要的是患者具备充分的思想准备和良好的机体条件，术后防治可能发生的并发症，尽快使其痊愈。如果术前准备不当，可能导致手术困难乃至失败，术后措施不当也会导致手术效果不佳乃至出现严重的并发症。因此，完善的围术期处理体现的是术前、术中和术后三个阶段统一的、接续的、全面正确的措施，这样才能保证手术成功。

第一节　手术前准备

手术前准备包括对患者术前身体状况的评估和术前常规准备。

一、明确诊断

患者入院后，应进行全面、细致的望触叩听，以及必要的实验室、影像学检查。对于危重患者，为了节省时间，应进行必要的具有诊断意义的检查。对于平素健康的患者，手术对其生理影响较小者，只需常规实验室检查即可；如果术式较大者，应进行各脏器的功能测定。并对患者进行鉴别诊断，以排除非手术因素。重要的是要有诊断依据、手术指征。

二、掌握手术时机

按照手术的期限性，手术大致可以分为三种情况：

1. 急症手术　为抢救患者生命，必须尽快进行手术。如外伤致血管破裂大出血、急性消化道穿孔等，危及生命，必须及时抢救。手术要争分夺秒地抢时间，以挽救生命。

2. 限期手术　手术可以选择时间，但是必须在一定期限内，不宜过久，应在短时间内做好术前准备。如胃癌、甲状腺癌。

3. 择期手术 大多数手术属于择期，因为手术时机不影响手术的效果。如脂肪瘤、腹外疝（未嵌顿）等，均可以在充分准备后再行手术。

三、手术耐受力的判断

术前应对患者的身体情况进行评估，包括详细询问病史、全面体格检查、必要的常规检查和特殊检查，以便发现问题，估计患者的手术耐受力，在术前予以纠正，术中和术后加以防治。

患者的手术耐受力可以归纳为以下两类：

1. 耐受力良好 外科疾病对全身的影响较小，或有一定影响，但易纠正；患者的全身情况良好，重要器官无器质性病变，或其功能处于代偿状态。这类患者，术前只要进行一般性准备。

2. 耐受力不良 患者的全身情况欠佳，或重要器官有器质性病变，功能濒于或已有失代偿的表现。这类患者需做积极和细致的特殊准备，待全身情况改善后，方可施行手术。

四、术前一般准备

1. 心理准备 分析患者的一般资料，如年龄、性别、受教育程度、职业背景等，有针对性地进行术前准备。对疾病性质、发展、治疗方式选择、治疗效果、并发症，预后等向患者及家属做必要的说明，对患者应以恰当的言语和安慰的口气，本着人文关怀的内心去做心理工作，使患者由不了解和恐惧到了解和配合治疗。并就手术的必要性、手术治疗可能达到的效果、手术的危险性、可能发生的并发症、术后恢复过程和预后等方面对患者做适度的解释，取得患者的配合和信任。还应就手术的必要性及手术方式，术中术后可能出现的不良反应、并发症及意外情况，术后治疗及预后估计等方面对患者家属做详细的介绍。同时，应履行书面知情同意手续，包括手术、麻醉、输血等知情同意书等，由患者本人或法律上有责任的亲属（监护人）签署。如遇紧急情况，而家属未在，须在病历上记录清楚。

2. 生理准备 主要指针对患者生理状态的准备，使患者能够在较好的状态下，安全渡过手术和术后的治疗过程。

（1）适应性功能锻炼 学习适应手术后的体位，如甲状腺手术头部后仰的适应体位锻炼；手术后床上大小便的适应；学会正确的咳嗽、咳痰；术前2周应停止吸烟。

（2）改善机体状况 对于水、电解质和酸碱平衡失调的患者，应补充液体、调整电解质和酸碱紊乱；低蛋白者，应补充能量和白蛋白；贫血者，术前予以纠正；维生素缺乏者，积极纠正。

（3）胃肠道准备 术前12小时禁食，术前4小时禁饮，防止呕吐窒息，必要时胃肠减压。涉及胃肠道手术，术前1~2天进流质饮食，如果施行的是结肠或直肠手术，应在术前一日晚及清晨行清洁灌肠或结肠灌洗，并于术前2~3天开始口服肠道制菌药物。

（4）预防感染　以下手术均需要在术前应用抗生素：涉及感染病灶或切口接近感染区域的手术；肠道手术；操作时间长、创伤大的手术；开放性损伤，创面已污染或有广泛软组织损伤、创伤至实施清创的间隔时间较长，或清创所需时间较长，以及难以彻底清创者；癌肿手术；涉及大的血管的手术；需要植入人工制品的手术；脏器移植手术等。

（5）手术区域的准备　对于手术的部位，要在术前进行备皮，先行洗浴；对于手术区域内有感染的开放创面者，事先予以敷料封闭。有些手术需要提前做好标记，如大隐静脉的手术；否则，患者平卧后静脉看不到而不能正确完成手术。

（6）其他　手术前夜要认真确定各项准备工作，躁动或情绪不稳定者可给予镇静剂；发热者、月经期等应延迟手术。术前义齿、饰物不可带入手术室；手术时间长者，应带尿管进入手术室。

五、术前特殊准备

对于手术耐受不良者，除了要做好一般的术前准备外，还要根据具体情况，做好特殊准备。

1. 营养不良　营养不良的患者蛋白质缺乏，免疫力降低，耐受失血和休克等的能力降低，易引起组织水肿，影响愈合，且易并发严重感染，应在手术前予以纠正，达到氮正平衡状态。如果血浆白蛋白在 30～35g/L，可以饮食调整，如果血浆白蛋白在 30g/L 以下，则考虑输入血浆或白蛋白来纠正。

2. 高血压　患者血压在 160/100mmHg 以下时，可不做特殊准备。血压过高者，可能在诱导麻醉或手术时出现脑血管意外或急性心力衰竭危险，故应在手术前应用降压药，但并不要求血压降至正常水平才手术。对于有高血压病史，进入手术室血压骤升的患者，应与麻醉师共同抉择，必要时延期手术。

3. 心脏病　虽然心脏病患者的手术死亡率是非心脏患者的 2.8 倍，但实际上大多数心脏病患者手术耐受力仍然良好，只有在其进展、不稳定或失代偿时，危险才明显增加。不同的心脏病类型，患者的手术耐受力不同。

临床常用 Goldman 指数（表 7-1）来评估心脏病患者的手术风险。该指数提供阳性发现与额外风险相关的评分标准。心源性死亡、致死性心脏病的发生随着评分的增加而升高。评分 0～5 分，危险性小于 1%；6～12 分，危险性为 7%；13～25 分，危险性为 13%（2% 死亡率）；26 及 26 分以上，危险性为 78%（56% 死亡率）。

表 7-1　Goldman 指数评分要点

发现	得分
收缩期第二心音奔马律或高静脉压	11
近 6 个月内的心肌梗死	10
心电图任意导联上 >5 次/分室性期前收缩	7
非窦性节律或最后一次心电图上出现房性期前收缩	7
年龄 >70 岁	5

续表

发现	得分
急症手术	4
胸腔、腹腔或主动脉手术	3
显著的主动脉狭窄	3
健康状况差	3

4. 脑血管疾病 围手术期出现脑血管疾病者，都不应该进行紧急手术以外的手术。当脑血管意外危机解决以后，才可实行其他手术。

5. 呼吸系统疾病 呼吸功能不全主要指稍微活动就发生呼吸困难者，哮喘和肺气肿最常见。换气功能不足者，应做血气分析和肺功能检查。对严重肺功能不全者，尤其伴有感染者，必须得到控制方可手术。

6. 肝脏疾病 肝炎和肝硬化是最常见的肝脏疾病。肝功能轻度损害者，不影响手术耐受力；肝功能损害较严重或濒于失代偿者，必须经过较长时间严格准备，方可施行择期手术；肝功能有严重损害，表现有重度营养不良、腹水、黄疸者，或急性肝炎患者，多不宜施行手术。

7. 肾功能不全 对轻中度肾功能损害的患者，经过内科治疗，都能较好地耐受手术；重度损害者经透析处理后，可施行手术。

8. 糖尿病 糖尿病患者在整个围手术期都处于应激状态，其并发症发生率和死亡率较无糖尿病者上升50%，影响伤口愈合，感染并发症增多，常伴发无症状的冠状动脉疾患。施行大手术前，糖尿病患者血糖以控制在轻度升高状态（5.6～11.2mmol/L）较为适宜。禁食患者应用静脉胰岛素。糖尿病酮症患者术前纠正酮症、补充血容量、调整电解质（注意低血钾）。手术尽量在当日尽早进行，以避免由于禁食引起酮症酸中毒。

9. 肾上腺皮质功能不全 除慢性肾上腺皮质功能不足患者外，凡是正在应用或在6～12个月内曾应用激素治疗超过1～2周者，肾上腺皮质功能可能会受到抑制。因此，可在手术前2日开始给予适量的糖皮质激素。直至手术应激过去后，便可停用。

10. 凝血机制障碍 严重的肝硬化、脾功能亢进、血友病、凝血因子缺乏、原发性血小板减少症、骨髓造血机制异常等，由于凝血机制改变，可导致术中、术后的出血，应特别注意。

第二节 手术后处理

手术后处理是针对麻醉的残余作用及手术创伤造成的影响，采取综合治疗措施，防治可能出现的并发症，尽快地恢复生理功能，促使患者早日康复。

一、常规处理

1. 体位 术后患者的体位安置，务必做到轻柔缓慢，协调一致，保障呼吸道通畅，注意保护各种体腔引流管。全麻尚未清醒的患者，应平卧、头转向一侧，使口腔内分泌物或呕吐物易于流出，避免吸入气管。蛛网膜下腔麻醉的患者，应去枕平卧位12小时，以防止因脑脊液外渗而致头痛。全身麻醉清醒后、蛛网膜下腔麻醉12小时后、硬脊膜外腔麻醉、局部麻醉等患者，可根据手术需要安置卧位。施行颅脑手术后，如无休克或昏迷，可取15°~30°头高脚低斜坡卧位。施行颈、胸部手术后，多采用高半坐卧位，便于呼吸及有效引流。腹部手术后，多取低半坐卧位或斜坡卧位，以减少腹壁张力。脊柱或臀部手术后，可采用俯卧或仰卧位。休克患者，应取平卧位，或下肢抬高20°、头部或躯干抬高5°的特殊体位。

2. 术后监测 重症者可以进入 ICU。一般监测包括使用监护仪观察生命体征、尿量、出入量。必要时，监测中心静脉压（CVP）和肺动脉楔压。

3. 活动和起床 患者手术后，原则上应早期活动。早期活动有利于排痰，减少肺部并发症，改善全身血液循环，减少深静脉血栓发生率，还有利于肠道蠕动和膀胱收缩功能的恢复。若有休克、心力衰竭、出血、极度衰弱等情况，则不宜早期活动。

4. 术后留置物处理 手术中留下的各种引流要科学护理。如胃肠减压管、体腔引流管、导尿管等的处理要规范，注意观察。并注意引流物的通畅情况、性质和引流量。

5. 术后饮食

（1）非腹部手术 小手术术后即可进食；大手术需待1~4天方可进食。局麻手术者，随患者要求给予饮食；蛛网膜下腔麻醉和硬膜外麻醉者，术后3~6小时可以进食；全身麻醉者，待麻醉清醒、恶心反应消失后即可进食。

（2）腹部手术 尤其胃肠道手术，术后1~2天禁食；第3~4天肠道功能恢复、肛门排气后，开始进少量流质饮食并逐渐增加到全量流质饮食；第5~6天开始进半流饮食；一般在第7~9天可以恢复普通饮食。

二、常见症状的处理

1. 疼痛 麻醉作用消失后，切口即开始疼痛，24小时内达到高峰。疼痛的程度与手术的大小、部位和患者的耐受性有关。处理原则：应用止痛剂。常用的止痛剂有：吗啡、哌替啶、盐酸布桂嗪和芬太尼。一般手术口服止痛药即可，如需要可以接连镇痛泵。

2. 呃逆 手术后发生呃逆者并不少见，多为暂时性，但有时可为顽固性。呃逆的原因可能是神经中枢或膈肌直接受刺激引起。施行上腹部手术后，如果出现顽固性呃逆，要特别警惕吻合口或十二指肠残端漏，导致膈下感染之可能。处理原则：手术后早期发生者，可采用针刺、抽吸胃内积气、积液，给予镇静或解痉药物等措施。

3. 恶心呕吐 术后恶心、呕吐的常见原因是麻醉反应，待麻醉作用消失后，即可停止。肠道蠕动恢复，肛门排气后，即可自行缓解。如手术后已数日而仍未排气，兼有腹胀，没有肠鸣音，可能是腹膜炎或其他原因所致的肠麻痹，还有低钾血症等。如腹胀伴有阵发性绞痛，肠鸣音亢进，甚至出现气过水声或金属音者，是早期肠粘连或其他原因所引起的机械性肠梗阻，应做进一步检查和处理。处理原则：可应用持续胃肠减压，放置肛管等。

4. 腹胀 腹胀多数为胃肠道功能受抑制、肠腔内积气过多所致。胃肠道功能恢复后可自行缓解。术后数日仍有腹胀不排气、无肠鸣音或减弱，考虑是否低钾肠麻痹所致；如腹胀伴有阵发性绞痛、肠鸣音亢进，甚或闻及气过水声，考虑肠粘连或其他原因所致的机械性肠梗阻。处理原则：持续性胃肠减压、肛管排气、针刺足三里穴等。如为非胃肠道手术者，可以给新斯的明肌肉注射。

5. 尿潴留 多发生于肛门直肠和盆腔手术后的患者，全身麻醉或椎管内麻醉后也可引起，前者系由于切口疼痛反射性引起膀胱括约肌痉挛，后者是由于排尿反射受到抑制。少数患者由于不习惯于卧床排尿，下腹膨胀有排尿感，但无法排出。处理原则：试验改变姿势（或侧卧或立位）后排尿，也可于膀胱区进行理疗、热敷和按摩，以促进排尿。还可使用阿托品肌注。无效时导尿，并留置尿管1~3天。

三、切口的处理及拆线

1. 切口的分类 一般可分为三类：第一类是清洁切口（Ⅰ类切口），指缝合的无菌切口，如甲状腺大部分切除术、大隐静脉剥脱术等；第二类是可能污染切口（Ⅱ类切口），指手术时可能带有污染的缝合切口，如胃大部分切除术、肠道手术等；第三类是污染切口（Ⅲ类切口），指邻近感染区或组织直接暴露于感染处的切口，如阑尾穿孔切除术、开放骨折手术、绞窄性肠梗阻手术等。

2. 切口的愈合等级 一般分为三级：第一为甲级愈合，用"甲"字代表，指愈合优良，无不良反应；第二为乙级愈合，用"乙"字代表，指愈合处有炎症反应，如红肿、硬结、血肿、积液等，但未化脓；第三即丙级愈合，用"丙"字代表，指切口化脓，需要做切开引流等处理。

3. 缝线的拆除时间 可根据切口部位、局部血液供应情况、患者年龄来决定。一般头、面、颈部在4~5日拆线，下腹部、会阴部6~7日，胸部、上腹部、背部、臀部7~9日，四肢10~12日，减张缝线14日。青少年患者可缩短拆线时间；年老、营养不良患者可延迟拆线时间，有时可采用间隔拆线。

拆线时应记录切口愈合情况，例如患者切口愈合良好，并且是清洁切口，记录的格式为"Ⅰ/甲"，如果二类切口，切口化脓，记录为"Ⅱ/丙"。

第三节 术后并发症处理

手术后并发症的处理是保证术后康复的重要部分，出现术后并发症时必须及时妥善地处理。

一、出血

术中止血不完善、凝血功能异常、结扎线脱落、创面渗血等是术后出血的主要原因。手术后早期，若患者出现低血容量性休克的各种临床表现，或有大量呕血或便血，或从原来放置的引流管中不断有多量血性液体流出（如胸腔手术以后，从胸腔引流管内每小时引流出血液量持续超过 200mL），就提示有内出血；中心静脉压低于 $5cmH_2O$，每小时尿量少于 25mL，在输给足够的血液和液体后，休克征象和监测指标均无好转，或继续加重，或一度好转后又恶化者，往往表示有手术后大出血的可能。因此，可以通过最直接的方法迅速确定术后出血，如彩超、局部穿刺、X 线片等检查，可以帮助尽快确定诊断，以争取时间处理。

处理原则：如出血量不大，可先采用输血、全身或局部应用止血剂；出血量大者，应做好再次手术止血的准备，从原有的切口进入，寻找出血部位，给予相应的止血。手术时严格止血是预防术后出血的关键。

二、切口感染

术后切口的感染除与细菌直接侵入有关外，还和血肿、异物、局部供血不良、糖尿病、体质弱、无菌操作不规范等有关。术后 3～4 天切口疼痛仍明显，局部发红、肿胀、热感、疼痛的炎性表现明显，或有局部波动感，并有发热、心率加快、白细胞计数增高等现象，可以判断有切口感染的可能性。

处理原则：局部理疗、全身抗生素应用，不能忽略抗厌氧菌的药物应用。必要时，可以切开引流，如果创面大者，当创面清洁后，可以二期缝合。

三、发热

术后大约超过 2/3 的患者都有不同程度的发热，但是只有低热 37℃左右。有约 2/5 的患者超过 38℃。术后发热的原因有：细菌、真菌感染、术中输血、广泛组织损伤、麻醉剂引起的肝中毒、患者免疫力低下、糖尿病、原感染灶、尿路感染、肺部感染、静脉炎，以及吸收热、药物热等。

处理原则：对于感染者，对症用药；非感染者，可以物理降热，多饮水，必要时可补充液体及营养。

四、低体温

术后低体温，往往不被人们重视，但术后却常见。主要的原因是：麻醉剂对机体体温调节的影响、大手术如开胸及剖腹术热量散失、输液温度过低等。低体温会对循环系统有影响，循环减慢，机体微循环瘀滞等，减慢机体代谢。

处理原则：液体或血液尽量接近常温，可用温盐水灌洗体腔，注意保暖。

五、切口裂开

切口裂开可以发生在全身各个部位，但多见于腹部及肢体邻近关节部位的手术后。其主要原因有：营养不良，组织愈合能力差；切口缝合技术有缺点，如缝线打结不紧，组织对合不全等；腹腔内压力突然增高的动作，如剧烈咳嗽，或严重腹胀。切口裂开常发生于术后 1 周左右。往往在患者一次腹部突然用力时，自觉切口疼痛和突然松开，小肠或网膜脱出，大量淡红色液体自切口流出。或由于某个体位失控，力量分布不均，导致关节或某受力点异常，导致切口破裂。切口裂开分为完全和部分裂开。

处理原则：正确的缝合方法是保证切口裂开的最主要环节。切口完全裂开时，要立刻用无菌敷料覆盖切口，在良好的麻醉条件下给予重新清创缝合，同时加用减张缝线。

六、呼吸系统并发症

呼吸系统的并发症主要见于肺不张和肺部感染。常见的原因是：吸入性麻醉使呼吸道分泌物增多、疼痛影响肺活量导致肺气管分泌物聚集阻塞支气管等。可以出现发热、呼吸急促、心率加快、咳嗽、呼吸音减弱、局限性肺湿啰音等。放射线检查有助于诊断。

处理原则：鼓励协助患者咳嗽排痰、气管吸痰、雾化吸入、抗生素应用（注意分辨真菌、衣原体、革兰阳性菌、革兰阴性菌等），必要时气管切开。

七、泌尿系统并发症

患者在术后出现尿急、尿频、尿道灼热感、发热、寒战、排尿困难等症状，尿检可以出现白细胞和细菌，应考虑泌尿系感染。尿潴留是感染的主要因素。

处理原则：处理尿潴留；应用抗生素。

八、下肢深静脉血栓形成

下肢深静脉血栓形成是术后的常见并发症。发生的原因有：大手术后需要卧床时间长者、高血压、既往血栓史、吸烟、肥胖、静脉功能不全者、癌症患者、抗凝因子缺乏者、纤维蛋白原异常、C蛋白缺乏、血小板增多症者等。形成静脉血栓的三大要素是血液高凝、血流缓慢、血管损伤，前两个因素是外科术后常见的。术后下肢肿胀或伴有发热、疼痛者，考虑下肢深静脉血栓的形成。

处理原则：抗凝、祛聚治疗，早期给予溶栓剂，但注意出血的危险性。

第八章 外科感染

第一节 外科感染概述

外科感染是指需要外科治疗的感染性疾病，包括损伤和手术治疗后并发的感染。

【分类】

1. 按致病菌的种类分类 外科感染分为非特异性感染和特异性感染两大类。

（1）非特异性感染 又称为一般性感染或化脓性感染。常见有疖、痈、丹毒、急性淋巴结炎、急性乳腺炎、急性阑尾炎等。致病菌多为化脓性细菌，如金黄色葡萄球菌、链球菌、大肠杆菌等。可由单一病菌导致感染，也可由几种病菌共同致病形成混合感染。同时，同一种致病菌可引起各种化脓性感染，而不同的致病菌也可引起同一种感染。

（2）特异性感染 由特异性细菌感染引起，导致临床表现、病程进展和治疗方案与一般性感染不同。这些特异性细菌有结核杆菌、破伤风杆菌、产气荚膜梭菌、炭疽杆菌等。

2. 按感染范围分类 外科感染分为局限性感染和全身性感染。前者局限于某个部位或组织；后者范围广泛，侵袭入淋巴、血液循环系统而引起全身性症状。

3. 按病程分类 外科感染可分为急性、亚急性和慢性感染 3 种。一般病程在 3 周以内者为急性，2 个月以上者为慢性，介于两者之间为亚急性。

4. 其他 外科感染还可分为原发性感染和继发性感染、外源性感染和内源性感染、条件性（机会性）感染、二重感染（大量使用抗生素而致正常人体菌群失调，使某一敏感菌被消灭而使剩下的细菌大量繁殖，引起新的感染）、医院内感染等。

【病因和病理】外科感染是否发生，取决于致病菌侵入人体和机体的抵抗力相抗衡的结果。

1. 病菌的致病因素 外科感染的发生与致病菌的数量与毒力有关。

2. 宿主的抗感染免疫能力

（1）天然免疫 ①体表屏障：指完整的皮肤黏膜结构；②吞噬细胞与自然杀伤细胞：称为固有免疫，能够识别多种病原体的共同成分；③补体和细胞因子：趋化吞噬细胞和免疫细胞，招引抗体、补体集中于炎症部位。

（2）获得性免疫 感染早期如病原体未被消灭，炎症促使淋巴细胞聚集，启动特异性免疫应答反应，包括 T 细胞免疫应答和 B 细胞免疫应答，并能获得免疫记忆，发挥远期保护作用。

3. 人体易感染的因素

（1）局部因素　①皮肤黏膜病变或缺损；②局部缺血、组织坏死、死腔、血肿形成和异物存留，使得吞噬细胞和抗体等不能到达致病菌入侵部位而有效发挥功能，利于其繁殖而发生感染；③受累组织的特点：如蜂窝组织、肺、胸腹腔、关节等部位的感染容易扩散。

（2）全身因素　①年龄：小儿防御机能尚未发育完善；老人全身各系统器官功能衰老减退，防御功能随之下降易致感染。②接受放化疗、长期应用皮质激素的患者，免疫细胞受抑制，易于发生感染且扩散。③营养不良、贫血、糖尿病、尿毒症、肝硬化患者，抗体生成减少，吞噬细胞数量和吞噬活性下降，抗感染能力降低。④先天性或获得性免疫缺陷（艾滋病）患者，因免疫障碍更易发生各种感染。

4. 外科感染的特点　①大部分外科感染由多种细菌引起；②多数外科感染有明显而突出的局部症状；③外科感染的主要病变是器质性的；④受感染的组织常发生化脓、坏死，愈合后多留有瘢痕。

5. 病程演变　外科感染因机体抵抗力、细菌毒力和治疗的恰当与否而有所不同，一般可出现以下 3 种不同的结局：

（1）感染局限化或吸收　经过有效的治疗或当机体抵抗力占优势时，机体通过免疫反应，消灭入侵的致病菌，将炎症渗出物和组织分解产物液化，并通过血管、淋巴管将其吸收或排出体外，最后恢复其原有的结构和功能。如液化不能完全被吸收，则形成局限性脓肿，周围为纤维组织包裹。小的脓肿仍有自行吸收的可能，大的脓肿可经手术切开排脓或自行破溃后转为修复过程，病灶区逐渐形成肉芽组织，产生瘢痕而愈。

（2）转为慢性　机体抵抗力与致病菌处于相持状态时，炎症可转为慢性。致病菌大部分被消灭，但尚有少量残存，炎症反应持续，成纤维细胞和纤维增生，病灶可局限并形成溃疡、瘘管或窦道，经久不愈。当机体抵抗力降低时，感染可重新发作。

（3）炎症扩散　当致病菌的毒力大于机体抵抗力时，炎症不仅不能局限，且迅速向周围组织扩散，可经淋巴管扩散，引起淋巴系统感染，亦可经血液循环引起严重的全身性感染，如菌血症、脓毒症。

【临床表现和诊断】

1. 临床表现

（1）局部症状　红、肿、热、痛及功能障碍是化脓性感染共同的典型症状，但不一定全部出现，随病程演变、病变范围和位置深浅各异。

（2）全身症状　感染轻微时无全身症状；较重者常伴有发热，呼吸、心跳加速，头疼，乏力，全身不适，食欲减退，白细胞计数增高等表现。病程长者可表现出营养不良、贫血、水肿等，严重者可出现感染性休克和多器官功能衰竭。

2. 诊断　一般根据临床表现即可做出正确诊断。

局部触及波动感是脓肿的主要诊断依据，但深部脓肿波动感不明显，其表面组织常有水肿，局部有压痛，全身症状较明显，穿刺和超声检查可以帮助诊断。

对疑有全身感染者，应做血液培养加药敏试验，但一次阴性结果不能排除全身感染的可能，在必要时应反复多次检查，以明确诊断。

X 线、CT、MRI 检查非常规检查，应根据病情需要而定。

【治疗】

1. 治疗原则

（1）处理局部病灶　去除病灶是治疗外科感染的关键。

（2）合理使用抗生素　正确合理地使用有效抗生素，可以缩短疗程、改变预后。

（3）全身支持疗法　提高机体的抵抗力，有利于消灭病原体，缩短疗程。

（4）对症处理　如物理降温、给予止痛药物等，减轻痛苦。

2. 治疗方法

（1）局部治疗

1）患部制动、休息　可减轻疼痛，有利于炎症局限化和水肿消退。感染在肢体的可抬高患肢，必要时予以外固定。

2）湿热敷　炎症早期应用可改善局部血液循环，增强局部抵抗力，促进感染吸收或局限化。肿胀明显的可用 50% 硫酸镁湿敷。

3）外用药　鱼石脂软膏，酒精湿敷等，适用于较小感染的早、中期。

4）外科手术　①包括脓肿的切开引流和炎症器官的切除。②对于脓肿已穿破但引流不充分者，可行扩大引流术。③对于局部炎症较重，扩张迅速，全身中毒症状明显者或特殊部位的感染，亦可行切开减压，引流渗出物，以减轻局部症状，阻止感染继续扩散。如手指的化脓性炎症等。

（2）全身治疗

1）合理使用抗生素　正确合理地使用抗生素是治疗外科感染的重要一环。较轻或局限的感染可不用或仅口服抗菌药物，范围较大或有扩展趋势的感染需全身用药。一般应根据病灶细菌培养和药敏结果选用敏感抗生素，在药敏未出结果之前，应予经验用药。

2）全身支持治疗　目的是改善患者全身状况和提高自身抵抗力。①保证充分休息和睡眠，必要时使用镇静剂、止痛剂。②予高热量和易消化的饮食，补充多种维生素，尤其是维生素 B、C。③无法进食的患者静脉输液补充所需的体液和热量，纠正水、电解质、酸碱平衡失调。④贫血、低蛋白血症或全身消耗性疾病者，应予输血。特别是全身性感染时，多次适时输新鲜血可补充抗体、补体和白细胞等，有利于增强抵抗力、加快康复速度。⑤对于感染引起过度炎症反应的重症患者，可考虑短期应用皮质激素或炎症介质抑制剂。严重感染时，也可根据情况给予胸腺素、丙种球蛋白、干扰素等免疫制剂促进康复。

3）对症处理　①疼痛剧烈，影响休息和睡眠，应给予止痛剂。②高热，尤其是小儿，应予以降温，以减少身体的消耗。宜用物理降温法，如冷敷、冰袋、酒精浴、温水浴降温等。严重患者可用人工冬眠，使用肾上腺皮质激素以减轻症状。③有血压下降等休克征象时，应积极抗休克。④伴有其他疾病如糖尿病、慢性肝、肾疾病等，应针对这些疾病予以相应治疗，并在治疗外科感染时，考虑到对这些疾病的影响。

【预防】预防外科感染总的原则是增加人体的全身和局部抵抗力，减少致病菌入侵人体的机会。

1. 保持皮肤清洁。
2. 加强劳动保护。
3. 规范临床预防性抗生素使用方法。
4. 定期进行各种抗感染的预防注射，增强免疫，如破伤风类毒素和抗毒素的注射。
5. 强化医院感染的管理和预防。

第二节　局　部　感　染

一、疖

疖是单个毛囊及其周围组织的急性化脓性感染。多数疖同时出现或反复发作，不易治疗者称为疖病。

【病因病理】疖常发生于毛囊和皮脂腺丰富的部位，如颈、头、面部、背、腹、腹股沟、会阴部及小腿。疖病多发生于免疫力较低的小儿、营养不良或糖尿病的患者。致病菌大多数为金黄色葡萄球菌及表皮葡萄球菌，因金黄色葡萄球菌的毒素含有凝固酶，脓栓形成是其感染的一个特征。

【临床表现】初起时，局部出现红、肿、痛的圆形小结节，以后逐渐肿大；数日后，结节中央因组织坏死而变软，出现黄白色小脓栓；继而表皮溃破，脓栓脱落，脓液排出而愈。

面疖，特别是上唇、鼻及鼻唇沟周围（危险三角）的疖，病情加剧或被挤碰时，病菌可沿内眦静脉和眼静脉扩散，进入颅内海绵状静脉窦，引起化脓性海绵窦炎。出现颜面部进行性红肿、硬结和疼痛，同时伴寒战、高热、头痛、昏迷等，死亡率高。

【治疗】早期炎症结节，可用热敷或理疗（透热、红外线或超短波），亦可外敷鱼石脂软膏；已有脓头时，可在其顶部涂石炭酸；有波动时应及早切开引流。

【预防】疖是可以预防的，注意保持皮肤清洁，避免损伤。

二、痈

痈是指邻近的多个毛囊及其周围组织的急性化脓性感染。中医称"疽"。

【病因病理】可由多个疖融合而成，好发于韧厚的颈项、背部，偶见于上唇。致病菌以金黄色葡萄球菌为主。感染常先从毛囊底部开始，沿阻力较小的皮下组织蔓延，直达深筋膜，再向四周扩散，侵入附近的许多脂肪柱，再向上穿毛囊群而形成具有多个脓头、形似蜂窝的痈。

【临床表现】一般以老年患者居多，早期呈现大片稍微隆起的紫红色炎症浸润区，且坚韧、有水肿、边界不清；随后中央区皮肤坏死，可见粟粒状脓栓，破溃后呈蜂窝状；其内含有脓液和大量坏死组织。周围组织呈浸润性水肿，局部淋巴结肿大和疼痛。

除感染局部有持续性疼痛外，常有明显全身症状，如畏寒、发热、食欲减退、血白细胞计数增高等。若处理不当，可引起菌血症、脓毒症。

【治疗】

1. 局部处理 早期红肿阶段可用热敷，或外敷鱼石脂软膏，也可用 50% 硫酸镁湿敷。

多数痈都因病变范围较大，即使破溃，也因引流不畅而需及时切开引流：①静脉麻醉下作"＋"字形或"＋＋"字形切口切开引流；②切口线应超出病变边缘皮肤，达到健康组织，深达深筋膜；③清除已化脓和尚未化成脓、但已失活的组织，然后填塞生理盐水纱布或凡士林纱布，外加干纱布加压包扎。

2. 全身治疗 早期静脉给予有效抗生素，有糖尿病者给予相应治疗。适当休息，加强营养，补充维生素，必要时给予镇痛剂。

三、急性蜂窝织炎

急性蜂窝织炎是皮下、筋膜下、肌间隙或深部疏松结缔组织的一种急性弥漫性化脓性感染。

【病因病理】 致病菌主要是溶血性链球菌，其次是金黄色葡萄球菌以及大肠杆菌或其他型链球菌等。炎症可由皮肤或软组织损伤后感染引起，亦可由局部化脓感染灶直接扩散或经淋巴、血液传播而发生。其病理特点是病变不易局限，扩散迅速，与正常组织无明显界线。溶血性链球菌引起的急性蜂窝织炎由于链激酶和透明质酸酶的作用，病变扩张迅速，脓液稀薄、血性，易引起脓毒症；而金黄色葡萄球菌引起者，则比较容易局限为脓肿，脓液乳黄色、稠厚。

【临床表现】

1. 较浅部位或组织疏松者，局部红、肿、热、痛及压痛明显，红色较暗，与正常皮肤分界不清，中央颜色比周围深。

2. 病变部位较深或组织致密者则红肿不明显，常只有局部水肿，疼痛剧烈，有深压痛。

3. 口底、颌面和颈部的急性蜂窝织炎可发生喉头水肿和气管压迫，引起呼吸困难，甚至窒息；由产气细菌如大肠杆菌、厌氧菌等引起的感染，局部除有红、肿、热、痛外，可有捻发音，称为捻发音性蜂窝织炎，病变中心区出现进行性软组织坏死，脓液恶臭，全身症状明显。

4. 全身症状可有不同程度的畏寒、发热、全身不适、头痛、乏力、白细胞计数增加等。

【治疗】

1. 局部处理

（1）早期处理与痈相同。

（2）脓肿形成即应切开引流。

（3）口底或颌下急性蜂窝织炎应早期切开减压，以防喉头水肿，引起窒息。

（4）捻发音性蜂窝织炎亦应早期广泛切开引流，切除坏死组织并用3％双氧水冲洗和湿敷。

2. 全身治疗　静脉应用抗生素，并做细菌培养加药敏，选用敏感有效的抗生素。

四、丹毒

丹毒是指皮肤或黏膜的淋巴管网的急性感染，又称网状淋巴管炎。

【病因病理】致病菌为乙型溶血性链球菌，毒力很强。患者常先有皮肤或黏膜的某种病损，如皮肤损伤、足癣、口腔溃疡等。致病菌入侵皮内的网状淋巴管，并累及皮下组织，感染蔓延迅速。如无其他感染并存，一般不化脓，也很少有组织坏死。

【临床表现】一般发病较急，多有畏寒、发热、头痛不适、白细胞计数增高等。多见于下肢，局部特点是：①片状红斑，鲜红，似玫瑰色；②边界清楚；③手指轻压可使红色消退，放手红色即恢复；④在红肿向周围蔓延时，中央红色逐渐消退，脱屑变为棕黄色；⑤红肿边缘隆起，高出于正常皮肤，有时可发现水泡；⑥疼痛呈烧灼样；⑦很少有组织坏死和化脓；⑧下肢丹毒可反复发作，有时可导致淋巴水肿，甚至发展为象皮肿。

【治疗】

1. 局部处理　同痈的早期处理。下肢丹毒若同时有足癣，应予彻底治疗，且应防止接触性传染。

2. 全身疗法　卧床休息，抬高患肢，及时使用有效抗生素。且在局部症状消失后，仍需继续用药3～5日以免复发。

五、急性淋巴管炎和淋巴结炎

急性淋巴管炎是指致病菌从破损的皮肤、黏膜侵入，或从其他感染病灶经组织淋巴间隙进淋巴管内，引起淋巴管及其周围的炎症。急性淋巴结炎是急性淋巴管炎继续扩散到局部淋巴结或化脓性病灶经淋巴管蔓延到所属区域淋巴结的急性化脓性感染。

【病因病理】常见致病菌是金黄色葡萄球菌和溶血性链球菌。致病菌侵入淋巴管后，引起淋巴管壁周围组织充血、水肿，管腔内充满细菌、凝固的淋巴液和脱落的内皮细胞。炎症可沿淋巴管扩散至引流的淋巴结，引起局部淋巴结感染、肿大。上肢、胸壁、乳腺、背部和脐以上的腹壁感染可引起腋部淋巴结炎；下肢、脐以下腹壁、会阴和臀部的感染可引起腹股沟部淋巴结炎等。

【临床表现】

1. 局部表现

（1）管状淋巴管炎常见于四肢，以下肢为多，常继发于足癣感染。

（2）管状淋巴管炎可分为深浅两种：浅层淋巴管炎在伤口近侧出现一条或多条"红线"，硬而有压痛；深层淋巴管炎不出现红线，但受感染淋巴管沿线出现肿胀、压痛。

（3）深、浅淋巴管炎均可引起引流淋巴结肿大、压痛。

（4）病情较轻者局部淋巴结肿大常随原发灶愈合而自愈，较重者局部淋巴结有红、肿、痛，并伴有全身症状，若能及时处理，尚可完全消退。

（5）若炎症扩散到周围组织，使几个淋巴结粘连成团而发展为脓肿。此时疼痛加剧，局部皮肤暗红、水肿、压痛明显，有波动感，伴有明显的全身症状。

2. 全身症状　多有程度不等的全身不适、畏寒、发热、头痛、乏力和食欲不振、白细胞计数增高等。

【治疗】

1. 局部治疗　首先处理好原发病灶；淋巴结炎的局部早期处理与痈相同；若形成脓肿，应切开引流。

2. 全身疗法　早期应用敏感抗生素。

六、脓肿

脓肿是急性感染后，组织、器官或体腔内病变组织坏死、液化形成的局限性脓液积聚，并有完整脓壁。

【病因病理】急性感染的致病菌多为金黄色葡萄球菌。常继发于各种化脓性感染，如急性蜂窝织炎、急性淋巴结炎、疖等，也可发生在局部损伤的血肿或异物存留处，还可从远处感染病灶经血液转移而形成。

【临床表现】

1. 局部表现

（1）浅表脓肿　局部隆起，有红、肿、热、痛的典型症状，与正常组织分界清楚，压之剧痛，有波动感。

（2）深部脓肿　局部红肿多不明显，一般无波动感，但局部有疼痛和压痛，并在疼痛区某一部位可出现凹陷性水肿，患处常有功能障碍。在压痛或水肿最明显处用粗针头试行穿刺，可抽出脓液即可确诊。亦可做超声、X线检查，尚可测知脓腔大小。

（3）体腔内脓肿　需做超声、X线甚至CT、MRI检查以确诊。

2. 全身表现

（1）小而表浅的脓肿多无明显的全身症状。

（2）大的或深部的脓肿，常有较明显的全身症状，如发热、头痛、食欲减退、白细胞计数增加等。

（3）体腔内脓肿，如膈下脓肿、盆腔脓肿、肠间脓肿等，大都有明显发热、腹痛、胃肠道症状及全身性感染症状。

【治疗】

1. 局部处理　脓肿形成后应及时切开引流，其切开引流的原则及注意事项：①波动最明显处切开；②切口要有足够长度，以利引流，但不可超过脓腔壁而达正常组织，以免感染扩散；③切口应尽量在脓肿最低处，以利体位引流；④切口一般要与皮纹、血管、神经和导管平行，以免损伤；⑤切开深部脓肿前，最好先做穿刺抽脓，确定脓腔部位；⑥脓液排尽后，应用手指探查脓腔，并将脓腔内所有纤维间隔分开，不宜用剪刀或血管钳在深部盲目撑剪；⑦根据脓腔大小、深浅选择合适的引流物如凡士林纱条、橡皮管、双腔管等；⑧脓液送细菌培养加药敏，选用最敏感抗生素。

2. 全身疗法

（1）使用敏感抗生素。

（2）症状较重的深部脓肿、巨大脓肿应予支持疗法。

（3）严重中毒症状如寒战、高热，甚至中毒性休克者，应予相应处理；必要时在大剂量抗生素的配合下使用激素，以减轻中毒反应。

第三节　全身性感染

全身性感染是指病原菌侵入人体血液循环，并在其内生长繁殖和产生毒素，引起严重的全身感染症状和中毒症状。随着对感染病理生理学的进一步认识，感染的用词已有变化，当前国际上通用的是脓毒症和菌血症，不再使用"败血症"一词。

全身炎症反应综合征（SIRS）　指任何致病因素作用于机体所引起的全身炎症反应，并且具备以下 2 项或 2 项以上体征：体温 >38℃ 或 <36℃；心率 >90 次/分；呼吸频率 >20 次/分或动脉血二氧化碳分压（$PaCO_2$）<32mmHg；外周血白细胞计数 >12 × 10^9/L 或 <4 × 10^9/L，或未成熟粒细胞 >10%。

脓毒症　感染合并全身炎症反应综合征时，称为脓毒症。其病原体包括细菌、真菌、寄生虫及病毒等。

菌血症　是脓毒症中的一种，即血培养检出病原菌者。但其不限于以往一过性菌血症的概念，如拔牙、内镜检查时血液在短时间出现细菌，目前多指临床有明显感染症状者。

【病因】通常发生在严重创伤后的感染及各种化脓性感染，如大面积烧伤、开放性骨折、痈、弥漫性腹膜炎、胆道或尿路感染等，感染病灶未能局限化，使大量毒力强的病原菌持续或间断侵入血液循环，或是局部感染产生的炎症介质大量入血，激发全身性炎症反应而引起脓毒症。

导致脓毒症的常见致病菌种类繁多，革兰阳性菌有金黄色葡萄球菌、溶血性链球菌、肠球菌等；革兰阴性菌有大肠埃希菌、铜绿假单胞菌、拟杆菌、克雷白杆菌等；厌氧菌有脆弱杆菌、厌氧链球菌等；真菌有念珠菌等。各种致病菌均可产生毒性物质，激发全身炎症反应。

【临床表现】

1. 全身性化脓性感染的共同表现

（1）起病急、病情重、发展迅速。

（2）骤起寒战，继以高热，可达40℃。

（3）头痛、头晕、纳差、恶心、呕吐、腹胀、腹泻、大汗、贫血、神志淡漠或烦躁不安，甚至神昏谵语，恶化迅速。

（4）脉搏细数，呼吸急促或困难，肝脾肿大，重者出现黄疸，皮下淤血。

（5）可有不同程度的酸中毒、氮质血症、溶血，尿中出现蛋白、血细胞、酮体等。

（6）白细胞总数明显增高，可达（2～3）×10⁹/L，中性粒细胞比例超过80%，并可出现核左移和中毒颗粒。

（7）病情进一步恶化，可出现感染性休克，甚至急剧发展为多器官功能衰竭。

2. 不同病原菌引起的全身性感染的特点

（1）革兰阳性细菌性全身感染　主要致病菌是金黄色葡萄球菌。多见于严重的痈、急性蜂窝织炎、化脓性关节炎和大面积烧伤感染时。临床特点：①一般无寒战，热型呈稽留热型或弛张热型；②患者面色潮红、四肢温暖，常有皮疹，呕吐、腹泻；③可出现转移性脓肿，易并发心肌炎或心内膜炎；④发生休克的时间较晚，但患者多有神昏谵语；⑤白细胞计数升高。

（2）革兰阴性杆菌性全身感染　常由大肠杆菌、绿脓杆菌、变形杆菌引起。多见于胆道、肠道、泌尿道和大面积烧伤感染。其特点是：①一般以突发寒战开始，发热呈间歇热；②严重时体温不升或低于正常；③有时白细胞计数增高不明显或反见减少；④休克发生早，持续时间长；⑤患者四肢厥冷，出现发绀，少尿或无尿，多无转移性脓肿。

（3）真菌性全身感染　常见致病菌是白色念珠菌，多为二重感染（指因长期使用广谱抗生素，可使敏感菌群受到抑制，而一些不敏感菌（如真菌等）乘机生长繁殖，产生新的感染的现象）。其特点是：①感染发生时间较晚；②临床表现类似革兰阴性杆菌感染，突发寒战高热，病情严重时出现神志淡漠、嗜睡、血压下降和休克；③少数患者尚有消化道出血；④多数患者血象呈白血病样反应，白细胞计数在25×10⁹/L以上，出现晚幼粒细胞和中幼粒细胞；⑤体内组织、脏器可发生多发性小脓肿。

【诊断】主要根据病史、临床表现和血培养的结果来确诊。

全身性化脓性感染多为继发性。在原发感染的病程发展过程中，如出现寒战高热、大汗、恶心、呕吐、腹胀、少尿、贫血、脉细数、呼吸急促、神志改变、皮肤有淤血点、血压下降、全身状况迅速恶化等征象时，即应疑有全身化脓性感染存在。立即做原发感染灶的脓液和血液培养，如二者所得细菌相同，菌血症或脓毒症的诊断即可确立。由于抗菌药物的广泛应用，可影响血培养结果的可靠性，因此，往往需多次做血培养。在寒战高热前采血培养阳性率较高，如仍为阴性，应考虑厌氧菌血症或真菌血症的可能。

【治疗】全身性化脓性感染常继发于各种感染，死亡率高达30%～50%。应用综合性治疗，关键是处理原发感染灶。

1. 原发病灶的处理　明确感染的原发灶，给予及时、彻底的处理。

2. 抗菌药物的应用　不要等待培养的结果，可先根据原发感染灶的性质及早联合应用估计有效的两种抗生素，并应用足够剂量。随后根据细菌培养和药敏情况加以调整。

3. 全身支持治疗　补充血容量、输注新鲜血、纠正低蛋白血症及酸碱平衡失调等。

第四节　特异性感染

一、破伤风

破伤风是由破伤风杆菌侵入人体伤口，并在伤口内繁殖、产生毒素所引起的以局部或全身肌肉痉挛和抽搐为特征的一种急性特异性感染。

【病理】破伤风是常和创伤相连的一种特异性感染。还能发生于不洁条件下分娩的产妇和新生儿。致病菌是破伤风杆菌，其特点是：

1. 分布广泛，以芽孢状态广泛存在于泥土、灰尘、人畜粪便、锈铁等处。

2. 为革兰染色阳性的专性厌氧梭形芽孢杆菌，该菌只有在缺氧的情况下才能生长繁殖，如伤口污染重，坏死组织多，伤口深且窄，引流不畅或有死腔等。

3. 芽孢抵抗力极强，煮沸要 60 分钟、高压灭菌要 20 分钟才能杀灭。浸于 5% 石炭酸溶液中，需 10～12 小时才能杀灭。

4. 通过皮肤或黏膜的伤口入侵人体。

5. 致病的原因是细菌繁殖所产生的外毒素，有痉挛毒素和溶血毒素。前者对神经有特殊的亲和力，引起肌肉痉挛、抽搐；后者可引起局部组织坏死和心肌损害。因此破伤风是一种毒血症。

6. 潜伏期一般为 7～8 天，但可长达数月甚至数年。一般潜伏期愈短，预后越差。

【临床表现】

1. 前驱症状　全身乏力、头晕、头痛、烦躁不安，伤口有疼痛和肌肉牵拉感，咀嚼无力、反射亢进等。这些前驱症状持续 1～2 天。

2. 典型表现　肌肉强直性痉挛，表现为肌肉持续性收缩，最初是咀嚼肌，之后顺序依次为面部表情肌、颈、背、腹、四肢肌群，最后是膈肌和肋间肌。其典型表现：

（1）张口困难，牙关紧闭。

（2）面部表情肌痉挛而成独特的"苦笑"面容。

（3）由于颈项肌的持续收缩，出现颈项强直，头向后仰。

（4）背腹肌同时收缩，背肌力强，致使患者腰前凸而头足后屈，形如弓背，称为"角弓反张"。

（5）四肢肌肉收缩时，屈肌比伸肌有力，可出现屈膝、弯肘、半握拳等姿态。

（6）膀胱括约肌痉挛，可引起尿潴留。

（7）持续性呼吸肌群和膈肌痉挛，可造成窒息和呼吸停止。

上述发作可因轻微的刺激，如光、声、接触、饮水等而诱发。间隙期长短不一，发作频繁者，提示病情严重。

【诊断和鉴别诊断】主要根据受伤史和临床表现，一般可及时做出诊断。但对仅有某些前驱症状的患者，诊断就比较困难，需提高警惕，严密观察病情变化，以免延误诊断。

1. 化脓性脑膜炎　虽有"角弓反张"和"颈项强直"等症状，但无阵发性痉挛，无外伤史。患者有剧烈头痛、喷射性呕吐、神志改变等。脑脊液检查压力增高，血白细胞计数增多。

2. 狂犬病　有被猫、狗咬伤史，以吞咽肌抽搐为主。患者听见水声或看见水，咽肌立即发生痉挛、剧痛，喝水不能下咽，并流大量口涎。

3. 其他　如下颌关节炎、子痫、癔病等，一般容易鉴别。

【治疗】破伤风是一种极为严重的疾病，死亡率高（约10%），尤其是新生儿和吸毒者。要积极采取综合治疗措施，包括消除毒素来源、中和游离毒素、控制和解除痉挛、保持呼吸道通畅、防止并发症等。

1. 清除毒素来源（伤口处理）　如伤口尚未愈合，均需在控制痉挛下进行彻底的清创术。清除坏死组织和异物后，敞开伤口，以利引流，并用3%双氧水冲洗。

2. 中和游离毒素　应用破伤风抗毒素，目的是中和游离的毒素，所以只在早期有效，如毒素已与神经组织结合，则难以收效。一般用量是1万~6万U，分别由肌肉注射与静脉滴入，用药前应做皮内过敏试验。连续应用或加大剂量并无意义，且易致过敏反应。破伤风人体免疫球蛋白在早期应用有效，总量3000~6000U，一般只用一次。

3. 控制和解除痉挛　患者应住单人病房，环境安静，避免声光刺激，减少外界不良诱因。使用镇静剂和安眠药，以减少患者对外来刺激的敏感性。

4. 应用抗生素　大剂量青霉素静脉滴注，可抑制破伤风杆菌。也可给甲硝唑等抗厌氧菌药物。

5. 全身支持治疗

（1）补充水和电解质，以纠正因强烈的肌痉挛、出汗、不能进食等所导致的水和电解质代谢失调。

（2）病情严重，不能进食或拒食者，应在控制痉挛或做气管切开术后，放置胃管进行鼻饲。

（3）必要时补充白蛋白、氨基酸等。

6. 保持呼吸道通畅　病情较重者应及早行气管切开术，以便改善通气，清除呼吸道分泌物，预防肺部并发症，防止窒息发生。

二、气性坏疽

气性坏疽是由厌氧性梭状芽孢杆菌侵入伤口后引起的以组织坏死、产气、毒血症为特征的严重的特异性感染，又称芽孢菌性肌坏死。

【病理】梭状芽孢杆菌可产生多种有害于人体的外毒素与酶，使组织细胞坏死、渗出、产生恶性水肿，并产生大量恶臭气体聚在组织间。由于水肿和气体夹杂，局部张力迅速增加，压迫微血管，进一步加重组织的缺血、缺氧，组织发生大片坏死，更有利于细菌繁殖生长，形成恶性循环，导致病情发展极为迅速；病菌产生的大量毒素进入血液循环而引起严重毒血症，可直接损害心、肝、肾等脏器。故本病预后较差。

【临床表现】创伤后并发此症的时间最早为伤后8~10小时，最迟为5~6日，通常在伤后 1~4 日。

1. 局部表现　患者开始仅有伤处沉重或包扎过紧感，然后伤口出现"胀裂样"剧痛，用止痛药效果不佳。继而伤口周围皮肤水肿、紧张、苍白、发亮，很快变为紫红、紫黑，并出现大小不等的水泡，按压伤口周围肿胀处可有捻发音。伤口内肌肉很快坏死，呈暗红或土灰色，失去弹性，刀割时不收缩，也不出血。轻压患部，从中可流出带有恶臭、浆液性或血性液体。

2. 全身症状　头晕、头痛、恶心、呕吐、出冷汗、烦躁不安、高热、脉快、呼吸急促，并有进行性贫血。晚期出现严重中毒症状，血压下降、休克、黄疸、谵妄、昏迷、甚至死亡。

【诊断】根据病史、临床表现，一般可做出诊断。其中，分泌物涂片有大量革兰阳性粗大短棒菌，局部 X 线检查提示肌纤维间有大量气体，伤口周围皮肤有捻发音，是诊断气性坏疽的 3 个重要依据。

【治疗】要求早期诊断，早期治疗，越早越好，可以挽救患者生命，减少组织的坏死或截肢率。

1. 急诊清创　在抗休克和纠正其他严重并发症的同时，积极准备紧急手术，术前积极备血，静滴大剂量青霉素。术中给氧、输血、输液和应用抗生素。在病变区做广泛、多处切开（包括伤口及其周围水肿或皮下气肿区），切除已无活力的肌肉组织，直到见到具有正常颜色、弹性和能流出新鲜血液的肌肉为止。

2. 应用抗生素　每日用青霉素 1000 万 U 以上，静脉滴注。大环内酯类抗生素（如琥乙红霉素、麦迪霉素等）和硝咪唑类（如甲硝唑、替硝唑）也有一定疗效。

3. 高压氧疗法　在短时间内可提高血和组织内的氧含量。感染部位的含氧量增高，可抑制气性坏疽杆菌的生长、繁殖，因而可控制感染的扩散。

4. 全身支持疗法　少量多次输血、氨基酸、白蛋白等，纠正水、电解质和酸碱平衡失调，给高热量、高蛋白、高维生素的饮食。

5. 对症处理　降体温、给予止痛剂，极度恐惧者给予镇静剂。

【预防】

1. 尽早彻底清创是预防气性坏疽最可靠的方法。对于深而不规则的伤口，应充分敞开引流，避免死腔存在；筋膜下张力高者，应早期行筋膜切开减张。对疑有气性坏疽的伤口，可用 3% 双氧水或 1∶1000 的高锰酸钾溶液冲洗、湿敷。对缝合的伤口，应予拆除缝线，敞开伤口。

2. 青霉素对预防气性坏疽有较好的作用。

3. 由于气性坏疽的传染性，为防传染，应将患者隔离。

第九章 损 伤

第一节 损伤概述

损伤是指外界致伤因素作用于人体并造成组织结构完整性破坏或功能障碍。

【分类】损伤的分类方法很多，常见的有以下几种：

1. 根据致伤因素分类 损伤可分为烧伤、冷伤、挤压伤、刀器伤、火器伤、冲击伤、毒剂伤，核放射伤及多种因素所致的复合伤等。

2. 根据受伤部位分类 损伤一般分为颅脑损伤、颌面部损伤、颈部损伤、胸（背）部损伤、腹（腰）部损伤、骨盆损伤、脊柱脊髓损伤、四肢损伤和多发损伤等。

3. 根据皮肤完整性分类 皮肤保持完整性者称闭合性损伤，如挫伤、挤压伤、扭伤、震荡伤、关节脱位、闭合性骨折和闭合性内脏伤等。有皮肤破损者称开放性损伤，如擦伤、撕裂伤、切割伤、砍伤和刺伤等。开放性损伤的创口或创面易受到污染而发生感染，但某些闭合性损伤如肠破裂等也可造成严重的感染。

【损伤愈合】损伤的愈合可分为两种基本形式：①由结构与功能相同的组织再生来完成，修复后的组织与原来的组织完全相同或基本相同，称为完全修复。如肝脏、骨骼损伤的愈合。②由成纤维细胞、毛细血管构成的肉芽组织填充伤口，继而转变为瘢痕组织，称为不完全修复。这是损伤愈合常见的形式。

1. 损伤愈合的类型 损伤愈合可分为以下两种类型：

（1）一期愈合（原发愈合） 多见于损伤程度轻、范围小、无感染的伤口或创面。组织修复以原来的细胞为主，仅含少量纤维组织，局部无感染、血肿或坏死组织，再生修复过程迅速，结构和功能修复良好。

（2）二期愈合（瘢痕愈合） 多发于组织创面范围较大、坏死组织多、伤口感染明显、初期外科处理不及时或不正确的伤口，需由肉芽组织填充缺损，疤痕明显是该期愈合的重要特征。

2. 损伤愈合的基本过程 损伤愈合大致可分为 3 个既相互区分又相互联系的阶段。

（1）局部炎症反应阶段 在损伤后立即发生，常可持续 3~5 天。主要是损伤组织的止血和炎症反应，由于血管和细胞反应、免疫应答、血液凝固和纤维蛋白的溶解，清除了损伤或坏死组织，启动了修复细胞的迁移和增值。

（2）增殖阶段 即细胞增殖分化和肉芽组织生成阶段。局部炎症开始不久，就可有新生细胞出现，成纤维细胞、内皮细胞等增殖、分化、迁移，分别合成、分泌组织基质（主要为胶原）和形成新生血管，共同构成肉芽组织充填创口。

（3）组织塑形阶段 最初形成的疤痕组织由于胶原过多，排列紊乱，因而硬度和张力都不适应生理需要，需要经过较长时间改建、重塑。主要包括胶原纤维交联增加，强度增加，多余的胶原纤维被胶原酶降解，过度丰富的毛细血管网消退和创口的黏蛋白和水分减少等，这一过程要维持 12 ~ 18 个月，但疤痕组织难以恢复到未损伤组织的强度和弹性。

3. 影响损伤愈合的因素 影响损伤愈合的因素主要有局部和全身两个方面。

（1）局部因素 创口感染是最常见的原因。细菌感染可损害细胞和基质，导致局部炎症持久不易消退，甚至形成化脓性病灶等，均不利于组织修复及损伤愈合。损伤范围大、坏死组织多或有异物存留的伤口，伤缘往往不能直接对合，且被新生细胞和基质连接阻隔，必然影响修复。局部血液循环障碍使组织缺血缺氧，或由于采取的措施不当（局部包扎或缝合过紧等）造成组织继发性损伤也不利于愈合。

（2）全身因素 主要有营养不良（低蛋白血症、糖尿病、维生素 C 及铁、锌、铜等微量元素缺乏），大量使用细胞增生抑制剂（如皮质醇等），免疫功能低下及全身性严重并发症［如多器官功能不全综合征（MODS）］等。因此在处理损伤时，应重视影响损伤愈合的因素，并积极采取相应措施予以纠正。

【诊断】诊断损伤主要是明确损伤的部位、性质、程度、全身病理生理变化及并发症，应迅速完成对危重患者的病史询问和初步检查。

1. 病史询问

（1）致伤的原因、机制、作用部位，受伤时的体位。

（2）伤后表现及其演变过程。不同部位的损伤，伤后表现不尽相同。如头部受伤应了解有无意识障碍、持续时间及肢体瘫痪等；胸部损伤是否有呼吸困难、咳嗽及咯血等。对开放性损伤如出血量较多者，应询问大致的失血量、失血速度及口渴等伴随症状。

（3）了解处理经过及既往史、药物过敏史。

2. 体格检查

（1）初步检查 对危及生命的损伤患者的初步检查，按照检查气道（airway）、呼吸（breathing）、循环（circulation）、神经功能障碍（disability）和暴露（exposure）的流程（ABCDE）完成患者体检，以便及时开展复苏。

（2）进一步检查 在危及生命的情况得到初步处理后，应认真进行全面系统体检和其他辅助检查，以确定损伤的部位、性质和程度。

3. 辅助检查 辅助检查对损伤诊断有一定意义，对某些部位损伤有重要的诊断价值，但应根据患者的全身情况选择必要的检查项目。实验室检查有血常规、尿常规、凝血功能、动脉血气分析、电解质、肝肾功能检查，可了解损伤对血液系统和脏器功能的变化，评价复苏效果。X 线平片检查可明确骨折、血胸、气胸、膈下游离气体等。CT检查可诊断颅脑损伤和某些腹部实质器官及腹膜后的损伤。超声检查可发现胸、腹腔积血和肝、脾破裂等。诊断性穿刺是一种简单、安全的辅助方法，一般胸腔穿刺可明确血胸、气胸，腹腔穿刺可证实腹腔内出血或内脏破裂。虽然各种辅助检查技术水平不断提高，但手术探查仍是诊断闭合性损伤的重要方法之一，不仅可以明确诊断，更重要的是为了抢救和进一步治疗，但必须严格掌握手术探查指征。

【治疗】 治疗损伤的总目标是抢救生命，恢复功能，保持机体结构的完整性。

1. 急救 急救的目的是挽救生命。在处理复杂伤情时，应优先解除危及患者生命的情况，使伤情得到初步控制，然后再进行后续的处理。必须优先挽救的急症主要包括心跳、呼吸骤停，窒息、大出血、张力性气胸和休克等。常用的急救技术包括心肺复苏，保持呼吸通畅，包扎创口，完成如气管切开、胸腔闭式引流等紧急救治处理。对低血容量休克患者，应在迅速控制出血的同时，必须建立两条大口径的静脉通路，快速输液或输血。张力性气胸或急性心包填塞时，立即实施胸腔穿刺排气或心包穿刺抽液。骨、关节损伤时必须固定制动，以减轻疼痛，避免骨折断端损伤血管和神经。搬运脊柱、脊髓损伤患者应采用硬板担架，避免脊柱活动或扭转加重损伤。颈椎损伤时，需用颈圈固定。颅脑损伤急救的重点在于保持适宜的脑灌注压，可适当静脉补液，吸氧抬高患者头部，应用药物降低颅内压等综合急救措施。

2. 进一步救治

（1）判断伤情 患者经现场急救后，应对其伤情进行判断、分类，然后采取针对性的措施进行救治。对致命性损伤，如危及生命的大出血、窒息、开放性或张力性气胸等患者，做短时紧急复苏后就应急诊手术。对生命体征尚属平稳的患者，可观察或复苏，争取时间做必要的检查，并同时做好手术准备。对潜在性损伤，性质尚未明确，应继续密切观察，并做进一步检查。对损伤患者，特别是对严重创伤怀疑有潜在性损伤的患者，必须进行生命体征的监测和进一步的检查，发现病情变化，应及时处理。

（2）呼吸支持 维持呼吸通畅，必要时行气管插管或气管切开。

（3）循环支持 主要是积极抗休克，尽快恢复有效循环血容量，维持循环的稳定。在扩充血容量的基础上，可酌情使用血管活性药物。

（4）镇静止痛和心理治疗 剧烈疼痛可诱发和加重休克，故在不影响病情观察的情况下选用药物镇静止痛。由于患者可有恐惧、焦虑等，故心理治疗很重要，使患者配合治疗利于康复。

（5）防治感染 遵循无菌术操作原则，合理使用抗生素预防感染。开放性损伤需加用破伤风抗毒素。

（6）支持治疗 主要是维持水、电解质和酸碱平衡，保护重要脏器功能，并给予营养支持。

3. 急救程序 损伤急救的基本原则是先救命、后治伤。可分为 5 个步骤进行：①把握呼吸、血压、心率、意识和瞳孔等生命体征，视察伤部，迅速评估伤情；②对生命体征的改变迅速做出反应，如心肺复苏、抗休克及外科的紧急止血等；③重点询问受伤史，分析受伤情况，仔细体格检查；④实施各种诊断性穿刺或安排必要的辅助检查；⑤进行确定性治疗，如各种手术等。

4. 闭合性损伤的治疗　临床上多见的闭合性损伤如浅部软组织挫伤等，临床表现为局部疼痛、肿胀、触痛，或有皮肤发红，继而转为皮下青紫瘀斑。常用物理疗法治疗，伤后初期可用冷敷，48 小时后改用热敷或红外线照射治疗，或包扎制动。少数挫伤后有血肿形成时，可加压包扎。如浅部挫伤系强大暴力所致，须检查深部组织器官有无损伤，以免因漏诊和延误治疗而造成严重后果。闭合性骨折和脱位应先予以复位，然后根据情况选用各种外固定或内固定的方法制动。头颈部、胸部、腹部等的闭合性损伤，可能造成深部组织器官的损伤，甚至危及生命，必须仔细检查诊断和采取相应的治疗措施。

5. 开放性损伤的治疗　擦伤、表浅的小刺伤和小切割伤，可用非手术疗法。其他的开放性损伤均需手术处理，根据具体的伤情选择手术方式方法。伤口可分为清洁伤口、污染伤口和感染伤口。①清洁、整齐的伤口，要求 12 小时内清创后直接缝合伤口，以达到一期愈合。②污染、不整齐的伤口，若伤后时间不长，也要求在清创以后缝合，争取一期愈合。若清创离受伤时间较长，则在清创后观察伤口 2 ~ 3 天，若无感染做二期缝合。③污染严重，组织破坏广泛的伤口，在清创以后，敞开伤口引流，使达到二期愈合。

清创术的要求：

（1）反复清洗伤口周围皮肤及伤口内的组织，去除污物及异物，并彻底止血。检查伤口内的损伤范围及程度，若伤口过小，则应扩大伤口，使伤口内部的伤情充分显露。

（2）切除失活的组织和伤口边缘组织。

（3）分清组织层次，使相同的组织层对合缝合，组织缝合部分不应有过大的牵张力，缝合后的伤口不宜残留无效腔。

（4）清创术后应注射破伤风抗毒素和预防性应用抗生素。

第二节　颅脑损伤

颅脑损伤发生率仅次于四肢损伤而居第二位，其死亡率居首位。随着交通和机械化生产的发展，颅脑损伤亦有增多趋势。

一、概述

（一）颅脑损伤的分类

1. 按损伤组织层次分类　颅脑损伤分为头皮损伤、颅骨损伤、脑损伤。伤者可出现一种，也可出现两种或全部。

2. 按颅腔与外界是否沟通分类　颅脑损伤分为：①开放性颅脑损伤：头皮、颅骨及硬脑膜均已破损，颅腔与外界相通；②闭合性颅脑损伤：硬脑膜完整，颅腔未与外界相通。

3. 按脑组织损伤类型分类 颅脑损伤分为：①原发性颅脑损伤：指伤后立即发生的病理性损害，包括脑震荡、脑挫裂伤和脑干损伤等；②继发性脑损伤：在原发性脑损伤基础上逐渐发展的病理改变，包括颅内血肿、脑水肿及脑积水等。

(二) 颅脑损伤的机理

根据作用力大小、速度、方式和受伤部位，颅脑损伤类型和程度有所不同。

1. 直接损伤 指暴力直接作用于头部引起的损伤。

(1) 加速损伤 即运动着的物体撞击于静止状态的头部所发生的脑损伤。如棍棒打击伤等。

(2) 减速损伤 即运动着的头部撞碰到静止的物体而致伤，常在着力部位的对侧形成损伤，又称对冲伤。如坠落和跌伤等。

(3) 挤压伤 即两个不同方向的外力同时作用于头部，使颅骨变形致伤。

2. 间接损伤 指外力作用于头部以外部位，暴力传递至颅脑造成的脑损伤。

(1) 传递性损伤 如坠落时以臀部或双足着地，外力沿脊柱传递到颅底致伤。

(2) 挥鞭式损伤 当躯干受到加速运动而头部处于相对静止状态时，头部与颈椎间出现剪切力伤，造成颈髓或脑组织损伤。

(3) 胸部挤压伤 指胸部受到猛烈挤压时，内压骤升，致使上腔静脉的血逆行灌入颅内引起脑部出血。

(三) 损伤程度分级

目前，国际上较通用的方法是按格拉斯哥昏迷评分 (GCS) 分级 (表9-1)。GCS是对伤者睁眼、言语和运动三方面的反应进行记分，最高分为15分，最低分为3分。分数越低表明意识障碍程度越重。13~15分为轻度脑损伤；9~12分为中度脑损伤；3~8为重度脑损伤。

表9-1 格拉斯哥昏迷评分 (GCS)

睁眼反应	语言反应	运动反应
4 自动睁眼	5 回答正确	6 遵嘱动作
3 呼唤睁眼	4 回答错误	5 刺痛定位
2 刺痛睁眼	3 只能说话	4 刺痛躲避
1 不能睁眼	2 只能发音	3 刺痛屈曲
	1 不能言语	2 刺痛强直
		1 没有运动

二、头皮损伤

(一) 头皮血肿

头皮血肿可分为皮下血肿、帽状腱膜下血肿和骨膜下血肿三种。

【临床表现】

（1）皮下血肿 因皮肤层和帽状腱膜层紧密连接，血肿不易扩散，周围较硬，中央有凹陷感。

（2）帽状腱膜下血肿 因帽状腱膜下组织疏松，血肿易于扩展，积血可多达数百毫升。

（3）骨膜下血肿 因钝器损伤后颅骨发生变形或骨折所致。

【治疗】 较小血肿无需处理，多可自行吸收。较大血肿可穿刺抽血并局部加压包扎，如无效且血肿继续增大时，可切开清除血肿并止血。对合并颅骨骨折的骨膜下血肿，要注意并发颅内血肿的可能。凡已经感染的血肿均需切开引流。

（二）头皮裂伤

1. 临床表现 多由锐器或钝器致伤。裂口大小、深度及创缘整齐不一，因头皮血管丰富，出血较多，重者可发生休克。

2. 治疗 急救时可加压包扎止血。尽早清创、止血及缝合伤口，注意有无颅骨骨折及硬脑膜损伤。头皮组织缺损者可行皮下松解或转移皮瓣修复。伤后 24 小时以上无感染伤口仍可清创缝合。

（三）头皮撕脱伤

【临床表现】 多因长发卷入转动的机器中，使部分或整块头皮自帽状腱膜下层或骨膜下撕脱，创面大，出血多，易发生休克。

【治疗】 急救时用无菌敷料加压包扎止血，并将撕脱头皮包好备用，争取在 12 小时内清创缝合。小块撕脱者可转移头皮；整块撕脱者可行小血管吻合予头皮再植，或将撕脱的头皮做成全厚或中厚皮片再植。

三、颅骨损伤

颅骨损伤指颅骨受暴力作用后出现结构改变，多并发脑膜、血管、脑和颅神经的损伤。颅骨骨折按部位分为颅盖骨折、颅底骨折；按形态分为线形骨折、凹陷性骨折；按与外界是否相通，分为开放性骨折、闭合性骨折。

（一）颅顶骨线形骨折

单纯线形骨折不需特别处理，应警惕合并脑损伤。当骨折线通过硬脑膜血管沟或静脉窦时，应注意颅内血肿，及时做 CT 检查。

（二）颅顶骨凹陷骨折

颅顶骨凹陷骨折可根据颅顶骨凹陷部位、深度和范围来决定是否手术。手术指征包括：①颅骨凹陷深度在 1cm 以上；②大块颅骨凹陷引起颅内压增高者；③因骨折片压迫脑组织，引起神经系统体征或癫痫者；④开放性骨折；⑤位于大静脉窦部的凹陷骨折引起颅内压增高者。

（三）颅底骨折

颅底分前、中、后三个颅窝，根据局部迟发性瘀血和脑脊液漏存在的情况，并结合CT 检查，可判别骨折的部位。颅底各部位骨折的特点见表 9 – 2。

表 9 – 2　颅底各部位骨折特点

骨折的部位	迟发性瘀血部位	脑脊液漏	颅神经损害
颅前窝	眼睑、球结膜（熊猫眼征）	鼻漏	Ⅰ、Ⅱ对脑神经
颅中窝	颞部耳后皮下	耳漏	Ⅶ、Ⅷ对脑神经
颅后窝	乳突部枕后皮下	少见	Ⅸ～Ⅻ对脑神经

颅底骨折一般无需治疗，应注意处理合并的脑损伤。耳鼻出血和脑脊液漏，不可堵塞或冲洗，以免引起颅内感染。如持续 1 个月以上者，应手术修补硬脑膜。如骨碎片压迫视神经时应尽早手术去除骨片。伴脑脊液漏的颅底骨折均需给予抗生素治疗。

四、脑损伤

（一）脑震荡

【临床表现】

1. 意识障碍　伤后可立即出现昏迷，一般不超过 30 分钟。

2. 逆行性遗忘　清醒后不能回忆受伤当时乃至伤前一段时间内的情况。

3. 自主神经功能紊乱　表现为面色苍白、出冷汗、血压下降等，但随意识好转而迅速恢复。

此外，神经系统检查无阳性体征；脑脊液、脑电图及 CT 检查均正常。

【治疗】单纯脑震荡无需治疗。有头晕头痛者可给予镇静、镇痛治疗。

（二）脑挫裂伤

发生在脑皮质表面呈点片状出血，但脑皮质和软脑膜保持完整者，为脑挫伤；如脑实质及软脑膜均破损撕裂，为脑裂伤。二者严重时均可合并脑深部结构损伤，还可继发脑水肿、血肿形成而危及生命。

【临床表现】

1. 意识障碍　伤后立即昏迷，时间较长，短者数小时、数周或数月，有的持续昏迷至死。

2. 颅内压增高症　表现为颅内压增高"三联症"（头痛、呕吐和视盘水肿）。

3. 神经系统体征　除某些"哑区"伤后不显示体征或意识障碍不能判断失语，偏盲等外，常立即出现相应体征。如一侧运动区损伤，则对侧锥体束征阳性或偏瘫。

【实验室及其他检查】

1. 腰椎穿刺　可了解脑脊液压力和成分改变，但有脑疝表现者应慎用。

2. CT 和磁共振（MIR）检查　可做出明确诊断。

【治疗】

1. 非手术治疗　轻型脑挫裂伤患者主要是对症治疗，严密观察病情，注意生命体征。意识和瞳孔改变、颅内压增高者给予脱水治疗，防止脑水肿，合并脑脊液漏时应用抗生素。重型患者应保持呼吸道通畅，对预计昏迷时间较长或合并严重颌面部损伤及胸部损伤者应及时行气管切开。如发现新症状和体征应及时复查 CT，排除颅内血肿。

2. 手术治疗　目的在于清除颅内血肿，解除颅内压增高，防止或解除脑疝形成。手术包括颅骨去骨瓣减压术、血肿清除术和脑组织清创减压术。

五、颅内血肿

颅内血肿是颅脑损伤中最常见、最严重的继发病变，可引起脑受压和颅内压增高症状，甚至发生脑疝，危及患者生命。

颅内血肿按症状出现时间分为急性血肿（3 日内）、亚急性血肿（4～21 日）和慢性血肿（22 日以上）。

【临床表现】

1. 硬脑膜外血肿　多因颅骨骨折或颅骨局部暂时变形致血管破裂，血液积于硬膜外间隙所致。以颞部多见，多数单发，也有多发。出血来源为硬脑膜中动脉和静脉，板障静脉血管、静脉窦等损伤。随着血肿扩大，可致硬脑膜自颅骨内板剥离，撕破小血管形成更大血肿。

（1）意识障碍　受伤时曾有短暂意识障碍。意识好转后，因颅内出血可出现急性颅内压增高症状，头痛进行性加重，烦躁不安，频繁呕吐等。生命体征表现为血压升高、脉搏和呼吸减慢，即"两慢一高"的库兴综合征。且受伤对侧还出现锥体束征、轻偏瘫等局灶症状。随之再次转入昏迷。两次昏迷之间的时间称为"中间清醒期"。

（2）颅内压增高及脑疝形成　表现为意识障碍加重，血肿侧瞳孔先缩小后散大，光反应随之消失，继之对侧瞳孔散大，甚则呼吸、心跳停止而死亡。

2. 硬脑膜下血肿　多伴有脑挫裂伤，一般由脑表面的皮层静脉、桥静脉或静脉窦破裂出血所致。

（1）急性硬脑膜下血肿　①脑挫裂伤较严重，进而出现急性颅内压增高及脑疝征象；②伤后意识障碍严重，常无典型的中间清醒期；③病情迅速恶化，很快出现单侧或双侧瞳孔散大，肌张力增高，呈去大脑强直状态；④腰穿可见有血性脑脊液。

（2）慢性硬脑膜下血肿　多见于有头部外伤史的老年人，常在伤后数周或数月出现颅内压增高症状、局灶性症状及精神症状，如头痛、记忆力减退、偏瘫、失语及偏侧感觉障碍等，甚至出现脑疝。

3. 脑内血肿　出血部位多与脑挫裂伤好发部位一致，少数发生在凹陷骨折处。浅部血肿较深部血肿多见，多由脑挫裂伤区皮层血管破裂所致，常与急性硬脑膜下血肿并存。故除原有神经症状加重外，还可出现颅内压增高及脑疝症状。

【诊断】 颅内血肿病情危重，死亡率高，应早期诊断及早期治疗。对于头部外伤后出现明显的中间清醒期（昏迷－清醒－昏迷），或昏迷进行性加重，均应考虑颅内血肿。

影像学检查：①头颅 X 线平片有骨折线，CT 扫描在病变区有双透镜形，应为硬脑膜外血肿。②CT 扫描在病变区有高密度半月形影，应为硬脑膜下血肿；如有低密度半月形影，应为慢性硬脑膜下血肿。磁共振成像（MRI）对显示损伤程度、血肿大小等的诊断优于 CT。③CT 扫描显示圆形或不规则高密度影，周围有低密度水肿带，应为脑内血肿。

【治疗】

颅内血肿确诊后应早期施行手术，清除血肿，以缓解颅内高压，术后根据病情对症治疗。如原发性脑损伤较轻，病情发展缓慢者，可在严密监护或 CT 扫描动态观察下，采用非手术治疗。但治疗过程中如有病情恶化，仍需行手术治疗。

1. 手术治疗 方法有钻孔冲洗引流术、开颅血肿清除术及颞肌下减压或去骨瓣减压术。

2. 非手术治疗 适用于神志清楚、病情稳定、生命体征基本正常，症状逐渐减轻，无局限性脑压迫致神经机能受损表现，CT 扫描脑室、脑池无显著受压，血肿在 40mL 以下，中线移位不超过 10mm，非颅中窝或颅后窝血肿者。主要措施是严密观察患者，应用脱水、激素、止血及活血药物治疗，并利用 CT 做动态监护。

第三节 胸部损伤

一、概述

（一）解剖生理

胸壁由骨骼及肌肉等软组织构成。骨骼包括 12 个胸椎、12 对肋骨及 1 块胸骨形成的胸廓。胸廓呈上窄下宽、前后略扁的圆锥形；上口通向颈部，下口为膈肌封闭。胸廓保护胸内及部分腹内器官，并依靠肋骨上下升降及内外旋转动作配合膈肌的升降产生胸内的负压，进行呼吸运动和帮助静脉血向心回流。

肋骨为 12 对。肋骨的前端为肋软骨，第 1~7 对肋骨由软骨与胸骨形成关节相连，称为真肋；第 8~10 肋软骨不连结于胸骨，而连结于上一肋软骨，称为假肋；第 11、12 肋骨前端游离，称为浮肋。胸骨由柄、体及剑突三部分形成。柄、体间形成角度名为胸骨角，第 2 肋软骨附于此，是体表解剖的重要标志。

胸膜分为脏层和壁层，两层胸膜之间的密闭间隙叫胸膜腔。正常情况下，胸膜腔内有少量浆液起润滑作用；病变时可积液或粘连。胸膜腔和外界及胸内的脏器不通，而且形成负压，随呼吸相应变化。吸气时胸廓向上向外伸展，膈肌收缩下降而使胸廓扩大，因肺的弹性回缩力的作用，使胸膜腔的负压增高，为 $-8 \sim -10 cmH_2O$。呼气时胸廓向下向内回缩，膈肌松弛上升使胸廓缩小，胸膜腔内负压降低，约为 $-3 \sim -5 cmH_2O$。肺随负压变化而膨胀或萎缩，进行通气及换气。胸膜腔内负压对维持肺的扩张和通气功能十分重要，对促进静脉回流和淋巴液回流也有很重要的作用。

（二）病理生理改变

胸部损伤引起的病理生理改变，包括以下 5 个方面：

1. 胸廓完整性及胸廓运动协调性的破坏　正常呼吸运动有赖于完整的胸廓解剖结构及其运动的协调和对称。在胸部损伤特别是在发生多根多处肋骨骨折或合并胸骨骨折的肋骨骨折时，受伤的胸壁部分脱离胸廓整体，失去支持，形成浮（动）胸壁，也称连枷胸。该部分胸壁在吸气时反而向内塌陷，使伤侧肺受压不能膨胀，并使伤侧胸膜腔内压增高，纵隔向对侧移位，使对侧肺叶受压缩，在呼气时该部分胸壁反而向外膨出，伤侧胸膜腔内压力变小，肺膨胀致使肺内二氧化碳不能排出，于是产生矛盾（反常）呼吸。其结果是肺通气量减少，残气量增加，二氧化碳蓄积，缺氧，纵隔摆动或扑动，回心血量减少，心搏出量减少，导致呼吸循环功能的严重紊乱甚至衰竭。

2. 正常的胸膜腔负压减小或消失　正常胸膜腔负压对维持正常的呼吸运动，保持肺组织膨胀和表面张力都是很重要的。发生气胸（尤其是张力性气胸或开放性气胸）、血胸、血气胸时，胸膜腔正常负压减小、消失甚至变成正压，伤侧肺受压而萎缩，纵隔向对侧移位，使对侧肺组织受压，纵隔左右摆动。其结果是肺组织面积及通气量减少而致缺氧，静脉回心血量的受阻使心排血量减少，均可造成呼吸循环功能不全。

3. 胸膜－肺休克　在胸部开放性损伤时，大量空气进入胸膜腔，对满布神经末梢的壁层胸膜和肺产生强烈的刺激，以及由于纵隔摆动对迷走神经的牵扯刺激，均可引起反射性呼吸循环功能失调而导致休克，称为胸膜－肺休克。

4. 循环功能不全或衰竭　在胸壁软化反常呼吸运动、胸膜腔负压减小或消失的胸部损伤中，胸膜腔内压力增高，纵隔移位、摆动或扑动，使腔静脉扭曲移位，静脉血向心回流受阻，回心血量减少，心排出量减少，冠状动脉灌注及周围循环灌注不良，导致循环功能不全或衰竭。在有大量血胸或心脏大血管直接损伤时，就更容易出现循环功能不全。循环功能不全又可引起肺血流灌注减少，从而加重了通气/血流比例失调，进一步影响呼吸功能。

5. 呼吸道梗阻　严重胸部损伤，由于肺组织内出血，支气管的痉挛及分泌物增多，或因疼痛使患者不能做有效的咳嗽排痰动作，使呼吸道内分泌物、血痰或呕吐物积存而产生呼吸道的梗阻，引起缺氧甚至窒息。

二、肋骨骨折

肋骨在外力作用下发生断裂、裂纹，使其连续性破坏，在胸部损伤中最为常见。肋骨骨折可为单根骨折，也可为多根多处骨折。第 1～3 肋骨粗短，且有锁骨、肩胛骨保护，不易发生骨折。第 4～7 肋骨长而薄，最易折断。第 8～10 肋前端肋软骨形成肋弓与胸骨相连，第 11～12 肋骨前端游离，弹性都较大，均不易骨折。多根多处肋骨骨折将使局部胸壁失去完整肋骨支撑而软化，出现反常呼吸运动。骨折端刺破肺脏可产生气胸、血胸，刺破肋间血管，造成大出血。

【临床表现与诊断】 单根单处肋骨骨折的主要症状为局部疼痛，在深呼吸、咳嗽或转动体位时加剧。胸痛使呼吸变浅、咳嗽无力，呼吸道分泌物增多、潴留，乃至肺不张和肺部感染。胸壁可有畸形，局部明显压痛，挤压胸部疼痛加重，甚至出现骨摩擦音。骨折断端向内移位可刺破胸膜、肋间血管和肺组织，产生气胸、血胸、胸壁皮下气肿或咯血。多根多处肋骨骨折，不但累及多根肋骨，且常在同一肋骨有前后段折断，形成胸壁的部分软化而出现反常呼吸。即当吸气时，软化部分胸壁不随全胸廓向外扩展，反而向内塌陷，使伤侧肺受压不能膨胀，伤侧胸膜腔内压增高，纵隔向对侧移位，使对侧肺也受压；在呼气时，该部分胸壁反而向外膨出，伤侧肺膨胀致使二氧化碳不能排出，结果肺通气量减少，残气量增加，二氧化碳蓄积，缺氧，同时纵隔左右摆动，静脉向心回流量减少，心搏出血减少。如受累胸廓范围较大，则可严重影响呼吸循环功能。胸部 X 线摄片可显示肋骨骨折断裂线和断端错位。

【治疗】 肋骨骨折处理的原则是镇痛、清理呼吸道分泌物、固定胸廓和防治并发症。

1. 闭合性单根单处肋骨骨折 骨折两断端因有上下完整的肋间肌支撑，较少有错位、活动和重叠，多能自行愈合。可采用宽胶布、多带条胸带或弹性胸带固定胸廓，其目的主要是减少肋骨断端活动，减轻疼痛。

2. 闭合性多根多处肋骨骨折 胸壁软化范围小者，可用厚敷料铺在软化区加压、包扎固定。胸壁软化范围大，反常呼吸运动明显的连枷胸患者，可用牵引固定或内固定，消除胸壁反常呼吸。对咳嗽无力，不能有效排痰或呼吸衰竭者，需做气管插管或气管切开，以利吸痰，给氧和施行辅助呼吸。

3. 开放性肋骨骨折 胸壁创口彻底清创，用不锈钢钢丝固定肋骨断端。如胸膜已穿破，尚需行胸膜腔引流术，手术后应用抗生素预防感染。

三、气胸

胸部损伤有 60%～70% 发生气胸，而且常伴有血胸。闭合性损伤气胸的来源为肺、支气管裂伤，亦见于食管破裂；开放性损伤则外界空气随呼吸自伤口进入胸膜腔。依损伤的性质和所产生气胸内压的不同，其临床表现亦各异。临床上一般将损伤性气胸分为闭合性气胸、开放性气胸和张力性气胸三类。

（一）闭合性气胸

多见于一般闭合性胸部损伤。空气主要来自肺组织裂口，气胸造成部分肺萎陷，胸内压仍低于大气压。胸膜腔积气量决定伤侧肺萎缩的程度。

【临床表现与诊断】 肺萎缩在 30% 以下的小量气胸，可无明显症状。大量气胸时有胸痛、胸闷、呼吸短促、气管向健侧移位，伤侧胸部叩诊呈鼓音，呼吸音降低。胸部 X

线检查可显示肺萎陷和胸腔积气，有时可伴有少量积液。

【治疗】小量气胸，肺萎陷在30%以下无需特殊处理，胸腔内的积气一般可在1～2周内自行吸收。大量气胸应在伤侧锁骨中线第二肋间行胸腔穿刺抽气或行胸腔闭式引流术，促进肺尽早膨胀，并应用抗生素预防感染。

（二）开放性气胸

胸壁穿透性损伤导致胸膜腔与外界大气交通，称为开放性气胸。空气随呼吸运动而经伤口自由出入胸膜腔，破坏了胸膜腔与外界大气间的正常压力差。胸膜腔内压与大气压力相等，使伤侧胸膜腔负压消失，伤侧肺完全萎陷，丧失呼吸功能。纵隔向健侧移位，使健侧肺也扩张不全。呼、吸气时，两侧胸膜腔压力不均衡，使纵隔在吸气时移向健侧，呼气时移向伤侧，称为纵隔扑动。纵隔扑动和移位影响静脉回心血流，引起体循环障碍。

【临床表现与诊断】患者出现明显的呼吸困难，鼻翼扇动，口唇发绀，颈静脉怒张，伤侧胸壁创口可伴有气体进出胸腔发出的吸吮样声音。气管向健侧移位，伤侧胸部叩诊鼓音，呼吸音消失，严重者可伴有休克。胸部X线检查可见伤侧胸腔大量积气，肺萎陷，纵隔移向健侧。

【治疗】开放性气胸急救处理要点是迅速封闭伤口，使之变为闭合性气胸。可用大块多层的凡士林纱布外加棉垫暂时封闭伤口，并加压包扎。进一步处理措施是给氧，补充血容量，纠正休克，清创缝合胸壁伤口，并行胸腔闭式引流术。鼓励患者咳嗽排痰，并给予抗生素预防感染。如疑有胸腔内脏损伤或进行性出血者，则需行开胸或胸腔镜探查术。

（三）张力性气胸

支气管、肺组织裂伤，常见于较严重的闭合性胸部损伤。气胸来源于较大的肺裂伤或支气管裂伤，破口与胸膜腔相通，且呈活瓣状，吸气时裂口张开，空气进入胸膜腔，呼气时裂口闭合，气体不能排出，使胸膜腔内气体愈积愈多，压力不断增高并超出大气压，又称高压性气胸。伤侧肺完全萎陷，纵隔明显向健侧移位，健侧肺也明显受压，造成严重的呼吸循环障碍。

【临床表现与诊断】患者表现为严重或极度呼吸困难，烦躁，意识障碍，大汗淋漓，发绀。气管明显移位，颈静脉怒张，多有皮下气肿。伤侧胸部饱满，叩诊鼓音，呼吸音消失。胸部X线检查显示胸腔严重积气，肺完全萎陷，纵隔移位，并可有纵隔和皮下气肿。胸腔穿刺有高压的气体向外冲出。患者可有脉细快、血压降低等循环障碍表现。

【治疗】张力性气胸是可迅速致死的危急重症。入院前或院内急救需迅速使用粗针头穿刺胸膜腔排气减压。进一步处理应安置胸腔闭式引流，使用抗生素预防感染。在漏气停止，肺充分膨胀后24～48小时，即可拔除引流插管。如经闭式引流后持续漏气而肺难以膨胀时，需考虑开胸或行胸腔镜探查术。

四、血胸

胸膜腔积血称为血胸，与气胸同时存在称为血气胸。胸腔内任何组织结构损伤出血均可导致血胸。

由于肺、心、膈肌的不断活动，对胸膜腔内积血有去纤维蛋白作用，血液多不凝固。当胸腔内迅速积聚大量血液，以致去纤维蛋白作用不全时，积血在胸膜腔内凝固，形成凝固性血胸。凝血块机化后形成纤维板，限制肺与胸廓活动，损害呼吸功能。如积血不及时排出，还易继发感染，形成脓血胸。

【临床表现与诊断】 血胸的临床表现与出血量、出血速度和个人体质有关。少量血胸可无明显症状。中等量以上血胸可出现面色苍白、脉搏细速、血压下降等低血容量性休克表现和胸腔积液的体征，如呼吸急促，伤侧肋间隙饱满，气管向健侧移位，伤侧叩诊浊音，呼吸音减弱。X线检查伤侧肺野被液体阴影所遮盖，纵隔向健侧移位，血胸同时伴有气胸时可见气液平面。胸腔穿刺抽出血液可明确诊断。

具备以下征象则提示进行性血胸：①持续脉搏加快，血压降低，或虽经补充血容量血压仍不稳定；②胸腔闭式引流量每小时超过 200mL，持续 3 小时以上；③血红蛋白量、红细胞计数和红细胞压积测定呈进行性降低，引流胸腔积血的血红蛋白量和红细胞计数与周围血相接近。

【治疗】 非进行性血胸可根据积血量多少，采用胸腔穿刺或胸腔闭式引流术治疗，及时排出积血，促使肺膨胀，改善呼吸功能，并使用抗生素预防感染。进行性血胸应及时行开胸探查手术，找到出血的来源，进行手术止血，并同时补充血容量，纠正低血容量性休克。凝固性血胸应待患者情况稳定后尽早手术，清除血块，并剥除胸膜表面的血凝块机化而形成的包膜，术后留置胸腔闭式引流管，使肺复张。

附：胸腔闭式引流术

1. 适应证 ①中、大量闭合性气胸，开放性气胸，张力性气胸；②胸腔穿刺术治疗后气胸增加者；③需要机械通气或人工通气的气胸或血气胸；④中等量以下的非进行性血胸；⑤拔除胸腔引流管后气胸或血胸复发者。

图 9 - 1 胸腔闭式引流术

2. 方法（图 9 - 1） 根据临床诊断确定插管的部位，常规情况下，气胸引流选择在前胸壁锁骨中线第 2 肋间隙，血胸则在腋中线第 6 或第 7 肋间隙。常规消毒后，局部胸壁全层（包括壁层胸膜）做局部浸润麻醉，切开皮肤，钝性分离肌层，经肋骨上缘置入带侧孔的胸腔引流管。引流管侧孔应深入胸腔内 2 ~ 3cm 并妥善固定。引流管外接闭式引流装置，保证胸腔内气、液体克服 3 ~ 4cm 水柱的压力通畅引流出胸腔，而外界大气、液体不会吸入胸腔。术后经常挤压引流管以保持通畅，记录每小时或 24 小时引流量。引流后肺膨胀良好，连续 24 小时无气体和液体流出，可在患者深吸气后屏气时拔除引流管，并用纱布与胶布封闭伤口。

第四节　腹　部　损　伤

一、概述

腹部损伤，是指由各种原因所致的腹壁和（或）腹腔内器官的损伤。为外科常见急症，其发生率在平时占各种损伤的 0.4%～1.8%，战争时损伤可高达 50%。

【分类】腹部损伤可分为开放性和闭合性两大类。开放性损伤有腹膜破损者，为穿透伤（多伴内脏损伤）；无腹膜破损者，为非穿透伤（闭合性损伤）。穿透伤中，有入口和出口者为贯通伤，只有入口没有出口者为盲管伤。闭合性损伤可以仅局限于腹壁，也可能累及腹腔内脏器。此外，各种穿刺、内镜、灌肠、刮宫、腹部手术等诊治措施导致的腹部损伤，称医源性损伤。

【临床表现】一般单纯腹壁损伤的症状和体征较轻，可表现为受伤部位疼痛，局限性腹壁肿胀、压痛，或有时可见皮下瘀斑。内脏如为挫伤，可有腹痛或无明显临床表现。

肝、脾、胰、肾等实质器官或大血管损伤引起的腹腔内（或腹膜后）出血，主要表现为面色苍白，脉率加快；严重时脉搏微弱，血压不稳，甚至休克。肾脏损伤时可出现血尿。胃肠道、胆道、膀胱等空腔脏器破裂的突出表现是腹膜刺激征，其刺激程度因内容物不同而异，通常是胃液、胆汁、胰液刺激性最强，肠液次之，血液最轻。如果两类脏器同时破裂，则出血性表现和腹膜炎可以同时存在。

【辅助检查】

1. 诊断性腹腔穿刺术　穿刺点最多选在脐和髂前上棘连线的中、外 1/3 交界处或经脐水平线与腋前线相交处。也可把有多个侧孔的细塑料管经针管送入腹腔深处，进行抽吸。抽到液体后，应观察其性状，如血液、胃肠内容物、混浊腹水、胆汁或尿液，借以推断哪类脏器受损。如果抽到不凝血液，提示系实质性器官破裂所致内出血，因腹膜的去纤维化作用而使血液不凝。抽不到液体并不完全排除内脏损伤的可能性，应继续严密观察，必要时可重复穿刺，或改行腹腔灌洗术。对于有严重腹内胀气，中、晚期妊娠，既往有腹部手术或炎症史及躁动不能合作者，不宜做腹腔穿刺。

2. X 线检查　如果伤情允许，有选择地做 X 线检查，可以提供有价值的资料。最常用的是胸片及平卧位腹部平片，酌情可拍骨盆片。骨折的存在提示可能有脏器损伤。

（1）气体　腹腔游离气体是胃肠道（主要是胃、十二指肠和结肠，少见于小肠）破裂的证据，立位腹部平片可表现为膈下"新月形"阴影。腹膜后积气（呈花斑状改变），提示腹膜后十二指肠或结直肠穿孔。

（2）液体　腹腔内有大量积血时，仰卧位显示小肠多浮动到腹部中央，肠间隙增大。充气的左、右结肠可与腹膜脂肪线分离。腹膜后血肿时，腰大肌影消失。

（3）移位 胃右移、横结肠下移，胃大弯有锯齿形压迹，是脾破裂的征象。右膈升高，肝正常外形消失及右下胸肋骨骨折，提示有肝破裂的可能。

3. B 超检查 主要用于诊断肝、脾、胰、肾的损伤，能根据脏器的形状和大小，提示损伤的有无、部位和程度，以及周围积血、积液情况。

4. 计算机断层摄影（CT）和磁共振（MRI）检查 对实质脏器损伤及其范围、程度有重要的诊断价值。CT 影像比 B 超更为精确，假阳性率低。MRI 检查对血管损伤和某些特殊部位的血肿如十二指肠壁间血肿有较高的诊断价值。

5. 腹腔镜 可明确诊断腹内损伤。现在多用无气腹腔镜检查的方法，以减少二氧化碳气腹的并发症。

【诊断】腹部损伤诊断的重点是确定患者有无内脏损伤。了解受伤过程和检查体征是诊断腹部损伤的主要依据。在对腹部受伤部位做重点检查的同时，不应忽视全身的、全面系统的检查，应注意某些伤者可同时有一处以上内脏损伤，有些还可同时合并腹部以外损伤。

【治疗】穿透性开放损伤和闭合性腹内损伤多需手术。穿透性损伤如伴腹内脏器或组织自腹壁伤口突出，可用消毒碗覆盖保护，勿予强行回纳，以免加重腹腔污染。回纳应在手术室麻醉后进行。

1. 休克防治 对出血性休克患者，若在积极的抗休克治疗下，病情不见好转，提示腹腔内有进行性大出血，在抗休克的同时，迅速剖腹止血。空腔脏器穿破者，休克发生较晚，多数属失液性休克，一般应在纠正休克的前提下进行手术。

2. 非手术治疗

（1）严密观察 对于一时不能明确有无腹部内脏损伤而生命体征尚稳定的患者，严密观察并反复检查伤情的演变，并根据这些变化，不断综合分析，尽早做出结论而不致贻误治疗。观察的内容包括：①每 15～30 分钟测定一次脉率、呼吸和血压；②每 30 分钟检查一次腹部体征，注意腹膜刺激征程度和范围的改变；③每 30～60 分钟测定一次红细胞数、血红蛋白和血细胞比容，了解是否下降，并复查白细胞数是否上升；④必要时可重复进行诊断性腹腔穿刺术或灌洗术。

（2）注意事项 ①不要随便搬动伤者，以免加重伤情；②不能注射止痛剂，以免掩盖伤情；③禁止饮食，以免有胃肠道穿孔时加重腹腔污染。

（3）治疗措施 ①积极补充血容量，防治休克；②注射广谱抗生素以预防或治疗可能存在的腹内感染；③疑有空腔脏器破裂或有明显腹胀时，应进行胃肠减压。

以上方法未能排除腹内脏器损伤或在观察期间出现以下情况时，应终止观察，及时进行手术探查：①腹痛和腹膜刺激征进行性加重或范围扩大；②肠鸣音逐渐减弱、消失或出现明显腹胀；③全身情况有恶化趋势，出现口渴、烦躁、脉率增快或体温及白细胞计数上升；④红细胞计数进行性下降；⑤血压由稳定转为不稳定甚至下降；⑥胃肠出血；⑦积极救治休克而情况不见好转或继续恶化。尽管可能会有少数伤者的探查结果为阴性，但腹内脏器损伤被漏诊，有导致死亡的可能。因此，只要严格掌握指征，剖腹探查术所付出的代价是值得的。

3. 手术治疗 腹部闭合性损伤有内脏损伤或内脏损伤的可能性甚大者，应及时手术探查。手术前应积极地做好充分准备，既不能延误手术，又要避免无所准备地仓促上阵。如腹腔外还有其他合并伤，应首先处理对生命威胁最大的损伤，窒息、呼吸窘迫、气胸、心包填塞、大出血等均应优先处理。

腹部开放性损伤应在适当的术前准备和麻醉后及时手术，一方面处理伤口，另一方面探查整个伤道。如证实为腹腔穿透性伤，应立即扩大伤口探查腹腔，确定有无内脏损伤并给予适当的处理。对于已确诊或高度怀疑腹内脏器损伤者的处理原则是：做好紧急术前准备，力争早期行剖腹探查手术。对于腹腔内脏器损伤本身，实质性脏器损伤常可发生威胁生命的大出血，故比空腔脏器损伤更为紧急，而腹膜炎尚不致在同样的短时间内发生生命危险。

麻醉选择以气管内麻醉比较理想，既能保证麻醉效果，又能根据需要供氧，并防止手术中发生误吸。胸部有穿透伤者，无论是否有血胸或气胸，麻醉前都应先做患侧胸腔闭式引流，以免在正压呼吸时发生危险的张力性气胸。

据可能受伤脏器的位置，选择最易接近的切口进腹。如不能确定受伤的器官时，多采用右侧经腹直肌切口进腹。

切开腹膜后，根据溢出的气体、血液、渗液的性状即可判别是何种脏器损伤。有腹腔内出血时，开腹后应立即吸出积血，清除凝血块，迅速查明来源，加以控制。肝、脾、肠系膜和腹膜后的胰、肾是常见的出血来源。

如果腹腔内没有大出血，则应对腹腔脏器进行系统、有序地探查。探查次序原则上应先探查肝、脾等实质性器官，同时探查膈肌有无破损。接着从胃开始，逐段探查十二指肠第一段、空肠、回肠、大肠及其系膜。然后探查盆腔脏器，再后则切开胃结肠韧带显露网膜囊，检查胃后壁和胰腺。如属必要，最后还应切开后腹膜探查十二指肠二、三、四段。原则上是先处理出血性损伤，后处理穿破性损伤；对于穿破性损伤，应先处理污染重的损伤，后处理污染轻的损伤。

关腹前应彻底清除腹内残留的液体和异物，恢复腹内脏器的正常解剖关系。用生理盐水冲洗腹腔，污染严重的部位应反复冲洗。根据需要放置引流。腹壁切口污染不重者，可以分层缝合，污染较重者，皮下可放置乳胶片引流，或暂不缝合皮肤和皮下组织，留作延期处理。

二、常见内脏损伤的特征和处理

（一）脾破裂

脾脏遭受暴力损伤而发生破裂称脾破裂。脾脏是腹腔内较大的实质性脏器，血运丰富，组织脆弱，易损伤破裂。在腹部闭合性损伤中，脾破裂居于首位。有慢性病理改变（如血吸虫病、疟疾、淋巴瘤等）的脾更易破裂。

脾破裂有三种类型，即中央型破裂（破在脾实质深部）、被膜下破裂（破在脾实质周边部分）和真性破裂（破损累及被膜）。真性脾破裂立即有内出血及轻度腹膜刺激征，表现明显，一般较易诊断。前二者因出血受包膜限制，临床表现不明显，早期诊断不易。如血肿继续增大，可自发地或在轻微外力下突然破裂，称为"延迟性脾破裂"，多发生于伤后1~2周内。如疑有中央型或被膜下脾破裂的可能，应进行B超检查，多能确诊。此类患者应予住院观察，严格卧床休息，给予止血剂，加强监测，定期用B超观测脾的变化，做好随时手术的准备。若发生破裂出血，应立即手术治疗。

真性脾破裂时常并发休克，应在加快输血、输液、抗休克的同时施行手术治疗，拖延手术时间可使出血更多，休克严重，增加危险。手术进入腹腔后首先用手捏住脾蒂，控制出血，一面吸除积血，同时探查以明确诊断并决定手术方式。由于脾组织脆弱，不易缝补止血，一般多采用脾切除术治疗，尤其是裂口广泛、深大者。近来因鉴于脾脏参与免疫功能，脾切除的儿童有可能发生难以控制的暴发性感染，故建议尽量保留脾脏。表浅的或局限的脾破裂，提倡采用修补、缝合或粘合止血或脾部分切除等治疗，但均应在保证安全下施行。严重的脾破裂仍应行脾切除术。

（二）肝破裂

肝脏遭受强大暴力损伤而破裂，称为肝破裂。肝脏因其体积大，重量大，质地脆弱，血运丰富，结构和功能复杂，故伤情往往较重，死亡率和并发症发生率都极高。肝破裂的病理类型和临床表现与脾破裂相似，不过肝破裂后可有胆汁与血同时进入腹腔，故其腹痛及腹膜刺激征较脾破裂时明显。肝破裂的临床表现和损伤的严重性与有无合并胆管损伤及血管损伤有关。浅表的肝破裂出血可自行停止，出血量和速度亦小于脾破裂。被膜下破裂或中央型破裂也有转为真性破裂的可能，但较少。深大的真性肝破裂出血较多，如伴有较大的肝血管破裂，可发生致命性大出血。肝被膜下破裂也有转为真性破裂的可能，而中央型肝破裂则更易发展为继发性肝脓肿。肝破裂的出血有时会进入肠腔而出现呕血或黑便。B超检查对肝破裂的诊断有重大帮助。

肝破裂原则上均应手术治疗。手术治疗的原则是：彻底清创、确切止血、防止胆瘘、清除失活的肝组织、充分引流和处理其他合并伤。多数情况需要的是清创性切除；清除血块及无活力的肝组织，用大网膜覆盖创面后做间断或褥式缝合；严重损伤无法修补者，可做肝部分切除术。对术中汹涌的大出血，限于设备及技术条件无法施行手术者，可先在伤部填入网膜或止血海绵后，再有计划地填纱布压迫止血，使其不与创面直接接触，尚不失为挽救生命、争取时间的应急手段。无论何种手术均应留置多孔硅胶双套管行负压吸引，以引流出渗出的血液和胆汁，防止感染。

（三）小肠损伤

小肠是人体腹腔内占位最广的器官，因腹前壁、侧壁均为软组织，不能充分保护小肠，故受伤的机会较多，在战伤中占第一位。在平时的钝性损伤中，与脾破裂的发生概率相近。更因其重叠盘曲，常会在一次创伤中发生多处破损，故剖腹后应有序地全面检查，以免遗漏。伤后一般于早期即表现有明显的腹膜炎，诊断多不难。但有时在早期，肠壁只有挫伤，稍后才发生穿孔；或穿孔较小，或穿孔暂时被肠管或大网膜堵塞，漏至腹腔的肠内容物少，以致自觉症状较轻，临床表现不典型，腹腔穿刺结果为阴性，X线检查无气腹征，诊断困难。但只要仔细检查，系统地严密监测，还是可以避免漏诊的。

治疗方法以手术修补为主，采用间断的横向缝合方法修补裂口，以免术后肠腔狭窄。如属以下情况，应采用部分小肠切除同时做肠吻合术，恢复肠道的连续性：①肠壁缺损大或一小段肠袢有多处破口，修补缝合后可能发生肠腔狭窄；②肠系膜血管损伤，一段肠袢血运障碍，或已无活力；③肠管已大部分或完全断裂。以上情况如患者状态极差，可暂将肠管外置，待患者情况好转后再作二期处理。

（四）结、直肠损伤

结肠损伤发生于上腹部和两侧腹部的损伤，直肠损伤发生于盆腔的损伤。结、直肠内容物黏稠，甚至已成粪便，破裂后漏出较慢，而且其刺激性较弱，故早期腹膜刺激征不明显，容易被忽视。结肠除横结肠、乙状结肠外均为腹膜间位器官，在两侧位置固定，活动度小；结肠肝曲、结肠脾曲、直肠位置深，经一般剖腹探查切口不易显露，如损伤在结肠后壁，则更难探查，故结、直肠损伤的诊断有一定的难度。

结、直肠是身体内含细菌较多的器官，破裂后腹腔内的沾染严重；结、直肠的血运不及小肠丰富，愈合能力不及小肠；而且结、直肠内容物较多且硬，伤后引起腹膜炎和手术后发生肠瘘等并发症的可能也增多。

结、直肠损伤的治疗原则是：除右半结肠小的新鲜伤口、腹腔污染很轻、一般情况良好的患者可做一期修补或切除吻合外，一般多先做暂时性肠造口术或肠外置术；3～4周后，经适当准备再做二期手术。若采用一期修补或切除吻合者，最好在其近口端做造口术，转移粪流，减少吻合口的感染和瘘的形成。污染轻者也可行一期修补或肠切除吻合术，术中要加强防护、减少污染，术毕腹腔及腹壁也要清洗干净，并置腹腔引流管。术前、术后应使用抗生素预防感染。

第五节 泌尿系统损伤

由于肾、输尿管、膀胱、后尿道受到周围组织和器官的良好保护，通常不易受伤。泌尿系统损伤大多是胸、腹、腰部或骨盆严重损伤的合并伤，此外也常见于医源性损伤，包括手术、内镜检查、各种器械检查等所致的损伤。泌尿系损伤在泌尿外科比较常见，最多见的是男性尿道损伤，其次是肾和膀胱损伤，输尿管损伤最少见。泌尿系损伤属于中医"腰痛""腹痛""血淋"等范畴。

泌尿系损伤主要表现为出血和尿外渗。大出血可引起休克，血肿和尿外渗可继发感染，严重时导致脓毒症、周围脓肿、尿瘘或尿道狭窄。病情严重者，若不及时合理治疗，会造成严重后果，甚至危及患者生命。

一、肾损伤

肾损伤通常是严重多发性损伤的一部分，多见于成年男子。肾脏深藏于肾窝内，上有膈肌，前有腹壁及腹腔脏器，后有脊椎、腰大肌、腰方肌，外有第 10～12 肋骨等保护，正常肾在脂肪囊内有一定的活动度，可以缓冲外来暴力的作用，因而不易受到损伤。但肾脏实质脆弱，包膜薄，受暴力打击或牵拉时，会发生破裂或肾蒂损伤。肾脏血液循环丰富，在挫伤或轻度裂伤时容易愈合。

【病因与分类】

1. 开放性损伤 因弹片、枪弹、刀刃等锐器致伤，多见于战时。肾和皮肤均受到损伤，肾损伤与外界相通，常合并腹、胸部其他组织器官损伤，损伤复杂而严重。

2. 闭合性损伤 体表皮肤完整，肾损伤与外界不相通，由于钝性暴力所引起。直接暴力如撞击、跌打、挤压、肋骨或横突骨折等，是作用物体直接打击腹部和腰部。间接暴力如对冲伤、突然暴力扭转等，多见于高空坠落时，足跟或臀部着地发生的减速伤，肾脏由于惯性作用继续下降，可发生肾实质损伤或肾蒂撕裂伤。自发性肾破裂是由于肾脏本身病变，如积水、肿瘤、结核、囊性疾病等，当肾体积增加到一定程度，肾实质变薄，轻微外伤或体力劳动时，也可造成严重的"自发性"肾破裂。偶然在医疗操作中如肾穿刺、腔镜泌尿外科检查或治疗时，也可能发生肾损伤。

【病理】临床上最多见的为闭合性肾损伤，根据损伤的程度可分为以下病理类型（图 9-2）：

图 9-2 肾损伤病理类型

（1）肾挫伤；（2）肾部分裂伤；（3）肾全层裂伤；（4）肾蒂损伤

1. 肾挫伤 最多见，损伤仅局限于部分肾实质，形成肾瘀斑和（或）包膜下血肿，肾包膜及肾盂黏膜完整。一般症状轻微，可以自愈。

2. 肾部分裂伤 肾实质破裂，如肾包膜尚完整，只形成包膜下血肿；如肾包膜破裂则形成肾周围血肿。肾实质、包膜及肾盂黏膜破裂时，导致肾周围血肿伴尿外渗或肉眼血尿。由于尿外渗，会引起肾周围组织蜂窝织炎或肾周围脓肿。

3. 肾全层裂伤 肾实质深度裂伤，外及肾包膜，内达肾盂肾盏黏膜，常引起广泛的肾周血肿、血尿和尿外渗，患者处于失血性休克状态。若肾横断或碎裂时，可导致部分肾组织缺血、坏死。

4. 肾蒂损伤 肾蒂或肾段血管的部分或全部撕裂时可引起大出血、休克，常来不及诊治而死亡。

肾损伤晚期病理改变包括长期尿外渗，形成尿囊肿；血肿、尿外渗引起组织纤维化，压迫肾盂、输尿管交界处导致肾积水；部分肾实质缺血或肾蒂周围纤维化压迫肾动脉，引起肾血管性高血压等。

【临床表现】肾损伤的临床表现与损伤程度有关，常不相同，尤其在合并其他器官损伤时，肾损伤的症状不易被察觉。其主要表现有休克、血尿、疼痛、腰腹部肿块、发热等。

1. 休克 严重肾裂伤、肾蒂裂伤或合并其他脏器损伤时，因损伤和失血常发生休克。伤后即刻出现，可能为剧烈疼痛所致；短期内很快出现，时常提示严重的内出血。

2. 血尿 绝大多数肾损伤患者可出现血尿。轻者为镜下血尿；重者出现肉眼血尿，可伴有条状血块和肾绞痛。肾挫伤时可出现少量血尿；严重肾裂伤则呈大量肉眼血尿，并有血块阻塞尿路。尿内出血量的多少不能判定损伤的范围和程度，严重损伤而大量出血时常因血块或肾组织碎片阻塞输尿管，血尿可不明显。

3. 疼痛 肾包膜下血肿、肾周围软组织损伤、出血或尿外渗可引起患侧腰、腹部疼痛。体检可有腰部压痛和叩击痛，严重时腰肌紧张和强直。血液、尿液渗入腹腔或合并腹内脏器损伤时，出现全腹疼痛和腹膜刺激症状。血块通过输尿管时可发生肾绞痛。

4. 腰腹部肿块 血液、尿液渗入肾周围组织可使局部肿胀，形成肿块。腰部可有压痛和叩击痛，严重时腰肌紧张和强直。

5. 发热 血肿和尿外渗可继发感染，甚至导致肾周脓肿或化脓性腹膜炎，伴有全身中毒症状。

【诊断】根据病史、症状、体征和尿液检查可做出初步诊断。要进一步了解损伤范围和程度，必须选择相关的特殊检查。

1. 病史与体检 任何腹部、背部、下胸部外伤或受对冲力损伤的患者，无论是否有典型的腰腹部疼痛、肿块、血尿等，均要注意肾损伤的可能。有时症状与肾损伤的严重程度并不相符。严重的胸、腹部损伤时，往往容易忽视泌尿系统损伤的临床表现，应当尽早收集尿液标本，做尿常规检查，以免贻误诊断。

2. 实验室检查

（1）尿常规 尿中会有大量红细胞。

（2）血常规 血红蛋白与红细胞压积持续降低，提示有活动性出血。白细胞数增加，应注意继发感染的可能。

3. 特殊检查 目的在于发现损伤的部位和程度，有无尿外渗或肾血管损伤及对侧肾情况。B 型超声检查能提示肾损伤的部位和程度，可了解有无被膜下和肾周围血肿及尿外渗，其他器官损伤及对侧肾等情况；CT 检查可清晰显示肾实质裂伤、尿外渗及血肿范围，显示无活力的肾组织，并可了解与周围组织和腹腔内其他脏器的关系；排泄性尿路造影可显示肾功能、上尿路形态及有无造影剂外渗，以评价肾损伤的范围和程度；肾动脉造影适宜于排泄性尿路造影未能提供肾损伤的部位和程度，尤其是伤侧肾未显影者，可了解肾动脉和肾实质损伤情况，同时可发现有无肾动脉血栓形成。

【治疗】肾损伤的处理与损伤程度直接相关，治疗方法的选择要根据患者伤后的一般情况、受伤的范围和程度及有无其他器官的严重损伤而确定。

1. 急救治疗 对大出血而休克的患者应采取抗休克、复苏等急救措施，严密观察生命体征变化，同时明确有无合并伤，并积极做好手术探查准备。

2. 保守治疗

（1）绝对卧床休息2～4周，症状完全消失2～3个月后方可参加体育活动。

（2）镇静、止痛及止血药的应用。

（3）应用抗生素防治感染。

（4）加强支持疗法，保持足够尿量。

（5）动态检测血红蛋白和血细胞比容。

（6）定时监测生命指征及局部体征的变化。

3. 手术治疗 一旦确定为严重肾裂伤、粉碎肾或肾蒂伤，应立即手术探查。保守治疗者，当发现下列情况时，应立即施行手术：

（1）经积极抗休克治疗后症状不见改善，提示仍有活动性出血。

（2）血尿加重，血红蛋白和血细胞比容继续下降。

（3）腰腹部肿块明显增大并疑有腹腔脏器损伤。

手术时可根据肾损伤的程度和范围，选择肾周围引流、肾修补或肾部分切除、肾切除、肾血管修复及肾动脉栓塞等术式。

4. 并发症处理 常由出血或尿外渗及继发性感染等所引起。腹膜后尿囊肿或肾周脓肿要切开引流。输尿管狭窄、肾积水需施行输尿管成形术或肾切除术。恶性高血压要做血管修复或肾切除术。动静脉瘘和假性肾动脉瘤应予以修补，如在肾实质内则可行部分肾切除术。持久性血尿可施行选择性肾动脉造影及栓塞术。

二、膀胱损伤

膀胱损伤分为开放性损伤和闭合性损伤。膀胱开放性损伤常见于战时，往往合并其他脏器损伤；闭合性损伤偶见于下腹部踢伤、挤压等直接暴力损伤或并发于骨盆骨折。膀胱是位于腹膜外盆腔内的空腔脏器。膀胱空虚时位于骨盆深处，受到周围筋膜、肌肉、骨盆及其他软组织的保护，除贯通伤或骨盆骨折外，很少为外界暴力所损伤。膀胱在充盈300mL尿液时，膀胱壁变薄而紧张，高出耻骨联合伸展至下腹部，易遭受损伤。

【病因与分类】根据损伤的病因不同，膀胱损伤可分为开放性损伤、闭合性损伤和医源性损伤三类。

1. 开放性损伤 由弹片、子弹或锐器贯通所致，常合并其他脏器损伤，如直肠、阴道损伤，形成腹壁尿瘘、膀胱直肠瘘或膀胱阴道瘘。

2. 闭合性损伤 当膀胱充盈时，下腹部遭撞击、挤压、骨盆骨折骨片刺破膀胱壁等而受伤。产程过长，膀胱壁被压在胎头与耻骨联合之间引起缺血性坏死，可致膀胱阴道瘘。

3. 医源性损伤 见于膀胱镜检查或治疗，如膀胱颈部、前列腺、膀胱癌等电切术，盆腔手术、腹股沟疝修补术、阴道手术等可伤及膀胱。

【临床表现】 膀胱壁轻度挫伤仅有下腹部疼痛，少量终末血尿，短期内自行消失。膀胱全层破裂时症状明显，腹膜外型或腹膜内型的破裂各有其特殊的表现。

1. 休克　骨盆骨折所致剧痛、大出血，膀胱破裂引起尿外渗及腹膜炎等，伤势严重，易发生休克。

2. 腹痛　腹膜外破裂时，尿外渗及血肿可引起下腹部疼痛、压痛及肌紧张；直肠指检可触及肿物和触痛。腹膜内破裂时，尿液流入腹腔，可出现急性腹膜炎症状，并有移动性浊音。

3. 血尿和排尿困难　有尿急和排尿感，但仅排出少量的血尿。如有血块堵塞时，尿液外渗至膀胱周围或腹腔，尿道可无尿液排出。

4. 尿瘘　开放性损伤可有体表伤口漏尿；如与直肠、阴道相通，则经肛门、阴道漏尿。闭合性损伤在尿外渗感染后破溃，可形成尿瘘。

【诊断】 根据病史、体征及其他检查结果，可以确诊膀胱损伤。但如伴有其他脏器损伤，膀胱损伤的病象可被其隐蔽。故凡下腹部、臀部或会阴部有损伤时，或下腹部受到闭合性损伤时，患者有尿急而不能排尿或仅排出少量血尿时，均应想到膀胱已受损伤。

1. 病史和体征　患者下腹部或骨盆受到外来暴力后，出现腹痛、血尿及排尿困难，体检发现耻骨上区压痛，直肠指检触及直肠前壁有饱满感，提示腹膜外膀胱破裂。全腹剧痛，腹肌紧张，压痛及反跳痛，并有移动性浊音，提示腹膜内膀胱破裂。骨盆骨折引起膀胱及尿道损伤，则兼有后尿道损伤的症状和体征。

2. 导尿试验　膀胱损伤时，导尿管可顺利插入膀胱，仅流出少量血尿或无尿流出。经导尿管注入灭菌生理盐水 200mL，片刻后吸出，液体外漏时吸出量会减少，腹腔液体回流时吸出量会增多。若液体进出量差异很大，提示膀胱破裂。

3. X 线检查　腹部平片可以发现骨盆或其他骨折。自导尿管注入 15% 泛影葡胺 300mL 行膀胱造影，拍摄前后位片，抽出造影剂后再摄片，可发现造影剂漏至膀胱外，排液后的照片更能显示遗留于膀胱外的造影剂。腹膜内膀胱破裂时，则显示造影剂衬托的肠袢。也可注入空气造影，若空气进入腹腔，膈下见到游离气体，则为腹膜内破裂。

【治疗】 膀胱破裂的早期治疗包括综合疗法、休克的防治、紧急外科手术和控制感染。晚期治疗主要是膀胱瘘修补和一般支持性的处理。

1. 休克的处理　休克的预防和治疗是最首要的急救措施，也是手术前必要的准备，包括输血、输液及兴奋剂的应用等，迅速使患者脱离休克状态。

2. 紧急外科手术　处理的方法依损伤的位置、感染的情况和有无伴发损伤而定。手术的主要目标为尿液的引流、出血的控制、膀胱裂口的修补和外渗液的彻底引流。若腹腔内其他器官也有损伤，应同时给予适当的处理。

3. 晚期治疗　主要是处理膀胱瘘，必须待患者一般情况好转和局部急性炎症消退后才可进行。长期膀胱瘘可使膀胱发生严重感染和挛缩，应采取相应防治措施。手术主要步骤是切除瘘管和瘘孔边缘的瘢痕组织，缝合瘘孔并做高位的耻骨上膀胱造瘘术。结肠造口应在膀胱直肠瘘完全修复愈合后才关闭。膀胱阴道瘘与膀胱子宫瘘应进行修补，在耻骨上膀胱另造瘘口，并引流膀胱前间隙。

三、尿道损伤

尿道损伤在泌尿系损伤中最为常见，多发于男性。男性尿道以尿生殖膈为界，分为前、后两段。前尿道包括球部和阴茎部，后尿道包括前列腺部和膜部。球部和膜部的损伤多见，如处理不当，常产生尿道狭窄、尿瘘，不但影响排尿功能，还可导致尿路感染及肾功能受损或阴茎勃起功能障碍等。

【病因与分类】尿道损伤分为开放性和闭合性两类。开放性损伤多因弹片、锐器伤所致，常伴有阴囊、阴茎或会阴部贯通伤；闭合性损伤为挫伤、撕裂伤或腔内器械直接损伤。

1. 尿道内损伤 绝大多数是在应用经尿道器械操作或排出异物（如结石）时发生损伤。少数性变态、酒醉或精神患者用发针、铁丝类异物插入尿道而引起损伤。

2. 尿道外暴力损伤 这种损伤较尿道内损伤多见，可为贯通伤或闭合伤。贯通性尿道损伤主要见于战伤，尿道被火器或利器所穿破，受伤部位大多在球、膜部，海绵体部和前列腺部较少见。闭合性尿道损伤常见于会阴部骑跨伤和踢伤，受损部位多见于球部尿道；伴骨盆骨折时，常伴前列腺部尿道损伤。

【病理】尿道损伤可仅伤及黏膜或为尿道壁挫伤，但大多伤及全层而致尿道破裂。这种破裂可为纵行也可为横断，若完全割断而使断端上下回缩，两端之间有一空隙和错位。尿道全层裂伤后可有血尿外溢，血尿外渗的范围视尿道损伤的部位和程度不同而各不相同。临床上，尿道外伤后的尿外渗有以下两种类型：

1. 前尿道损伤时，尿液外渗到阴囊、阴茎、会阴浅层和腹部。因腹壁浅筋膜固定于腹股沟韧带处，故尿液不会外渗到两侧股部（图9-3）。

前膜壁浅筋膜

外渗尿液

阴茎浅筋膜

阴茎筋膜

会阴浅筋膜

图9-3 球部尿道损伤尿外渗的范围

2. 当尿道破裂发生在后尿道即尿生殖膈两层之间或此膈之后，尿液会沿前列腺处外渗到耻骨后间隙和膀胱周围。膀胱主要由膜部尿道固定于尿生殖膈，若尿道完全断裂时，膀胱常被外渗的血液和尿液推向上方，使尿道两断端相距一大间隙（图9-4）。

尿道破裂可并发尿道周围脓肿和尿瘘。晚期由于纤维瘢痕的形成，可产生尿道狭窄。

外渗尿液

尿生殖膈

图9-4 后尿道损伤尿外渗的范围

【临床表现】尿道损伤的症状取决于损伤的病因，尿道损伤的程度、范围和伴发的其他脏器损伤情况。

1. 休克 见于严重的损伤，尤多见于伴有骨盆骨折的后尿道损伤。

2. 疼痛 受损伤处有疼痛，有时可放射到尿道外口。疼痛尤其于排尿时更为剧烈。

3. 尿道出血 如损伤在尿道膜部的远端，即使不排尿时，也可见尿道外口滴血。如损伤在后尿道，则出血多见于排尿时，于排尿前或后有少量血液滴出。

4. 排尿困难和尿潴留 尿道完全断裂时，患者会有尿潴留。尿道挫裂伤时，也可因疼痛而致括约肌痉挛出现排尿困难和尿潴留。

5. 局部肿胀和瘀斑 受伤处组织出现肿胀和瘀血。如尿道骑跨伤者，会阴部、阴囊处可见肿胀、明显瘀斑。

6. 尿外渗和尿瘘 尿道全层裂伤后，当患者用力排尿时，尿液可由裂口外渗到周围组织中。一旦继发感染致蜂窝组织炎，可出现脓毒血症。如不予及时治疗，可致死亡。如为开放性损伤，则尿液可从皮肤创口、肠道或阴道瘘口流出，最终形成尿瘘。

【诊断】根据病史和体征，有典型症状及血肿、尿外渗分布，尿道损伤的诊断并不困难。为检查尿道是否连续与完整，可行导尿术。一旦插入导尿管，应予留置，用以引流尿液并支撑尿道。尿道造影检查可显示损伤部位与程度，骨盆前后位X线摄片可显示骨盆骨折，有助于后尿道损伤的诊断。B型超声检查可了解有无被膜下和膀胱周围血肿及尿外渗情况。

【治疗】

1. 紧急处理 尿道球海绵体严重出血或骨盆骨折可致休克，应尽早采取抗休克措施。前者应立即手术止血；后者勿随意搬动，以防加重出血和损伤。尿潴留时，若未能立即手术，可做耻骨上膀胱穿刺造瘘引流尿液。尿道损伤或轻度裂伤者，排尿有困难时，予以保留导尿1周，并用抗生素预防感染。

2. 手术治疗

（1）前尿道横断或严重撕裂 经会阴切口，有血肿时应予清除，再做尿道断端吻合术，留置导尿2~3周，同时做引流和耻骨上膀胱造瘘术。

（2）后尿道损伤 早期做耻骨上高位膀胱造瘘。尿道不完全撕裂，一般在3周内愈合，恢复排尿。早期部分患者可行尿道会师复位术。尿道会师复位术后留置导尿管3~4周，若经过顺利，排尿通畅，可避免第二期尿道吻合术。

（3）并发症处理 尿道狭窄应定期施行尿道扩张术，无效者可用尿道镜行狭窄尿道切开，或于伤后3个月切除尿道瘢痕组织行尿道端端吻合术。后尿道合并直肠损伤，早期可立即修补，并做暂时性结肠造瘘。尿道直肠瘘时，一般3~6个月后再施行修补手术。

第六节　烧　　伤

烧伤是指因热水、蒸气、火焰、电流、放射线、酸、碱等引起的损伤。因高温造成的热烧伤，临床上最为常见。

一、病理生理及临床分期

1. 渗出期　大面积烧伤因体液大量渗出，可致低血容量性休克。伤后2~3小时最为急剧，8小时达高峰，48小时渐趋恢复，渗出于组织间的水肿液开始回收。

2. 感染期　伤后3~5天是感染高峰，此时创面坏死组织溶解及蛋白不断渗出，加上早期休克的打击及皮肤屏障功能的破坏，免疫防御功能低下，极易引起感染。如早期处理不当，感染进行性加重，并向四周或深部组织蔓延，可引起脓毒症或菌血症。

3. 修复期　伤后5~8天，组织开始修复，浅度烧伤多能自行愈合；深Ⅱ度烧伤依靠残存上皮在痂皮下融合修复；Ⅲ度烧伤创面较大时，需用皮肤移植等措施修复。

二、伤情判断

1. 烧伤面积的估计

（1）手掌法　适用于小面积或散在烧伤的估算。伤者五指并拢的手掌面积，约占其全身体表面积的1%。

（2）中国新九分法　主要用于成人，即将全身体表面积分为11个9%，另加1%，构成100%的体表面积计算。儿童因头部较大而下肢较小，应结合年龄进行计算。具体方法见表9-3、图9-5。

表9-3　中国新九分法

部位		占成人体表%		占儿童体表%
头颈	发部	3		
	面部	3	9×1	9 +（12 - 年龄）
	颈部	3		
双上肢	双上臂	7		
	双前臂	6	9×2	9×2
	双手	5		
躯干	躯干前	13		
	躯干后	13	9×3	9×3
	会阴	1		
双下肢	双臀	5*		
	双大腿	21	9×5 +1	9×5 +1 -（12 - 年龄）
	双小腿	13		
	双足	7*		

*成年女性的臀部和双足各占6%。

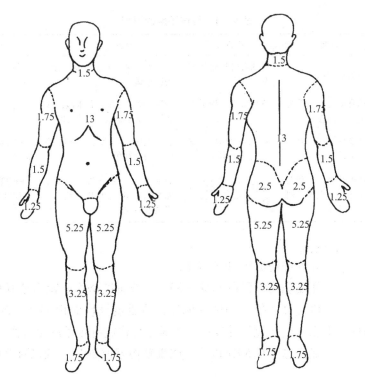

图9-5 中国新九分法

2. 烧伤深度的估计 一般按三度四分法分度，即Ⅰ度、浅Ⅱ度、深Ⅱ度和Ⅲ度烧伤。烧伤深度分度见图9-6；烧伤深度的识别见表9-4。

图9-6 烧伤深度分度示意图

表 9 - 4　烧伤深度的识别

烧伤深度	深度	病理	创面表现	愈合过程
Ⅰ度	达表皮角质层	局部血管扩张、充血	红、肿、热、痛、感觉过敏、表面干燥	2～3 天后痊愈、无瘢痕
浅Ⅱ度	达真皮浅层，部分生发层健在	血浆渗出，积于表皮与真皮之间	剧痛，感觉过敏，有水泡，基底均匀发红潮湿，水肿明显	1～2 周痊愈，无瘢痕
深Ⅱ度	达真皮深层，有皮肤附件残留	局部组织坏死，皮下层渗出明显	痛觉迟钝，有水泡，基底苍白，间有红色	3～4·周痊愈，有轻度瘢痕
Ⅲ度（焦痂）	达皮肤全层，甚至深达皮下组织、肌肉、骨骼	皮肤坏死，蛋白质凝固，形成焦痂	痛觉消失，无弹性，干燥，无水泡，如皮革状，蜡白、焦黄或炭化	2～4 周焦痂脱落，须植皮才能愈合，可形成瘢痕和瘢痕牵缩

3. 烧伤严重性分度

（1）轻度烧伤　Ⅱ度烧伤面积 10% 以下。

（2）中度烧伤　Ⅱ度烧伤面积在 11%～30%，或Ⅲ度烧伤面积不足 10%。

（3）重度烧伤　烧伤总面积在 31%～50%；或Ⅲ度烧伤面积 11%～20%；或烧伤面积虽不足 31%，但已发生休克等并发症、呼吸道烧伤或有较重的复合伤。

（4）特重烧伤　烧伤总面积 50% 以上，或Ⅲ度伤超过 20%，或已有严重并发症。

三、烧伤并发症

1. 感染　烧伤后皮肤屏障功能破坏，机体免疫防御功能低下，易致细菌感染。严重烧伤时肠黏膜因应激性损害，肠道微生物、内毒素等均可进入血液，导致内源性感染，重者可致脓毒症。

2. 休克　重度烧伤时，体液大量渗出可致低血容量性休克，或因强烈损伤刺激引发神经性休克。如早期处理不当，极易导致多器官功能衰竭。

3. 肺部感染　呼吸道烧伤、肺水肿及脓毒血症等可引起肺部感染，或继发呼吸窘迫综合征，导致急性呼吸衰竭。

4. 急性肾功能衰竭　血容量减少可致肾缺血，加上血红蛋白、肌红蛋白及细菌毒素等对肾的损害，导致急性肾功能衰竭。

5. 应激性溃疡和胃扩张　严重烧伤可导致胃及十二指肠黏膜出现糜烂、溃疡或出血。

此外，严重烧伤还可导致心功能损害、脑水肿及肝坏死等。

四、烧伤的救治

1. 治疗原则

（1）保护烧伤创面。

（2）防治低血容量性休克。

（3）预防局部和全身性感染。

（4）促使创面早日愈合。

（5）防治器官功能衰竭。

2. 现场急救

（1）一般处理　①脱离致伤源；②保护受伤部位，避免再次损伤；③减少创面污染；④镇静止痛；⑤防治休克。

（2）保持呼吸道通畅　如火灾现场有燃烧烟雾、爆炸粉尘等，应注意有无吸入性损伤，必要时给予吸氧、气管切开等处理。

（3）积极处理复合伤　如患者有大出血、窒息、开放性气胸、骨折等，应施行相应的急救处理。

3. 创面处理

（1）创面清理　以灭菌盐水冲洗创面，去除污物，修剪毛发及指（趾）甲，剪除破损水泡表皮，外用烫伤药物。如休克者先抗休克治疗，好转后再作清创。

（2）创面用药　①小面积Ⅱ度烧伤，水泡完整者，可外涂碘伏等，穿刺抽出水泡液，加压包扎。②较大面积的Ⅱ度烧伤，水泡完整，或小面积水泡已破者，剪去水泡皮；外用1%磺胺嘧啶银霜剂、碘伏等。创面给予暴露或包扎。③Ⅲ度烧伤创面可先外用碘伏，待去痂处理。

（3）暴露疗法　将创面直接暴露于空气中，促使创面迅速干燥而形成干痂，可减少细菌繁殖，保护创面。适用于创面严重污染的四肢、躯干深度烧伤及头面、会阴等不易包扎的部位。应注意室内床单及毛巾等需经无菌处理；室内保持合适的温度和湿度，空气应予消毒净化处理；创面尽量不要受压或减少受压。创面可使用收敛、制痂及抗菌药物。

（4）包扎疗法　清理创面后，用凡士林纱布外敷，外盖无菌敷料包扎。可隔绝外来污染及保护创面。如无渗液或感染，可5～7天换药；敷料潮湿或有脓液者，1～2天换药1次。适用于小儿及四肢等烧伤。注意关节部位功能位的包扎，手、足指（趾）宜分开包扎。

（5）湿敷疗法　适用于轻中度烧伤，如使用烧伤油膏外敷等。

（6）焦痂的处理　深Ⅱ度或Ⅲ度烧伤创面多有焦痂形成，易致痂下感染。应在伤后3～5天内使用手术削痂或切痂等方法处理。削痂主要用于深Ⅱ度烧伤，削去坏死组织，使之形成新鲜创面。切痂主要用于Ⅲ度烧伤，将焦痂和坏死组织一起切除。

（7）植皮　创面处理干净应及时植皮。小面积深度烧伤可行自体皮移植。大面积深度烧伤如自体皮源不足，可用大张异体皮或异种皮打孔加自体皮片嵌入，或用大张异体皮加自体微粒皮移植覆盖创面。还可应用自体表皮、异体真皮皮浆复合皮移植，或自体皮体外培养，增容后再覆盖创面等技术。

（8）感染创面处理　脓性分泌物可选用湿敷、半暴露法或浸浴法等去除。创面换药可每日或隔日一次。创面感染控制后，如肉芽组织良好，应及时植皮，促使创面愈合。

4. 全身治疗

（1）防治休克

① 补液种类：因烧伤后渗出液体主要是血浆成分，故所补液体中应包括晶体液如

平衡盐水或等渗盐水等，还需有胶体液如血浆、全血、右旋糖酐、羟乙基淀粉等。

② 补液量：常用计算公式是：伤后第一个 24 小时每 1% 烧伤面积（Ⅱ度、Ⅲ度）每公斤体重补胶体和晶体液量共 1.5mL（小儿 2.0mL），胶体和晶体的比例为 0.5 : 1。

③ 补液方法：伤后 8 小时补入总量的 1/2，另 1/2 于之后 16 小时补入。第二个 24 小时补胶体和晶体的量为第一个 24 小时的一半，水分仍为 2000mL。第 3 日起静脉补液可减少或口服补液。

举例：烧伤Ⅱ度面积 60%，体重 50kg 的患者，第 1 个 24 小时输入总量为 $60 \times 50 \times 1.5 + 2000 = 6500$mL，其中胶体为 $60 \times 50 \times 0.5 = 1500$mL，晶体为 $60 \times 50 \times 1 = 3000$mL，水分为 2000mL。伤后 8 小时输入电解质溶液、胶体、水分均为第 1 个 24 小时的一半，共 3250mL；以后 16 小时亦输入剩下的 3250mL。第 2 个 24 小时输入量为电解质溶液 1500mL，胶体液 750mL，水分 2000mL，共 4250mL。

（2）防治感染

① 积极处理创面：对深度烧伤创面进行消痂、切痂及植皮，是防治全身性感染的关键措施。

② 应用抗菌药物：根据创面分泌物的性状、细菌培养和药敏试验结果，选择有效抗生素。

③ 增强机体免疫能力：如应用免疫球蛋白或输入新鲜血浆，较大面积烧伤应给予注射破伤风抗毒素等。

（3）营养支持　烧伤后能量消耗过大，可经胃肠道或静脉进行营养补充。如静脉输入全血、血浆和白蛋白等，也可进食高蛋白、低脂肪、含纤维素的食物。同时还应注意水、电解质紊乱的纠正。

5. 防治器官功能衰竭　严重烧伤可引起肺部感染、肺不张等多器官损伤，应注意防治，如协助患者排痰、选用抗菌药物、改善通气功能、吸氧等。如出现尿少、血红蛋白尿等，应考虑血容量不足、溶血等，应采取改善肾灌流、利尿、碱化尿液等措施。

第七节　咬　蜇　伤

自然界能够攻击人类造成损伤的动物数以万计，动物利用其牙、爪、角、刺等袭击人类，咬、爪、刺、撕造成机体不同程度的咬伤、蜇伤和其他损伤，严重者可使人致残或死亡。因此了解各种动物的致伤特点，采取有针对性的治疗，可降低伤残或死亡。

一、致伤机制

1. 中毒　中毒是咬、蜇伤应关注的问题。常见的是节肢动物中的黄蜂、蝎子、蜈蚣、黑蜘蛛的蜇（刺）伤；爬虫类动物以毒蛇咬伤多见；水中动物如水母、海胆、海星刺伤，也可产生毒液。

2. 机械性损伤　动物利用其牙、爪、钳、角、刺等攻击人类，除造成不同程度的咬、蜇（刺）伤外，严重者尚可有大块软组织撕裂毁损。

3. 继发感染 除受伤后环境污染外，更重要的是动物口腔、唾液、爪甲污垢等的污染。动物口中，尤其是哺乳动物口腔中菌种杂、菌量大；伤口中可带进异物，如泥土、衣服、动物牙齿、毛、爪、尾刺等。常见的是化脓性细菌感染，非芽胞性厌氧菌感染也较多见。在深部刺伤，特别是利牙所致者，可有广泛的肌肉撕裂伤，气性坏疽和破伤风也不少见；此外，可传染疾病如狂犬病、鼠疫、鼠咬热、兔热病、黑热病、黄热病、羌虫病等。

二、急救处理原则

1. 详询受伤史 尽可能了解受伤时间、地点、何种动物所伤。

2. 基本处理原则 如果一时无法识别动物种类，可按下列基本原则处理：

（1）如系咬伤，应尽早进行清创，清除一切失活的组织和异物；常规应用有效抗生素，特别注意厌氧菌感染的防治，常规注射破伤风抗毒素。

（2）如系蜇（刺）伤，应仔细检查刺入处有无折断的尾针（异物），应在无菌条件下去除。急救时可用肥皂水或弱碱液中和毒液，因为大多数蜇（刺）伤的毒液为酸性，局部用碘伏消毒后包扎。

（3）在未否定疯狗或毒蛇咬伤以前，一律按疯狗或毒蛇咬伤处理。

（4）给予镇痛、镇静药。

（5）门诊观察或住院进行后续治疗。

三、兽、畜类咬伤

兽、畜类咬伤是一种常见的外伤。在农村多为狗、猪、马、猫、鼠等咬伤，在城市以狗、猫等动物咬伤多见。利齿咬伤伤口深细，周围组织常有不同程度的挫裂损伤，动物口腔内菌种多、菌量大。兽、畜类咬伤伤口污染严重，致病菌有需氧菌和厌氧菌，异物也常被带入伤口，容易继发感染。兽、畜类咬伤后伤口应立即清创，清除异物和一切失活的组织，以生理盐水或稀释的碘伏溶液反复冲洗伤口，再用3%过氧化氢液淋洗，然后用碘伏消毒伤口周围皮肤，伤口应开放引流。必须在伤后12小时内注射破伤风抗毒素1500U，早期应用抗生素预防感染。

兽、畜类咬伤还可传播一些疾病，如狂犬病、鼠咬热、猫爪病等，以狂犬病最常见。狂犬病是由动物唾液中的狂犬病毒引起，常由受感染的狗、猫、蝙蝠等咬伤所传染，犬咬伤是主要原因。自狂犬咬伤后到发病可有10天到数月的潜伏期，一般为30~60天。判定伤人的动物有无狂犬病毒是决定治疗的关键，密切观察伤人的犬兽，并加以隔离，若动物存活10日以上，可以排除狂犬病。受狂犬、疯猫伤害的患者，应以肥皂水清洗后敞开伤口并接受免疫治疗。被动免疫为20u/kg的人抗狂犬病免疫球蛋白半剂量创口局部浸润注射，半剂量臀部肌肉注射。采用狂犬病疫苗主动免疫在伤后第1、3、7、14、28日各注射一剂，共5剂。如曾接受过全程主动免疫，则咬伤后不需被动免疫治疗，仅伤后当天与第3天强化主动免疫各一次，狂犬病预后差，死亡率高，应当加强预防。

四、毒蛇咬伤

我国已发现毒蛇有40余种，其中最常见的约10余种。根据所分泌的蛇毒性质，大致可分为神经毒、血液毒和混合毒三种。神经毒对中枢神经和神经肌肉节点有选择性毒性作用，常见于金环蛇、银环蛇咬伤。血液毒对血细胞、血管内皮及组织有破坏作用，可引起出血/溶血、休克、心力衰竭等，常见于竹叶青、五步蛇咬伤。混合毒兼有神经、血液毒素的特点，如蝮蛇、眼镜蛇咬伤。

【临床表现】毒蛇咬伤后，一般局部留下一对较深的齿痕，局部伤处疼痛，肿胀迅速蔓延，皮肤出现血疱，瘀斑，甚至局部组织坏死。全身虚弱，口周感觉异常，肌肉震颤，或是发热恶寒，烦躁不安，头晕目眩，言语不清，恶心呕吐，吞咽困难，肢体软瘫，呼吸抑制，最后导致呼吸循环衰竭。部分患者伤后可因广泛的毛细血管渗漏引起的肺水肿，低血压，心律失常，皮肤黏膜及创口出血，血尿、尿少，出现肾功能不全及多脏器功能衰竭。

【治疗】治疗的目的是尽快排除毒素，阻止毒素的吸收，减少局部和全身损害。

1. 绑扎伤肢 这是传统的急救方法，在咬伤肢体近侧 5～10cm 处用止血带或手帕等绑扎，以达到阻断静脉血和淋巴回流为度。每10～20分钟松绑一次。

2. 排除毒液 先用肥皂和清水冲洗周围皮肤，再用等渗盐水过氧化氢溶液反复冲洗创口，然后以牙痕为中心或两牙痕之间切开创口，使毒液流出，也可用吸乳器或用嘴吸吮。

3. 利尿排毒 可用呋塞米、依他尿酸钠、甘露醇等注射，亦可选用中草药茅根、车前草等利尿，促使血内蛇毒加速排泄，缓解中毒症状。

4. 抗蛇毒血清 确定毒蛇的类别和毒素的性质，选用抗蛇毒血清，使用前做过敏试验。

5. 中草药治疗 除使用蛇药成药外，还可选用解毒利尿的中草药。

6. 支持疗法 毒蛇咬伤后数日内病情常较严重，全身支持疗法甚为重要。

第十章 肿 瘤

第一节 肿瘤概述

肿瘤是机体细胞在各种始动因子与促进因素作用下，异常增殖和分化而形成的新生物。新生物一旦形成，不因病因消除而停止生长。它的生长不受正常机体生理调节，而是破坏正常组织与器官。

【病因】肿瘤的病因非常复杂，目前尚不完全清楚，一般认为恶性肿瘤是由致癌因素、促癌因素与机体内在因素相互作用的结果，个体是否发生肿瘤与致癌因素对机体作用的持续时间和机体本身的反应性、保护性等有密切关系。

1. 外源性致癌因素

（1）物理性致癌因素 吸烟与肺癌有明显的相关性；不良饮食习惯，如长期吃过热、过硬食物及饮酒等，与消化道肿瘤有密切关系。

（2）化学性致癌因素 煤焦油、沥青中的3,4-苯并芘与皮肤癌、肺癌的发病有明显关系；染料中所含的氨基偶氮类易诱发膀胱癌、肝癌；被黄曲霉素污染的食物可诱发肝癌；亚硝酸物质可诱发胃癌、食管癌；有机农药、硫芥等可致肺癌及造血系统肿瘤等。

（3）医源性致癌因素 由治疗药物及医疗措施所致癌症者称为医源性致癌因素，包括X射线、放射性核素、抗癌药物、免疫抑制剂、激素、解热镇痛药、砷剂等。

（4）生物性致癌因素 真菌毒素和植物毒素可致肝癌、肾癌、胃癌与结肠癌；EB病毒与鼻咽癌、伯基特淋巴瘤相关；单纯疱疹病毒、乳头状瘤病毒与宫颈癌有关；C型RNA病毒与白血病、霍奇金淋巴瘤有关；乙型肝炎病毒与肝癌有关；幽门螺杆菌与胃癌相关；寄生虫如埃及血吸虫与膀胱癌有关、华支睾吸虫与肝癌有关。

2. 内源性致癌因素

（1）遗传因素 癌症具有遗传倾向性，即遗传易感性。如结肠息肉病综合征、乳腺癌、食管癌、胃癌、肝癌、鼻咽癌等。携带缺陷基因BRCA-1者，易患乳腺癌；带有突变APC基因者，易患胃肠道肿瘤等。

（2）免疫因素 如获得性免疫缺陷综合征（艾滋病）者易患恶性肿瘤；先天性丙种球蛋白缺乏症者，易患白血病和淋巴造血系统肿瘤；器官移植后，长期使用免疫抑制剂者，肿瘤发生率增高。

（3）内分泌因素 临床上证实，乳腺癌与雌激素和催乳素有关，子宫内膜癌与雌激素有关。

肿瘤发生可能还与其他方面因素有关，如营养、微量元素、精神因素等。肿瘤可能是综合因素共同作用的结果。

【病理】

1. 分类 根据肿瘤的形态学及肿瘤对机体的影响即肿瘤的生物学行为，肿瘤可分为良性与恶性两类。

（1）良性肿瘤 指无浸润和转移能力的肿瘤。细胞分化程度较高，和正常组织相近。

（2）恶性肿瘤 指细胞不仅异常快速增殖，而且可发生扩散转移的肿瘤。细胞分化程度较低，分化越低，其恶性程度越高。根据细胞分化程度，又分为高分化、中分化及低（未）分化癌。

恶性肿瘤根据组织来源不同，又有分别。来自上皮组织者，称为"癌"；来源于间叶组织者，称为"肉瘤"；胚胎性肿瘤常称母细胞瘤。某些恶性肿瘤也可称"瘤"或"病"，如恶性淋巴瘤、精原细胞瘤、白血病、霍奇金病等。

（3）交界性肿瘤 指组织学形态和生物行为上显示处于良性与恶性之间的肿瘤。如腮腺混合瘤、腹壁硬纤维瘤等。

2. 恶性肿瘤的扩散方式

（1）直接蔓延 肿瘤细胞由原发灶从组织间隙侵入邻近的组织及器官，也称浸润生长。如乳腺癌穿透胸壁而侵犯胸膜，直肠癌侵及骨盆壁。

（2）淋巴转移 癌细胞多由淋巴转移，侵入淋巴管，随淋巴液到区域淋巴结生长繁殖。但也可出现"跳跃式"，不经区域淋巴结而转移至"第二、第三站"淋巴结。

（3）血行转移 肿瘤细胞进入静脉血流，随血循环转移至远处器官。腹腔内肿瘤可经门静脉系统转移到肝；肺癌可随动脉系统而全身性播散到骨、脑等。

（4）种植性转移 肿瘤细胞突破浆膜，脱落后黏附在体腔或空腔脏器上生长，最多见的为胃癌种植到盆腔、手术切口的种植转移。

【临床表现】

1. 良性肿瘤 良性肿瘤生长缓慢，多为外生性或膨胀性生长，挤压周围纤维组织，形成假包膜，彻底切除后不复发，合并出血、感染或恶变时，可迅速增大。良性肿瘤一般不转移。多无明显全身症状，局部可有肿块，多表现局部压迫症状，少数出现疼痛、溃疡、出血与梗阻症状。但来自有特定功能的器官或组织的可有明显的症状，如肾上腺髓质的嗜铬细胞瘤早期可出现高血压，胰岛细胞肿瘤伴存的低血糖等。

2. 恶性肿瘤

（1）局部表现

①肿块：位于浅表的肿瘤，可见肿块，一般较硬、移动度差及无包膜。位于深部者，肿块不易触及，但可出现脏器受压或空腔器官梗阻症状。肿块生长较快，且可出现相应的转移灶，如肿大淋巴结等。

②疼痛：肿块浸润、膨胀、破溃或感染等使末梢神经或神经干受刺激或压迫，可出现局部刺痛、跳痛、灼热痛、隐痛或放射痛，常难以忍受，尤以夜间更明显。空腔脏器肿瘤可致痉挛，产生绞痛，如肿瘤致肠梗阻的肠绞痛。

③溃疡：体表或胃肠道的肿瘤，若生长过快，血供不足而继发坏死，或感染可致溃烂。部分呈菜花状，可有恶臭及血性分泌物。

④出血：肿瘤血供不足发生破溃、血管破裂可致出血。在上消化道者，可有呕血或黑便；在下消化道者，可有血便或黏液血便；在胆道与泌尿道者，除见血便和血尿外，常伴局部绞痛；肺癌可并发咯血。

⑤梗阻：肿瘤可导致空腔脏器阻塞，随部位不同可出现不同症状。如胰头癌、胆管癌可合并黄疸；胃癌伴幽门梗阻可致呕吐；肠道肿瘤可致肠梗阻；支气管癌可致肺不张。

⑥转移：区域淋巴结转移肿大，压迫相应部位静脉，致肢体水肿或静脉曲张；骨转移可有疼痛或触及硬结，甚至发生病理性骨折；肺癌、肝癌、胃癌可致癌性或血性胸、腹水等。

（2）全身症状　恶性肿瘤早期仅有非特异性的全身症状，如贫血、低热、消瘦、乏力等。如肿瘤影响营养摄入或并发感染出血等，则可出现明显的全身症状。恶病质是恶性肿瘤晚期全身衰竭的表现。某些部位的肿瘤可呈现相应的功能亢进或低下，继发全身性改变，如肾上腺嗜铬细胞瘤引起高血压，甲状旁腺瘤引起骨质改变，颅内肿瘤引起颅内压增高和定位症状等。

表 10 - 1　良性肿瘤与恶性肿瘤的区别

	良性肿瘤	恶性肿瘤
分化程度	分化好，异型性小	分化不好，异型性大
核分裂像	无或少，不见病理核分裂像	多，可见病理性核分裂像
生长速度	缓慢	较快
生长方式	膨胀性或外生性生长	浸润性或外生性生长
继发改变	少见	常见，如出血、坏死、溃疡形成等
转移	不转移	可转移
复发	不复发或很少复发	易复发
对机体的影响	较小，主要为局部压迫或阻塞	较大，破坏原发部位和转移部位的组织；坏死、出血，合并感染；恶病质

【诊断】诊断的目的在于确定有无肿瘤及明确其性质，恶性者应进一步了解其范围与程度，以便拟定治疗方案及估计预后。结合病史与体检及各种检查的综合诊断，是当前早期诊断的有效方法。

1. 病史　全面系统地询问病史，包括个人史、饮食习惯、肿瘤家族史、致癌物接触史等。要高度警惕癌症早期症状，对某些进行性症状如肿块、疼痛、出血、发热、消瘦、咯血、黄疸、贫血等应深入询问，并结合年龄综合考虑，癌多发生于中年以上。

2. 体格检查　应做系统的全身检查，特别是心、肺、肝、肾、脑等重要脏器，然后结合病史进行重点检查。对于肿瘤局部检查应注意：

（1）肿瘤大小、多少、形态、质地、表面光滑程度、有无压痛、活动度、血管分布、有无包膜、与周围组织器官的关系。

（2）肿瘤所在器官的功能，对邻近器官有无侵犯。

（3）区域淋巴结是否增大，特别是颈部、腋下和腹股沟等部位。

（4）常见的远处转移部位检查，如肺、肝、骨骼、脑、盆底等部位。

3. 实验室检查

（1）常规检查　血、尿及粪便常规化验的异常并不一定是恶性肿瘤特异的标志，但该类阳性结果常可提供诊断的线索。胃癌患者可伴贫血及大便隐血；白血病患者血常规明显改变；大肠肿瘤可有黏液血便或大便隐血阳性；泌尿系统肿瘤可见血尿。

（2）血清学检查　用生化方法测定由肿瘤细胞产生的物质帮助诊断。肝癌、骨肉瘤血清碱性磷酸酶升高；肺癌血清 α 酸性糖蛋白增高。

（3）肿瘤标记物　其意义在于对原发肿瘤的发现及探测、肿瘤高危人群的筛查、肿瘤复发与转移的监测、肿瘤的鉴别诊断，以及肿瘤治疗疗效观察及预后判断。

① 癌胚抗原（CEA）：对结肠癌、胰腺癌、胃癌、肺癌、乳癌的诊断有一定参考价值。

② 甲胎蛋白（AFP）：对原发性肝癌、卵巢癌、睾丸胚胎癌有诊断价值。

③ 肿瘤相关抗原：EB 病毒抗体监测可作为鼻咽癌早期诊断较特异的方法；HCG 水平可作为绒毛膜上皮癌和恶性葡萄胎的诊断依据；单克隆抗体（MeAb）是恶性肿瘤早期诊断最有希望的方法。

（4）基因诊断　核酸中碱基排列具有极严格的特异序列，基因诊断即利用此特征，根据有无特定序列以确定是否有肿瘤或癌变的特定基因存在，从而做出诊断。

4. 影像学检查

（1）X 线

① 透视与平片：肺肿瘤、骨肿瘤可见特定的影像。

② 造影检查：应用对比剂，如钡剂、碘剂，做器官、血管造影，根据显示的充盈缺损、组织破坏、有无狭窄等形态，可得对比清晰的图像。

③ 特殊 X 线显影术：硒静电 X 线和钼靶 X 线摄影，应用于软组织及乳腺组织，对不同软组织显示不同对比的影像。

（2）超声　对于肿瘤的部位、性质、范围有较大的诊断价值。常用于肝、胆、胰、脾、膀胱、前列腺等肿瘤的诊断与定位，对判断囊性与实质性肿块很有价值。是一种安全简便无损伤的方法，在超声引导下，可进行穿刺活检。

（3）电子计算机断层扫描（CT）　可判断肿块性质，用于颅内肿瘤、实质性脏器肿瘤、实质性肿块及淋巴结等的鉴别诊断。

（4）磁共振成像（MRI）　对肿块的辨别力优于 CT，有利于显示肿瘤的范围及来源，对神经系统及软组织显像更为清晰。

（5）放射性核素显像　通过测定某一脏器对放射性核素的吸收情况，诊断某些器官的肿瘤。临床上常用于甲状腺肿瘤、肝肿瘤、骨肿瘤、脑肿瘤和大肠癌的诊断。一般可显示直径在 2cm 以上的病灶。骨肿瘤诊断阳性率较高，且可早于 X 线显影，可较早地发现骨转移肿瘤，但易有假阳性。

（6）正电子发射型计算机断层扫描（PET）　为一项无创、动态、定量、分子水平三维活体生化显像技术，对脑肿瘤、结肠癌、肺癌、黑色素瘤、乳腺癌、卵巢癌等诊断率可高达 90% 左右。PET－CT 则具有定位定性诊断结合的功能。

5. 内镜检查　应用内镜直接观察空腔脏器内肿瘤的部位及表面病变情况，并可取活组织行病理学检查。对小的病变如息肉可做摘除治疗。还可对输尿管、胆总管或胰管进行检查，并作 X 线造影。

6. 病理学检查　目前确定肿瘤的最直接而可靠的依据。

（1）临床细胞学检查　此法取材方便、易被接受。

① 体液自然脱落细胞：肿瘤细胞易于脱落，取胸水、腹水、尿液沉渣及痰液与阴道分泌物涂片。

② 黏膜细胞：取自食管拉网、胃黏膜洗脱液、宫颈刮片及内镜下肿瘤表面刷脱细胞。

③ 细针穿刺吸取细胞：优点是简便易行，取材较准确；缺点是多数情况下仅能做细胞学定性诊断，无法区分原位癌和浸润癌，对分化高的肿瘤细胞诊断较为困难。

（2）病理组织学　是肿瘤定性诊断的一种方法。有穿刺活检、切除活检、钳取活检，或于手术中切取组织送做快速（冷冻）切片诊断。对色素性结节或痣，尤其疑有黑色素瘤者，一般不做切取或穿刺取材，应完整切除检查。此类检查有可能促使恶性肿瘤扩散。

（3）免疫组织化学检查　其原理是利用特异性抗体与组织切片中的相关抗原结合，经过荧光素、过氧化物酶、金属离子等显色剂处理，使抗原－抗体复合物显现出来。其具有特异性强、敏感度高、定位准确、形态与功能相结合等优点，对提高肿瘤诊断的准确率、判别组织来源、发现微小病灶、正确分期及恶性程度判断等有重要意义。

7. 肿瘤分期　为了合理制定治疗方案，正确地评价治疗效果、判断预后，国际抗癌联盟提出了 TNM 分期法。T 是指原发肿瘤，N 为淋巴结，M 为远处转移。再根据肿块程度在字母后标以 0 至 4 的数字，表示肿瘤发展程度。1 代表小，4 代表大，0 为无。以此三项决定其分期，不同 TNM 的组合，诊断为不同的期别。在临床无法判断肿瘤体积时则以 Tx 表达。

【治疗】肿瘤有手术治疗、化学治疗、放射治疗、生物治疗及中医中药治疗等各种疗法，根据肿瘤性质、发展程度和全身状态而选择。良性肿瘤及交界性肿瘤以手术切除为主，尤其交界性肿瘤必须彻底切除，否则极易复发或恶性变。恶性肿瘤必须从整体考虑，制定综合治疗方案，在控制原发病灶后进行转移灶的治疗。恶性肿瘤第一次治疗的正确与否对预后有密切关系。Ⅰ期者以手术治疗为主；Ⅱ期以局部治疗为主，原发肿瘤切除或放疗，必须包括转移灶的治疗，辅以有效的全身化疗；Ⅲ期者采取综合治疗，手术前、后及术中放疗或化疗；Ⅳ期以全身治疗为主，辅以对症治疗。

1. 手术治疗　手术切除恶性肿瘤，是最有效的治疗方法。

（1）根治手术　包括原发癌所在器官的部分或全部，连同周围正常组织和区域淋巴结整块切除；并术中防止肿瘤细胞扩散。

（2）扩大根治术　在原根治范围基础上适当切除附近器官及区域淋巴结。

（3）对症手术或姑息手术　指解除或缓解症状的手术。

2. 化学治疗（简称化疗）　目前已能单独应用化疗治愈绒毛膜上皮癌、睾丸精原细胞瘤、Burkitt淋巴瘤、急性淋巴细胞白血病等。对某些肿瘤可获得长期缓解，如粒细胞白血病、霍奇金病、肾母细胞瘤等。化疗药物只能杀灭一定比例的肿瘤细胞，仍可出现复发。多类药物的合理应用、多疗程应用是控制复发的可能途径。

（1）药物分类

1）根据作用原理分类

① 细胞毒素类药物：烷化剂类，由其氮芥基团作用于DNA和RNA酶、蛋白质，导致细胞死亡。如环磷酰胺、氮芥等。

② 抗代谢类药：此类药物对核酸代谢物与酶结合反应有相互竞争作用，影响与阻断了核酸的合成。如氟尿嘧啶、甲氨蝶呤等。

③ 抗生素类：有抗肿瘤作用的如放线菌素D（更生霉素）、丝裂霉素等。

④ 生物碱类：主要为干扰细胞内纺锤体的形成，使细胞停留在有丝分裂中期。常用的有长春新碱、羟基喜树碱及鬼臼毒素类依托泊苷（VP-16）；

⑤ 激素和抗激素类：能改变内环境进而影响肿瘤生长，有的能增强机体对肿瘤侵害的抵抗力。常用的有三苯氧胺、乙烯雌酚、黄体酮、丙酸睾酮、甲状腺素、泼尼松及地塞米松等。

⑥ 其他：不属于以上诸类，如顺铂、卡铂等。

⑦ 分子靶向药物：近年来出现了一些以肿瘤相关的特异分子作为靶点而未明确归类的药物。它们在化学特性上可以是单克隆抗体和小分子化合物，其作用靶点可以是细胞受体、信号传导和抗血管生成等。单抗类常用的有曲妥珠单抗、利妥昔单抗、西妥昔单抗和贝伐单抗等；小分子化合物常用的有伊马替尼、吉非替尼等。

2）根据化疗药物对细胞周期作用分类　细胞增殖周期包含DNA合成的各时相。药物对细胞增殖周期作用的不同可分为：

① 细胞周期非特异性药物：该类药物对增殖或非增殖细胞均有作用。如氮芥类及抗生素类。

② 细胞周期特异性药物：该类药物作用于细胞增殖的整个或大部分周期时相。如氟尿嘧啶等抗代谢类药物；

③ 细胞周期时相特异药物：该类药物选择性作用于某一时相。如阿糖胞苷抑制S期，长春新碱对M期的抑制作用。

（2）化疗方式　根据化疗在治疗中的地位和治疗对象的不同，其临床应用主要有以下4种：

1）诱导化疗　用于可治愈肿瘤和晚期播散性肿瘤，此时化疗是首选的治疗或唯一可选的治疗。全身诱导化疗的疗程通常不固定，根据肿瘤的缓解情况和患者的耐受情况而定。

2）辅助化疗　一般在癌根治术后，针对可能残留的微小病灶进行治疗，以达到进一步提高局部治疗效果的目的。术后化疗的原则为早期足量，疗程 3~6 个月。

3）初始化疗　也称为新辅助化疗，用于尚可选择手术的局限性肿瘤，在手术之前进行。应用初始化疗可使肿瘤缩小，缩小手术范围，杀灭循环血液中的肿瘤细胞及亚临床转移灶。通常在手术前进行 1~3 个疗程的化疗。

4）特殊途径化疗　近年来开展的介入治疗为经动脉定位插管单纯灌注或栓塞加化疗，亦可同时于皮下留置化疗泵。在肝癌、肺癌应用较多，在介入治疗肿瘤缩小后可采取手术切除，或多次治疗使肿瘤得以控制或缓解。

（3）化疗毒副作用　因为抗癌药对正常细胞也有一定的影响，尤其是生长增殖的正常细胞，所以用药后可能出现各种不良反应。常见的有：①白细胞、血小板减少；②消化道反应，如恶心、呕吐、腹泻、口腔溃疡等；③毛发脱落；④血尿；⑤免疫功能降低，容易并发细菌或真菌感染。

3. 放射疗法（简称放疗）　放疗是利用各种放射物质如 X 线、γ 射线、各种同位素、电子、中子、质子照射肿瘤，使其生长受到抑制而死亡的一种方法。

各种肿瘤对放射线的敏感性不一，可归纳为三类：①高度敏感：淋巴造血系统肿瘤、性腺肿瘤、多发性骨髓瘤、肾母细胞瘤等低分化肿瘤；②中度敏感：鳞状上皮癌及一部分未分化癌，如基底细胞癌、宫颈鳞癌、鼻咽癌（未分化癌，淋巴上皮癌）、乳癌、食管癌、肺癌等；③低度敏感：胃肠道腺癌、软组织及骨肉瘤等。

放射治疗的副反应为骨髓抑制（白细胞减少、血小板减少）、皮肤黏膜改变及胃肠道反应等。治疗中必须常规检测白细胞和血小板。发现白细胞降至 $3 \times 10^9/L$，血小板降至 $80 \times 10^9/L$ 时须暂停治疗。为了减轻放疗的不良反应，可用鲨肝醇、利血生等，以及养阴补肾、益气健脾的中药。

4. 生物治疗　肿瘤生物治疗是应用生物学方法治疗肿瘤患者，改善宿主个体对肿瘤的应答反应及直接效应的治疗。生物治疗包括免疫治疗与基因治疗两大类。

（1）免疫治疗　肿瘤的非特异性免疫疗法，如接种卡介苗、短棒状杆菌、麻疹疫苗等（主动免疫），还可用白介素 -2、干扰素等。特异性免疫疗法有接种自身或异体的瘤苗、肿瘤免疫核糖核酸等。免疫是抗肿瘤的一种合理的方法，但需继续研究以提高疗效及安全性。

（2）基因治疗　肿瘤基因治疗是应用基因工程技术，干预存在于靶细胞的相关基因的表达水平以达到治疗目的。归纳为细胞因子、肿瘤疫苗、肿瘤药物基因疗法及调整细胞遗传系统的基因疗法，但大部分仍处于临床及实验研究阶段。

5. 中医中药治疗　中医药治疗恶性肿瘤患者，应用祛邪、扶正、化瘀、软坚、散结、清热解毒、化痰、祛湿及通经活络、以毒攻毒等原理。以中药补益气血、调理脏腑，配合化学治疗、放射治疗或手术后治疗，还可减轻毒副作用。

【预防】肿瘤是由环境、营养和饮食、遗传、病毒感染及生活方式的选择等多种不同的因素相互作用而引起的。40%癌症是可以预防的。癌症的预防分为一级预防、二级预防及三级预防。一级预防是消除或减少可能致癌的因素，防止癌症的发生；二级预防是指癌症一旦发生，做到早期发现，早期诊断，早期治疗；三级预防即诊断与治疗后的康复，提高生存质量及减轻痛苦、延长生命。

第二节　常见体表肿物

体表肿物是指来源于皮肤、皮肤附件、皮下组织等浅表组织的肿物。多数体表肿物为局部疾病，也可为全身疾病的局部表现。

一、脂肪瘤

脂肪瘤是起源于脂肪组织的良性肿瘤。可以发生在身体有脂肪组织存在的任何部位，通常好发于背部，其次为四肢及腹部。

脂肪瘤一般多发，少数为单发，其边界清楚，质地软，呈分叶状。与周围无粘连，在皮下可推动。通常无自觉症状或轻度疼痛，不引起功能障碍。除皮下外，脂肪瘤还可发生在肌间隔、肌肉深层及腹膜后等部位。皮下脂肪瘤通常有薄弱纤维包膜，而深部脂肪瘤则无包膜，呈伪足状向四周组织浸润生长。组织学检查显示：病变包膜完整，主要由成熟的脂肪细胞构成。

虽然脂肪瘤属良性肿瘤，很少恶变，但一经发现，最好手术切除。如肿块生长加速，应立即切除，并送病理做组织学检查。

二、皮脂腺囊肿

皮脂腺囊肿又称粉瘤，为皮脂腺导管阻塞，皮脂淤积而形成的囊性肿物，是体表最常见的上皮性囊肿。成人多见，好发于头面部、肩部及臀部。多数为单发，少数为多发。多呈圆形，稍有隆起，质软、界限清、表面与皮肤粘连、可移动，可有波动感，中央部偶见有脐状凹陷，为原皮脂腺导管的开口处，其内为灰白色，豆腐渣样，有臭味。如果导管口有少许黑色痂皮堵塞，称为黑头痤疮。易继发感染，有2.2%~4%恶变率。

皮脂腺囊肿一旦发现应尽早手术切除。手术中应完整切除皮脂腺囊肿的囊壁，否则手术后容易复发。

三、神经纤维瘤与神经鞘瘤

神经纤维瘤与神经鞘瘤是一种常见的良性肿瘤，由神经纤维细胞及少量神经索组成。

早期常出现皮肤下硬结节，多位于体表，沿四肢神经干分布，也可在胸、腹腔内。可单发或多发，常对称。病变大小不一，从米粒到拳头大小，突出表面，皮肤上有色素改变，质地多数较软，肿物随年龄增大缓慢生长，在青春期或妊娠期生长加快。如皮肤多发神经纤维瘤伴有其他系统疾患者，称神经纤维瘤病。大多无症状，也可有明显疼痛，皮肤呈咖啡样色素斑，可伴有智力低下，或原因不明的头痛、头晕，有家族聚集倾向。表浅的神经纤维瘤有包膜，不发生恶变。而位于软组织内的神经纤维瘤，没有包膜，可不断增大，有恶变可能。

治疗原则上应手术完整切除，但无包膜或体积较大者常难以完成，在证实无恶变时可施行部分切除，以达到减轻重量、改善功能及外形的目的。切除后创面可用皮片移植修复。神经纤维瘤如累及骨骼，引起功能障碍，可考虑截肢。神经鞘瘤手术不慎，易切断神经。对放射治疗无效。

四、黑痣与黑色素瘤

黑痣为常见的良性色素斑块，面颈部多见，少数发生在黏膜，生长缓慢。黑痣可分为：

1. 皮内痣 痣细胞位于真皮层内，常高出皮面，表面光滑，表面常有毛发生长，表现为大小不一的半球形褐色隆起，少见恶变。

2. 交界痣 痣细胞位于表皮和真皮交界处，向表皮下延伸。表面平坦、光滑、色素较深，以手掌、足底、足趾及移行上皮部位最为常见。受外伤或感染后易发生恶变，应尽早切除。

3. 混合痣 具有上述两种痣的特点，有发生恶变的可能，色素加深、增大，或有瘙痒、疼痛、感染、溃疡或出血，应提高警惕。应及时做完整切除，并送病理做组织学检查。

黑色素瘤是来源于黑色素细胞的一种高度恶性的肿瘤，为痣细胞或色素细胞恶变而来。多见于中、老年人，好发于足底、甲床、头、颈、腹、臂等处。原有黑痣于近期内迅速增大、斑块的色素加深，形成隆起皮肤的结节，周围可出现卫星痣。受摩擦后很容易破溃形成溃疡、出血、结痂，很早就可出现局部淋巴结转移及远处转移。一旦确诊，应早期行广泛切除治疗。

五、血管瘤

血管瘤是一种由血管异常增生、扩张所形成的良性肿瘤，属先天性疾病。按血管瘤的病理结构分为毛细血管瘤、海绵状血管瘤和蔓状血管瘤。

1. 毛细血管瘤 由真皮内增生、扩张的毛细血管构成。多见于婴儿头、面、颈部或成人胸腹部，女性多见，其大小不一，界限清楚，压之可退色，放手后恢复，大多1年内可消退。一般无需治疗，但如果病变面积较大，有碍美观，可行冷冻、激光或电干燥治疗，也可行手术切除或行皮肤移植术。

2. 海绵状血管瘤 由内皮细胞增生构成的血管迂曲、扩张而成，多数生长在皮下组织内，也可在肌肉、骨骼或内脏等部位。多见于唇、颊、颈等部位，瘤体颜色暗红，柔软，边界欠清楚，有波动感。治疗应及早施行血管瘤切除术，以免增长过大，影响功能。辅助治疗可在局部注射血管硬化剂。

3. 蔓状血管瘤 由较粗迂曲血管构成，大多为静脉，也可有动脉或动静脉瘘。常发生于头面和四肢的皮下和肌肉，或骨骼，范围较大，可侵犯整个肢体。瘤体表面常见蜿蜒的血管，有压缩性和膨胀性，或可听到血管杂音。在下肢皮肤可变薄、色素沉着，甚至破溃出血，影响肌肉运动。治疗应争取手术切除。

第三节 支气管肺癌

支气管肺癌简称肺癌，大多数起源于支气管黏膜上皮。在我国大城市中，肺癌的发病率已居各种肿瘤的首位。肺癌患者发病年龄大多在 40 岁以上，男女比例为 3：1 至 5：1。

【病因】肺癌的病因至今尚未完全明确。目前普遍认为，与肺癌有关的危险因素有：

1. 长期大量吸烟 烟草中含有多环芳香烃（PAH）和亚硝胺（TSNA）等 50 多种致癌物，长期大量吸烟是肺癌的一个重要致病因素。

2. 长期接触致癌物质 长期接触石棉、铬、镍、铜、锡、砷、放射性物质，大气污染，烹调油烟等所致的污染均与肺癌的发生有关。

3. 人体内在的因素 如免疫、代谢、遗传、肺部慢性炎症等，与肺癌的发病有密切关系。

【病理和分类】肺癌起源于支气管黏膜上皮。肿瘤可向支气管腔内和邻近的肺组织生长，并可通过淋巴、血行或经支气管转移扩散。

1. 根据肿瘤发生的部位分类 肺癌分为中央型肺癌和周围型肺癌。

2. 组织学分类 肺癌主要分为非小细胞肺癌和小细胞肺癌两大类。

（1）非小细胞肺癌

① 鳞状细胞癌：简称鳞癌，在肺癌中最常见，约占 50%。患者年龄大多在 50 岁以上，男性占多数。大多起源于较大的支气管，常为中心型肺癌。生长速度较缓慢，病程较长，对放疗和化疗较敏感。通常先经淋巴转移，血道转移发生较晚。

② 腺癌：发病年龄较小，女性相对多见。多数起源于较小的支气管上皮，多为周围型肺癌；少数则起源于大支气管。一般生长较慢，但有时在早期即发现血道转移，淋巴转移则较晚发生。

③ 大细胞癌：此型肺癌甚为少见，约半数起源于大支气管。分化程度低，常在发生脑转移后才被发现。预后差。

（2）小细胞肺癌 指未分化小细胞肺癌，发病率比鳞癌低，发病年龄较轻，多见于男性。一般起源于大支气管，大多为中心型肺癌。细胞形态与小淋巴细胞相似，形如燕麦穗粒，因而又称为燕麦细胞癌。恶性程度高，生长快，较早出现淋巴和血道转移。对放疗和化疗虽比较敏感，但在各型肺癌中预后最差。

此外，少数肺癌病例同时存在不同类型的肿瘤组织，称为混合型肺癌。

【临床表现】

1. 刺激性咳嗽、咳痰 肿瘤阻塞气管或支气管，常出现刺激性咳嗽。当肿瘤继续长大，影响排痰，继发肺部感染时，可以有脓性痰液。

2. 咯血 通常为痰中带血点、血丝或断续地少量咯血，大量咯血则少见。由于癌瘤侵犯支气管黏膜，造成溃疡，引起的少量间歇性或持续性出血。晚期肺癌侵犯大血管可引起大量咯血。

3. 其他症状 肿瘤可以造成较大的支气管不同程度地阻塞，发生阻塞性肺炎和肺不张。肿瘤消耗等原因会导致患者食欲不振、精神萎靡、消瘦、乏力、虚弱及贫血等症状。

【诊断】肺癌的早期诊断具有重要意义。诊断肺癌的主要方法有：

1. X 线检查和 CT 大多数肺癌可以经胸部 X 线摄片和 CT 检查获得临床诊断。X线摄片可以发现直径从 1~2cm 到 5~6cm 或更大的周围型肺癌，表现为肺野周围孤立性圆形或椭圆形块影，轮廓不规则，可呈现小的分叶或切迹，边缘模糊毛糙，常显示细短的毛刺影。

（1）中心型肺癌 早期癌肿局限在支气管内时，X 线平片可无异常；当癌肿阻塞支气管时，远端肺组织发生感染，受累的肺段或肺叶出现肺炎征象，治疗后吸收不完全，常反复发作。支气管腔被癌肿完全阻塞后，可产生相应的肺叶或一侧全肺不张。如癌肿与肺门转移淋巴结融合造成上叶不张时，可见不张肺叶的间隙呈"S"形下缘（图 10 - 1）。

（2）周围型肺癌 常表现为肺野周围孤立性圆形或椭圆形块影，直径从 1~2cm 到5~6cm 或更大。块影轮廓不规则，常呈小的分叶或切迹，边缘模糊毛糙，常显示细短的毛刺影。（图 10 - 2）。

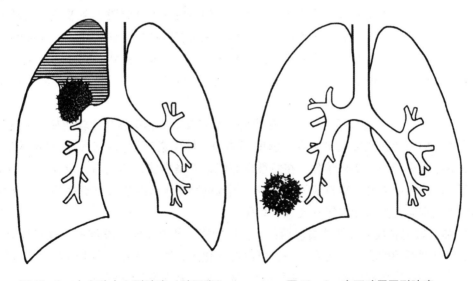

图 10 - 1 右上叶中心型肺癌（肺不张）　　　图 10 - 2 右下叶周围型肺癌

CT 可显示薄层横断面结构图像，避免病变与正常组织相互重叠，密度分辨率很高，能清楚显示肺野中直径 1cm 以上的肿块阴影，可发现一般 X 线检查隐藏区（如肺尖、膈上、脊椎旁、纵隔旁等处）的早期肺癌病变，对中心型肺癌的诊断有重要价值；还可显示位于纵隔内的肿瘤阴影、支气管受侵的范围、肿瘤的淋巴结转移及对肺血管和纵隔内器官组织侵犯的程度；并可作为制定中心型肺癌的手术或非手术治疗方案的重要依据。

2. 痰细胞学检查　肺癌表面脱落的癌细胞可随痰液咳出。痰细胞学检查找到癌细胞，可以明确诊断，多数病例还可判别肺癌的病理类型。痰检查的准确率为 80% 以上。临床上对肺癌可能性较大者，应连续数日重复送痰液进行检查。

3. 纤维支气管镜检查　对中心型肺癌诊断的阳性率较高，可在支气管内直接看到肿瘤，并可取小块组织（或穿刺病变组织）做病理切片检查，亦可经支气管刷取肿瘤表面组织或吸取支气管内分泌物进行细胞学检查。

4. 经胸壁穿刺活检　此法对周围型肺癌的阳性检出率较高，但可能产生气胸、胸膜腔出血、感染，以及癌细胞沿针道播散等并发症，应严格掌握适应证。

5. 胸水检查　抽取胸水经离心处理后，取其沉淀做涂片检查，寻找癌细胞。

6. 手术探查　肺部肿块经多种方法检查，仍未能明确病变性质，而肺癌的可能性又不能排除时，如患者全身情况许可，应做胸腔镜探查或开胸探查术。术中可根据病变情况或活检结果给予相应治疗，以免延误病情。

7. 肿瘤标记物检查　通过测定血清及体液内肿瘤标记物的含量是否异常升高，可以对肿瘤病情进行辅助诊断、预后判断及治疗指导。目前临床主要测定的肿瘤标记物有癌胚抗原（CEA）、β_2 - 微球蛋白和铁蛋白等。

【鉴别诊断】

1. 肺结核　肺癌可与肺结核合并存在，二者在临床症状和 X 线表现方面的相似性而使其易被忽略，延误肺癌的早期诊疗。主要有以下几种类型：①肺结核球：多见于青年，一般病程较长，发展缓慢。病变常位于上叶尖后段或下叶背段。在 X 线片上结节影密度不均匀，可见到稀疏透光区和钙化点，肺内常另有散在性结核病灶。②粟粒性肺结核：常见于青年，全身毒性症状明显，抗结核药物治疗可改善症状，病灶逐渐吸收。③肺门淋巴结结核：可被误诊为中心型肺癌，多见于青少年，常有结核感染症状，很少咯血。

2. 肺部炎症　主要包括：①支气管肺炎：发病较急，感染症状比较明显。X 线片表现为边界模糊的片状或斑点状阴影，密度不均匀。抗生素药物治疗后，症状迅速消失，肺部病变吸收也较快。②肺脓肿：在急性期有明显感染症状，痰量多，呈脓性。X 线片空洞壁较薄，内壁光滑，常有液平面，脓肿周围的肺组织或胸膜常有炎性病变。支气管造影多可见空洞充盈，并常伴有支气管扩张。

3. 肺部其他肿瘤　常见肿瘤包括：①良性肿瘤：如错构瘤、纤维瘤、软骨瘤等。X 线片呈现类圆形的肿块影，密度均匀，可以有钙化点，边缘整齐，多无分叶。②支气管腺瘤：是一种低度恶性的肿瘤，发病年龄比肺癌早，女性发病率较高。

4. 纵隔淋巴肉瘤　生长迅速，临床上常有发热和其他部位表浅淋巴结肿大。X 线片上表现为两侧气管旁和肺门淋巴结肿大。对放射疗法高度敏感，纵隔镜检查亦有助于明确诊断。

【治疗】对肺癌主要采取以外科手术为主的综合治疗。肺癌是一种全身性疾病，具体的治疗方案应根据肺癌的分期、病理细胞类型、患者的全身情况及其他有关因素等，进行详细分析，综合治疗。

1. 手术治疗　手术目的是彻底切除肺部原发癌肿病灶和局部及纵隔淋巴结，并尽可能保留健康的肺组织。肺切除术的范围，决定于病变的部位和大小。对周围型肺癌，一般施行肺叶切除术；对中心型肺癌，一般施行肺叶或一侧全肺切除术；对于已侵犯胸膜、胸壁、心包、大血管或其他邻近器官组织者，可根据情况进行扩大的肺切除术。在肺切除的同时，应进行系统的肺门和纵隔淋巴结清除术。

2. 放射治疗　放射治疗是局部消灭肺癌病灶的一种手段。在各种类型的肺癌中，小细胞肺癌对放射疗法敏感性较高，鳞癌次之，腺癌和细支气管肺泡癌最低。临床上常采用的是手术后放射疗法，也有的病例应该在手术前先做放射治疗，使肿瘤缩小，可提高肺癌病灶的切除率。

3. 化学治疗　对有些分化程度低的肺癌，特别是小细胞肺癌，疗效较好。化学疗法作用遍及全身，临床上可以单独应用于晚期肺癌病例，以缓解症状，或与手术、放射等疗法综合应用以防治肿瘤转移复发，提高治愈率。需要注意的是，目前化学药物对肺癌疗效仍然较差，症状缓解期较短、副作用较多。

4. 免疫治疗　人体的免疫功能状态和肿瘤的生长发展有一定关系，可以通过免疫疗法激发和增强人体免疫功能，控制肿瘤的发展。

5. 中医中药治疗　按照患者临床症状、脉象、舌苔等表现，应用辨证论治法则治疗肿瘤，一部分患者的症状可以得到改善，寿命延长。

6. 靶向治疗　肺癌的靶点主要包括：①以表皮生长因子受体作为靶点；②以新生血管生成作为靶点。常用药物有吉非替尼、厄洛替尼等。

第四节　食　管　癌

食管癌是常见的一种消化道肿瘤。患者男性多于女性，发病年龄多在40岁以上。

【病因】

1. 吸烟和饮酒　吸烟和饮酒是食管癌的发病危险因素。

2. 硝胺类化合物　亚硝胺类化合物是被公认的一种强致癌物质。

3. 真菌及病毒作用　目前研究表明，我国食管癌高发区的发病与真菌性食管炎和真菌对食物的污染有关；食管癌相关病毒主要为人乳头瘤状病毒（HPV）。

4. 食管损伤、食管疾病及食物的刺激作用　食管损伤及某些食管疾病可以促发食管癌；进食过烫的食物、饮烈酒、吃大量胡椒，这些对食管黏膜的慢性理化刺激，均可引起局部上皮细胞增生。

5. 营养不良和微量元素缺乏　维生素A、B2、C，动物蛋白质及必需脂肪酸缺乏与食管癌有关。微量元素钼、锌、硒、铁低于正常水平与食管癌的发生亦有正相关。

6. 遗传因素　食管癌常表现为家族性聚集现象。

【解剖与病理】

1. 解剖分段　临床上食管的解剖分段多分为：①颈段：自食管入口至胸骨柄上沿

颈

上

胸上

胸中 中

胸下

下

腹

图 10-3 食管解剖

的胸廓入口处；②胸段：又分为上、中、下三段。胸上段：自胸廓上口至气管分叉平面；胸中段：自气管分叉平面至肺下静脉平面；胸下段：自肺下静脉平面至膈肌食管裂孔。腹段为膈下部分，通常将食管腹段包括在胸下段内。胸中段食管癌较多见，下段次之，上段较少。早期食管癌病变多数限于黏膜表面（原位癌），未见明显肿块。肉眼所见表面为充血、糜烂、斑块或乳头状。中、晚期癌肿长大，逐渐累及食管全周，肿块突入腔内，还可穿透食管壁全层，侵入纵隔和心包。

2. 病理形态 按病理形态，临床上食管癌可分为四型：①髓质型：向管壁内扩张，管壁明显增厚，癌组织呈坡状隆起，表面常有表浅不一的溃疡，瘤体切面呈灰白色，为均匀致密的实体肿块。此型多见，恶性程度高。②蕈伞型：瘤体成卵圆形扁平肿块状，向腔内成蘑菇样突起，表面多有浅表溃疡，其底部凹凸不平。属高分化癌，预后较好。③溃疡型：常累及食管壁的一部分，在食管壁内形成一个较深的溃疡，边缘稍隆起。出血和转移较早，发生梗阻较晚。④缩窄型（即硬化型）：呈明显的管状狭窄，环形生长，病变几乎累及食管全周。出现梗阻较早，出血和转移较晚。

3. 扩散及转移 ①直接扩散：早、中期食管癌主要为壁内扩散，由于食管无浆膜层，可直接浸润食管周围器官；②淋巴转移是食管癌重要转移途径之一；③血行转移多见于晚期患者，最常见转移至肝与肺，其他脏器依次为骨、肾、胸膜、网膜、胰腺、甲状腺和脑等。

【临床表现】

1. 早期症状 食管癌早期症状多不典型，主要表现为咽下哽噎感、胸骨后和剑突下疼痛、食物滞留感和异物感，少数患者有咽喉部干燥和紧缩感。早期症状时轻时重，持续时间长短不一，亦可无症状。

2. 中晚期症状 食管癌中晚期的症状包括：

（1）进行性吞咽困难 食管癌最突出的症状，患者由不能咽下固体食物发展至不能咽下液体食物。

（2）咽下疼痛 系由癌糜烂、溃疡、外侵或伴有食管炎所致，每于饮食时加重。疼痛可涉及颈、胸骨后、肩胛区或背部。

（3）食物反流 食物梗阻的近段扩张和潴留可导致食物反流，可呈血性。

（4）声音嘶哑 常因肿瘤直接侵犯或转移的淋巴结压迫喉返神经所引起。

（5）其他 晚期患者由于咽下困难，长期摄入不足，可出现慢性脱水、营养不良、消瘦及恶病质。当肿瘤侵及相邻器官并发生穿孔时，可发生食管支气管瘘、纵隔脓肿、肺炎、肺脓肿、气管食管瘘、致命性大出血等。高位食管癌可出现咳嗽。当全身广泛转移时可引起相应症状，如黄疸、腹水、气管压迫、呼吸困难、声带麻痹、昏迷等。

【诊断】

1. 早期食管癌的诊断 临床上对早期食管癌的诊断应着重注意以下几个方面：

（1）重视早期症状。

（2）细胞学检查 我国首创用带网气囊食管细胞采集器，做试管拉网检查脱落细胞，早期病变阳性率较高，是一种简便易行的普查筛选诊断方法。

（3）纤维内镜检查 对临床已有症状或怀疑而又未能明确诊断者，则应尽早做纤维食管镜检查。

（4）对可疑病例，均应做食管钡餐 X 线检查 早期可见：①食管黏膜皱襞紊乱、粗糙现象；②浅的充盈缺损；③局限性管壁僵硬；④小龛影。

2. 中晚期食管癌的诊断 中晚期食管癌都有典型的吞咽困难。食管钡餐造影：①黏膜皱襞紊乱、中断；②深浅不一的龛影；③管壁僵硬，蠕动中断；④管腔充盈缺损。软组织肿块影及病变部位上方食管不同程度的扩张。

CT 能显示食管癌向腔外扩展的范围，以及有无腹腔内器官及淋巴结转移。超声内镜检查是食管癌局部分期、判断肿瘤浸润深度和淋巴结范围的最好影像学技术。

【鉴别诊断】 早期无咽下困难时，应与食管炎、食管憩室和食管静脉曲张相鉴别。已有咽下困难时，应与食管良性肿瘤、贲门失弛症和食管良性狭窄相鉴别。诊断方法主要依靠食管钡餐 X 线检查和纤维食管镜检查。

【治疗】 食管癌的治疗包括手术治疗、放射治疗、化学治疗、生物治疗和中医治疗。两种以上疗法同时或先后应用称为综合治疗，其效果较好。

1. 手术治疗 手术是治疗食管癌首选方法。若全身情况良好，有较好的心肺功能储备，无明显远处转移征象者，可考虑手术治疗。一般以颈段癌长度 <3cm、胸上段长度 <4cm、胸下段癌长度 <5cm 者，切除的机会较大。对较大的鳞癌估计切除可能性不大而患者全身情况良好者，可先采用术前放疗，待瘤体缩小后再做手术。

手术禁忌证：①全身情况差，已呈恶病质或有严重心、肺或肝、肾功能不全者；②病变侵犯范围大，已有明显外侵及穿孔征象，手术不能切除者；③已有远处转移者。

对晚期食管癌，不能根治或放射治疗、进食有困难者，可做姑息性手术，如食管腔内置管术、食管胃转流吻合术、食管结肠转流吻合术或胃造瘘术等。这些手术有可能发生并发症，应严格掌握适应证。

2. 放射疗法 放射和手术综合治疗，可增加手术切除率，也能提高远期生存率。术前放疗后，休息 2～3 周再做手术较为合适。对手术切除不完全的残留癌组织处做金属标记，一般在术后 3～6 周开始术后放疗。有手术禁忌证且耐受放疗者，可行单纯放射疗法。

3. 化学治疗 采用化疗与手术治疗相结合或与放疗、中医中药相结合的综合治疗，可提高疗效，使食管癌患者症状缓解，存活期延长。

第五节 胃 癌

胃癌是我国最常见的恶性肿瘤之一。40~60 岁为高发年龄，男女发病率之比约为 2:1。

【病因】 胃癌的确切病因不十分明确，但以下因素与发病有关：

1. 环境与饮食习惯 胃癌的发病有明显的地域性差别，我国的西北与东部沿海地区发病率高，长期食用熏烤、盐腌食品的人群发病率高，食品中含有亚硝酸盐、真菌毒素、多环芳烃化合物等致癌物也有关，饮食中缺乏维生素和微量元素与发病也有一定关系。

2. 幽门螺杆菌感染 幽门螺杆菌（HP）感染是引发胃癌的主要原因之一。胃癌高发区成人 HP 感染率在 60% 以上，而低发区 HP 感染率在 30% 以下。HP 致癌的主要原因是：首先，它能促进硝酸盐转化成亚硝酸盐和亚硝胺；其次，它能导致胃粘膜的慢性炎症，加上环境可使黏膜上皮细胞过度增殖，导致畸变致癌；再者，HP 的毒性产物可能也有致癌作用。目前控制 HP 感染在胃癌防治中的作用已受到高度重视。

3. 癌前病变 癌前病变是指能够使胃癌的发生概率增高的一些胃部疾病，这些疾病主要包括胃息肉、慢性萎缩性胃炎及切除部分胃后的残胃。因为这些疾病都可能伴有不同程度的慢性炎症、非典型增生或胃黏膜的肠上皮化生，久而久之就可能转化成癌。

4. 遗传和基因 分子遗传生物学研究表明，与胃癌患者有血缘关系的亲属中，其胃癌发病率较对照组高 4 倍。许多证据表明，抑癌基因 P53 的杂合性缺失与胃癌的发生密切相关。

【病理】

1. 大体形态分型

（1）早期胃癌 胃癌仅限于黏膜或黏膜下层者，称为早期胃癌。癌灶直径在 5mm 以下的为微小胃癌；5~10mm 的称小胃癌；胃镜黏膜活检时诊断为癌，但手术切除后的胃标本上未能找到癌组织的称"一点癌"。早期胃癌根据病灶形态可分三型：①Ⅰ型为隆起型，癌灶突向胃腔；②Ⅱ型浅表型，癌灶比较平坦，没有明显的隆起与凹陷；③Ⅲ型凹陷型，为较深的溃疡。Ⅱ型还可以分为三个亚型，即Ⅱa浅表隆起型、Ⅱb浅表平坦型和Ⅱc浅表凹陷型。早期胃癌大多发生在胃窦部和胃体部，多为高分化腺癌，预后好。

（2）进展期胃癌 癌组织超出黏膜下层侵入胃壁肌层者，为中期胃癌；病变达浆膜下层或超出浆膜向外浸润至邻近脏器或有远处转移者，为晚期胃癌。中、晚期胃癌统称进展期胃癌。按国际上采用 Borrmann 分型法分四型：①Ⅰ型（结节型）：为边界清楚突入胃腔的块状癌灶，具有明显的局限性；②Ⅱ型（溃疡局限型）：为边界清楚并略隆起的溃疡状癌灶；③Ⅲ型（溃疡浸润型）：为边界模糊不清的浸润性溃疡状癌灶，是进展期胃癌中最常见的一型；④Ⅳ型（弥漫浸润型）：癌肿沿胃壁各层全周性浸润生长，边界不清。若全胃受累，胃腔缩窄，胃壁僵硬如革囊状，称皮革状胃癌，几乎都是低分化腺癌或印戒细胞癌引起，恶性度极高。

2. 组织学分型 世界卫生组织 2000 年将胃癌分为：①腺癌（肠型和弥漫型）；②乳头状腺癌；③管状腺癌；④黏液腺癌；⑤印戒细胞癌；⑥腺鳞癌；⑦鳞状细胞癌；⑧小细胞癌；⑨未分化癌；⑩其他。胃癌绝大部分为腺癌。

3. 转移途径

（1）直接浸润 贲门胃底癌易侵及食管下段，胃窦癌可向十二指肠浸润。胃癌突破浆膜后，易扩散至网膜、结肠、肝、脾、胰腺等邻近器官。

（2）淋巴转移 淋巴转移是胃癌的主要转移途径，进展期胃癌的淋巴转移率高达 70% 左右，早期胃癌也可有淋巴转移。胃癌的淋巴结转移率和癌灶的浸润深度呈正相关。引流胃的区域淋巴结有 16 组（图 10-4），前 1~6 组为胃旁淋巴结，分别为贲门右、贲门左、胃小弯、胃大弯、幽门上、幽门下淋巴结。7~16 组淋巴结原则上按照动脉分支排序，分别为胃左动脉旁、肝总动脉旁、腹腔动脉旁、脾门、脾动脉旁、肝十二指肠韧带内、胰头后、肠系膜上动脉旁、结肠中动脉旁、腹主动脉旁淋巴结。依据它们距胃的距离，可分为 3 站：胃癌由原发部位经淋巴网向第一站

图 10-4 胃的区域淋巴结分组

（N₁）胃周淋巴结转移，之后癌细胞随支配胃的血管，沿血管周围淋巴结向心性转移至第二站（N₂），并可向更远的第三站淋巴结（N₃）转移。不同部位胃癌的淋巴结的分站组合各不相同（表 10-2）。

表 10-2 不同部位胃癌各分站淋巴结的划分

淋巴结站别	全胃	窦部	体部	贲门部
第一站（N₁）	1, 2, 3, 4, 5, 6	3, 4, 5, 6	1, 3, 4, 5, 6	1, 2, 3, 4
第二站（N₂）	7, 8, 9, 10, 11	1, 7, 8, 9	2, 7, 8, 9, 10, 11	5, 6, 7, 8, 9, 10, 11
第三站（N₃）	12, 13, 14	2, 10, 11, 12, 13, 14	2, 13, 14	12, 13, 14

胃癌的淋巴结转移通常是逐步转移，但也可发生跳跃式淋巴转移，即第一站无转移而第二站有转移。晚期胃癌可经胸导管向左锁骨上淋巴结转移，或经肝圆韧带转移至脐部。

（3）血行转移 癌细胞进入门静脉或体循环向身体其他部位播散，形成转移灶。以肝多见，另外还有肺、骨、肾、脑等。

（4）种植转移 胃癌浸出浆膜后，肿瘤细胞脱落并种植在腹膜和脏器浆膜上，形成转移结节。直肠前凹的转移癌，直肠指检可以发现。女性患者胃癌可形成卵巢转移性

肿瘤，称 Krukenberg 瘤。

4. 临床分期   国际抗癌联盟（UICC）和美国癌症联合会（AJCC）2010 年共同公布了胃癌 TNM 分期法，分期的病理依据主要是肿瘤浸润深度、淋巴结及远处转移情况。

原发肿瘤浸润胃壁的深度（T）：

T_1：肿瘤侵及固有层、黏膜肌层或黏膜下层；

T_2：肿瘤侵至固有肌层；

T_3：肿瘤穿透浆膜下结缔组织而未侵犯脏腑膜或邻近结构；

T_{4a}：肿瘤侵犯浆膜；

T_{4b}：肿瘤侵犯邻近组织或器官。

局部淋巴结转移情况（N）：

N_x：对区域淋巴结转移不能确定

N_0：无淋巴结转移（受检淋巴结个数多 15）；

N_1：1~2 个区域淋巴结转移；

N_2：3~6 个区域淋巴结转移；

N_3：7 个以上区域淋巴结转移

肿瘤远处转移的情况（M）：

M_x：远处转移不能确定；

M_0：无远处转移；

M_1：有远处转移。

胃癌的临床病理分期见表 10 – 3。

表 10 – 3   **胃癌分期**

	N_0	N_1	N_2	N_3
T_1	ⅠA	ⅠB	ⅡA	ⅡB
T_2	ⅠB	ⅡA	ⅡB	ⅢA
T_3	ⅡA	ⅡB	ⅢA	ⅢB
T_{4a}	ⅡB	ⅢA	ⅢB	ⅢC
T_{4b}	B	Ⅲ	ⅢC	ⅢC
M_1	Ⅳ			

【临床表现】早期胃癌多数患者无明显症状，有时表现为上腹不适、隐痛、食欲不振或是类似溃疡病的上消化道症状，易被患者或医生忽视。因此，早期胃癌诊断率低。

疼痛与体重减轻是进展期胃癌最常见的临床症状。患者常有较为明确的上消化道症状，随着病情进展上腹疼痛加重，出现食欲下降、乏力、消瘦，部分患者有恶心、呕吐。另外，根据肿瘤的部位不同，也有其特殊表现。贲门胃底癌可有胸骨后疼痛和进行性吞咽困难；幽门附近的胃癌有幽门梗阻表现；肿瘤破坏血管后，可有呕血、黑便等消化道出血症状。腹部持续疼痛常提示肿瘤扩展超出胃壁。大约 10% 的患者有胃癌扩散的症状和体征，如锁骨上淋巴结肿大、腹水、黄疸、腹部包块、直肠前凹触及肿块等。

晚期胃癌患者常可出现贫血、消瘦、营养不良甚至恶病质等表现。

【诊断】40 岁以上有上消化道症状而无胆道疾病者，原因不明的消化道慢性失血者，短期内体重明显减轻、食欲不振者，均应做胃的相关检查，以防漏诊胃癌。目前临床上用于诊断为癌的检查主要有以下 4 种：

1. 胃镜检查　直接观察胃黏膜病变的部位和范围，并可获取病变组织做病理学检查，是诊断胃癌最有效的方法。为提高诊断率，对可疑病变组织活检不应少于 4 处。内镜下刚果红、亚甲蓝活体染色技术，可显著提高小胃癌和微小胃癌的检出率。采用带超声探头的纤维胃镜，对病变区域进行超声探测成像，有助于了解肿瘤浸润深度及周围脏器和淋巴结有无侵犯和转移。

2. X 线钡餐检查　数字化 X 线胃肠造影技术的应用，使得影像分辨率和清晰度大为提高，目前仍为诊断胃癌的常用方法。常采用气钡双重造影，通过黏膜相和充盈相的观察做出诊断。早期胃癌的主要改变是胃黏膜相异常，进展期胃癌的形态与胃癌大体分型基本一致。

3. 螺旋 CT 与正电子发射成像检查　多排螺旋 CT 扫描结合三维立体重建和模拟腔镜技术，是一种新型无创检查手段，有助于胃癌的诊断和术前临床分期。采用正电子发射成像技术（PET）可以判断淋巴结与远处转移病灶情况，准确性较高。

4. 实验室检查　大便潜血试验持续阳性，有助于胃癌诊断。肿瘤标记物 CEA、CA19 - 9 和 CA125 在部分胃癌患者中可见升高，但目前认为仅作为判断肿瘤预后和治疗效果的指标，无助于胃癌的诊断。

【治疗】

1. 手术治疗

分为根治性手术和姑息性手术两类。

（1）根治性手术　原则为整块切除包括癌灶和可能受浸润胃壁在内的胃的部分或全部，按临床分期标准整块清除胃周围的淋巴结，重建消化道。

1）胃切除范围　局限型胃癌胃壁的切线必须距肿瘤边缘 4～5cm，浸润型胃癌的胃壁切线必须距肿瘤边缘 6cm 以上。十二指肠侧或食管侧的切线应距离幽门或贲门 3～4cm。

2）清除胃周围淋巴结　淋巴结清除范围以 D（dissection）表示，以 N 表示胃周围淋巴结。第一站淋巴结未全部清除者为 D_0，第一站淋巴结全部清除为 D_1 术，第二站淋巴结完全清除为 D_2，依次 D_3。胃癌手术的根治度分为 A、B、C 三级。①A 级：D > N，手术切除的淋巴结站别超越已有转移的淋巴结站别；切缘 1cm 内无癌细胞浸润，是效果好的根治术。②B 级：D = N，或切缘 1cm 内有癌细胞累及，也属根治性手术。③C 级：仅切除原发灶和部分转移灶，尚有肿瘤残余，为非根治性手术。

（2）姑息性手术　姑息性胃切除术是指原发灶无法切除，为了减轻由于梗阻、穿孔、出血等并发症引起的症状而做的手术，如胃空肠吻合术、空肠造口、穿孔修补术等。

2. 化学治疗　用于根治性手术的术前、术中和术后，延长生存期。晚期胃癌患者采用适量化疗，能减缓肿瘤的发展速度，改善症状，有一定的近期效果。常用的胃癌化疗给药途径有口服给药、静脉给药、腹膜腔给药、动脉插管区域灌注给药等。

3. 其他治疗 包括放疗、热疗、免疫治疗、中医中药治疗等。

第六节 结直肠癌

结直肠癌是胃肠道中常见的恶性肿瘤，多数在中年以上发病。近20年来，在我国尤其在大城市，其发病率明显上升。

【病因】结直肠癌病因不十分明确，但现认为与下列因素有关：①过多的动物脂肪及动物蛋白饮食；②缺乏维生素及微量元素；③缺乏适度的体力活动；④结直肠慢性炎性病变，如溃疡性结肠炎等；⑤遗传因素，如家族性结肠息肉病等。结直肠腺瘤和结直肠息肉病等为公认的癌前病变。

【病理与分型】根据肿瘤的大体形态，结直肠癌可分为：

1. 隆起型 以右半结肠多见。癌肿向肠腔内生长，体积大，表面易破溃、出血、坏死和感染。生长缓慢，恶性程度低，淋巴结转移晚，预后好。

2. 浸润型 以左半结肠和直肠多见。癌肿沿肠壁周径浸润生长，容易引起肠腔狭窄和肠梗阻，生长缓慢，但淋巴转移较早。

3. 溃疡型 是结直肠癌的常见类型。癌肿向肠壁深层生长并向周围浸润，边缘外翻呈碟形。

图 10 - 5 结直肠癌形态

a. 隆起型；b. 浸润型；c. 溃疡型

结直肠癌主要是经淋巴转移。结肠癌首先转移至结肠壁和结肠旁淋巴结，再到肠系膜血管周围和肠系膜血管根部淋巴结。直肠癌淋巴转移分三个方向：向上沿直肠上动脉向腹主动脉周围的淋巴结转移；向侧方经直肠下动脉旁淋巴结引流到盆腔侧壁的髂内动脉旁淋巴结；向下沿肛管动脉、阴部内动脉旁淋巴结到达髂外动脉旁淋巴结。血道转移多见于肝，其次为肺、骨等。癌组织向外浸润，也可直接侵及邻近器官。如乙状结肠癌常侵犯膀胱、子宫、输尿管；横结肠癌可侵犯胃壁，甚至形成内瘘。脱落的癌细胞也可在腹膜种植转移。

【临床表现】结直肠癌早期症状不明显，癌肿生长到一定程度，依其生长部位不同而有不同的临床表现：

1. **右半结肠癌的临床表现** ①腹痛：右半结肠癌70%～80%患者有腹痛，多为隐痛；②贫血：因癌灶的坏死、脱落、慢性失血而引起，50%～60%的患者血红蛋白低于100g/L；③腹部肿块：腹部肿块亦是右半结肠的常见症状。

2. **左半结肠癌的临床表现** ①便血、黏液血便：70%以上患者可出现便血或黏液血便；②腹痛：约60%患者出现腹痛，腹痛可为隐痛，当出现梗阻表现时，亦可表现为腹部绞痛；③腹部肿块：40%左右患者可触及左侧腹部肿块。

3. **直肠癌的临床表现** ①直肠刺激症状：便意频繁，排便习惯改变，便前有肛门下坠感，伴里急后重、排便不尽感，晚期有下腹痛；②肠腔狭窄症状：肿瘤侵犯致肠管狭窄，初时大便变形、变细，严重时出现肠梗阻表现；③癌肿破溃感染症状：大便表面带血及黏液，甚至脓血便。

【诊断】结直肠癌早期症状多不明显，易被忽视。凡40岁以上有以下任一表现者应列为高危人群：①Ⅰ级亲属有结直肠癌病史者；②有癌症史或肠道腺瘤或息肉史；③大便隐血试验阳性者；④以下5种表现具有2项以上者：黏液血便、慢性腹泻、慢性便秘、慢性阑尾炎史及精神创伤史。

对此组高危人群，要详细询问病史、查体，同时完善下列检查，以明确诊断。

1. **直肠指诊** 直肠指诊是诊断直肠癌非常重要的方法。我国直肠癌中70%为低位直肠癌，大多能在直肠指诊中触及。因此，凡遇患者有便血、大便习惯改变、大便变形等症状均应行直肠指诊。

2. **大便潜血检查** 作为大规模普查或高危人群结直肠癌的初筛手段，阳性者需做进一步检查。

3. **肿瘤标记物** 血清癌胚抗原（CEA）为结直肠癌的非特异性指标，约60%的结直肠癌患者高于正常，对于判断预后和术后复发转移有一定帮助。

4. **影像学检查**

（1）气钡双重对比造影检查 可确定肿瘤的部位和范围，其表现有充盈缺损、肠壁僵硬、蠕动减慢或消失、肠腔狭窄、结肠袋发生形态改变等。

（2）腔内超声 用腔内超声探头可探测癌肿浸润的深度及有无侵犯邻近脏器。

（3）CT扫描检查 对了解腹部肿块和肿大淋巴结，确定邻近组织受累情况，发现肝内有无转移等均有帮助。

（4）MRI 对直肠癌肿的范围及术后盆腔、会阴部复发的诊断较CT优越。

5. **结肠镜检查** 不仅可以发现病变，还可以了解病变所在位置、病变的大小和范围，并可取活体组织做病理检查。结肠镜检查是诊断结直肠癌的基本检查。

【治疗】原则是以手术切除为主的综合治疗。

1. **手术治疗**

（1）肠道准备 结直肠癌手术一般均需充分的肠道准备，其在结直肠癌手术中占有十分重要位置。可避免术中污染腹腔，减少术后感染，为手术成功提供保证。肠道准备主要是排空肠道和适量肠道抗生素的应用。

1）肠道排空　有多种方法，术前 12～24 小时口服复方聚乙二醇电解质散 2000 - 3000 mL，或口服甘露醇法。也有术前一天口服泻剂，如蓖麻油、硫酸镁或番泻叶等。除非疑有肠梗阻，目前临床上较少采用反复清洁灌肠的肠道清洁方法。

2）肠道抗生素的使用　常规使用庆大霉素、甲硝唑、新霉素等。

（2）结肠癌根治性手术　切除范围须包括癌肿所在肠袢及其系膜和区域淋巴结。

1）右半结肠切除术　适用于盲肠、升结肠、结肠肝曲的癌肿。对于盲肠和升结肠癌，切除范围包括右半横结肠、升结肠、盲肠，包括长 15～20 cm 的回肠末段（图 10 - 6），做回肠与横结肠端端或端侧吻合。对于结肠肝曲的癌肿，除上述范围外，须切除横结肠和胃网膜右动脉旁的淋巴结。

图 10 - 6　右半结肠切除范围

图 10 - 7　横结肠切除范围

2）横结肠切除术　适用于横结肠癌。切除包括肝曲和脾曲的整个横结肠及胃结肠韧带的淋巴结组（图 10 - 7），行升结肠和降结肠端端吻合。倘若因两端张力大而不能吻合，对偏左侧的横结肠癌，可切除降结肠，行升结肠、乙状结肠吻合术。

3）左半结肠切除术　适用于结肠脾曲和降结肠癌。切除范围包括横结肠左半、降结肠，并根据降结肠癌位置的高低切除部分或全部乙状结肠（图 10 - 8），然后做结肠间或结肠与直肠端端吻合术。

4）乙状结肠癌的根治切除术　要根据乙状结肠的长短和癌肿所在的部位，分别采用切除整个乙状结肠和全部降结肠，或切除整个乙状结肠、部分降结肠和部分直肠（图 10 - 9），做结肠直肠吻合术。

（3）结肠癌姑息性手术　肿瘤已侵及盆壁，腹膜已有种植转移或远处有转移者，应根据患者全身情况和局部病变程度，行单纯肿瘤切除、短路手术或造口术，以延长患

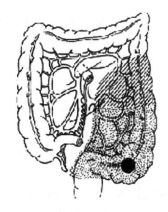

图 10 - 8　左半结肠切除范围　　　　　图 10 - 9　乙状结肠切除范围

者的生命。

（4）结肠癌并发急性肠梗阻的手术　应当在进行胃肠减压、纠正水和电解质紊乱及酸碱失衡等适当的准备后，早期施行手术。右侧结肠癌行右半结肠切除一期回肠结肠吻合术。如患者情况不许可，则先做盲肠造口解除梗阻，二期手术行根治性切除。如癌肿不能切除，可切断末端回肠，行回肠横结肠端侧吻合，远端回肠造口。左侧结肠癌并发急性肠梗阻时，一般应在梗阻部位的近侧做结肠造口，在肠道充分准备的条件下，再二期手术行根治性切除。对肿瘤不能切除者，则行姑息性结肠造口。

（5）直肠癌手术

1）局部切除术　适用于瘤体小、局限于黏膜或黏膜下层、分化程度高的早期直肠癌，可经肛门或骶后入路局部切除肿瘤。

2）经腹会阴联合直肠切除、永久性腹壁人工肛门术（Miles 术）　适用于癌肿距肛门不足 7cm 的下段直肠癌。

3）经腹直肠癌切除、直肠乙状结肠吻合术（Dixon 术）　是应用较多的一种保肛手术。近年来，根据吻合器可完成直肠、肛管任何位置的吻合，以及直肠癌向远侧肠壁浸润很少超过2cm（不足3%）的特点，大多数距齿状线5cm 以上的直肠癌均可行 Dixon 手术。

4）其他术式　①全直肠系膜切除术是目前根治直肠癌的全新技术，完整切除直肠系膜，以达到根治肿瘤的目的，同时维持了盆筋膜壁层的完整性，避免盆神经损伤，保证术后性功能和排尿功能不受损害。②全身情况差，不能耐受 Miles 手术或急性梗阻不宜行 Dixon 手术时，可行经腹直肠癌切除、近端造口、远端封闭手术（Hartmann 手术）。③晚期直肠癌患者发生排便困难或梗阻时，可行乙状结肠双腔造口术。

2. 化学药物治疗　包括术前化疗和术后化疗。是治疗结直肠癌综合疗法的一部分，对不能切除的结直肠癌也是一种治疗手段。给药途径有静脉给药、动脉灌注、门静脉给药、术后腹腔置管灌注给药及温热灌注化疗等，以静脉化疗为主。一般术后 2 周即可进行化学药物治疗。化疗期间必须定期检查血常规及肝、肾功能。

3. 放射治疗　主要针对中下段直肠癌。主要用于：①根治术的辅助治疗；②用于有禁忌或拒做手术的直肠癌患者；③姑息性放疗用于晚期直肠癌缓解疼痛、改善症状。

4. 分子靶向治疗 常用靶向药物有以表皮生长因子受体（EGFR）信号传导途径为靶点和以血管内皮生长因子（VEGR）为靶点的两类药物。靶向药物疗效与结直肠癌基因分型有关。

第七节 原发性肝癌

原发性肝癌是我国常见的恶性肿瘤之一，东南沿海地区发病率较高。发病高峰年龄为40～50岁，男性多于女性。

【病因与病理】 原发性肝癌的病因和发病机制尚未确定。目前认为与肝硬化、病毒性肝炎、黄曲霉素、亚硝胺等某些化学致癌物质及环境因素有关。

原发性肝癌的大体形态可分为三型，即结节型、巨块型和弥漫型。①结节型：最常见，表现为单个或多个结节，大小不等，也有数个结节融合成一个较大的结节，与周围肝组织分界不清，手术切除率低，预后差。②巨块型：呈单发大块瘤体，也可由多个密集的结节融合而成，直径在10cm以上，手术切除率高，预后也较好。③弥漫型：最少见，表现为许多小的癌结节散布全肝，恶性程度高，发展快，预后极差。根据肿瘤大小，原发性肝癌分为微小肝癌（直径≤2cm）、小肝癌（>2cm，≤5cm）、大肝癌（>5cm，≤10cm）和巨大肝癌（>10cm）。

原发性肝癌从病理组织上可分为三类：肝细胞型、胆管细胞型和二者同时出现的混合型。我国绝大多数原发性肝癌是肝细胞癌，占90%以上。

原发性肝癌极易侵犯门静脉分支，癌栓经门静脉系统形成肝内播散，甚至阻塞门静脉主干引起门静脉高压的临床表现；肝外血道转移最多见于肺，其次为骨、脑等。淋巴转移至肝门淋巴结最多，其次为胰周、腹膜后、主动脉旁及锁骨上淋巴。此外，向横膈及附近脏器直接蔓延和腹腔种植性转移也不少见。

【临床表现】 原发性肝癌早期无明显症状，主要表现为：

1. 肝区疼痛 有半数以上患者以此为首发症状，多为持续性隐痛、钝痛、刺痛或胀痛。主要是因为肿瘤迅速生长使肝包膜紧张所致。位于肝右叶顶部的癌肿累及横膈，则疼痛可牵涉至右肩背部。当肝癌结节发生坏死、破裂，引起腹腔内出血时，则表现为突然的右上腹剧痛和压痛，出现腹膜刺激征及休克等急腹症表现。

2. 全身症状和消化道症状 主要表现为乏力、消瘦、食欲减退、腹胀等。部分患者可伴有恶心、呕吐、发热、腹泻等症状。晚期则出现贫血、黄疸、腹水、下肢浮肿、皮下出血及恶病质等。

3. 肝大 为中、晚期肝癌最主要的体征。肝大呈进行性，瘤体较大者可见上腹局部隆起，质地坚硬，呈结节样，边缘不规则。癌肿位于肝右叶顶部者可使膈肌抬高，肝浊音界上升。

此外，如发生肺、骨、脑等远处转移，可产生相应症状。少数患者还可有低血糖症、红细胞增多症、高钙血症和高胆固醇血症等特殊表现。

原发性肝癌的并发症，主要有肝性昏迷、上消化道出血、癌肿自发破裂出血及继发感染等。

【诊断】肝癌出现了典型症状，诊断并不困难，但往往已非早期。所以，凡是中年以上，特别是有肝病史的患者，如有原因不明的肝区疼痛、消瘦、进行性肝大者，应及时做详细检查。采用甲胎蛋白（AFP）检测和 B 型超声等现代影像学检查，有助于早期发现，甚至可检出无症状及体征的早期小肝癌患者。

1. 肝癌血清标志物检测

（1）血清甲胎蛋白（AFP）测定　是诊断原发性肝癌的重要方法，特异性较高。放射免疫法测定持续血清 AFP≥400μg/L，并能排除妊娠、活动性肝病、生殖腺胚胎源性肿瘤者，即可考虑肝癌的诊断。

（2）血液酶学及其他肿瘤标记物检查　肝癌患者血清中 γ-谷氨酰转肽酶及其同工酶、异常凝血酶原、碱性磷酸酶、乳酸脱氢酶同工酶等可高于正常。但由于缺乏特异性，多用于与 AFP、AFP 异质体等联合检测，结合 AFP 分析，有助于提高肝癌的确诊率。

2. 影像学检查

（1）超声检查　是一种无损伤、简便、经济、有效的检查方法，并可用作高发人群中的普查工具。采用分辨率高的 B 型超声显像仪检查，可显示肿瘤的大小、形态、所在部位及肝静脉或门静脉内有无癌栓等，其诊断符合率可达90%左右。

（2）CT 检查　分辨率较高，可检出直径 1.0cm 左右的微小癌灶，对肝癌的诊断符合率可达90%以上。应用动态增强扫描可提高分辨率，有助于鉴别肝血管瘤。应用 CT 动态扫描与动脉造影相结合的 CT 血管造影（CTA），可提高小肝癌的检出率。多层螺旋 CT、三维 CT 成像更提高了分辨率和定位的精确性。

（3）磁共振成像（MRI）　诊断效果近似 CT，对良、恶性肝内占位病变，特别与血管瘤的鉴别优于 CT，且可进行肝静脉、门静脉、下腔静脉和胆道重建成像，可显示这些管腔内有无癌栓。

（4）选择性腹腔动脉或肝动脉造影检查　肝细胞癌血管丰富，该方法分辨率高，可显示出直径为 1.0cm 以上的占位性病变，对 <2.0cm 的小肝癌其阳性率可达90%。

（5）经皮肝穿刺细胞学检查　目前多采用在 B 型超声引导下行细针穿刺细胞学检查，有助于提高阳性率。

【鉴别诊断】原发性肝癌主要应与肝硬化、继发性肝癌、肝良性肿瘤、肝脓肿、肝包虫病，以及与肝毗邻器官如右肾、结肠肝曲、胃、胰腺等处的肿瘤相鉴别。

【治疗】早期诊断，早期治疗，根据不同病情进行综合治疗，是提高疗效的关键。

1. 手术治疗　早期施行手术切除仍是目前首选的、最有效的治疗方法，适用于单发或局限的肝癌，其病变未超过半肝、未侵犯肝门与邻近脏器、无远处转移的病例。

不能手术切除者，可根据具体情况采用液氮冷冻、射频、酒精注射、激光气化、肝动脉结扎等方法，均有一定疗效。

肝癌合并破裂出血时，多需手术止血。对于瘤体不大、局限的肝癌，应争取切除，这是最有效的止血手段。若肿瘤无法切除可行肝动脉结扎或栓塞，也可做射频或冷冻治疗，情况差者或仅做填塞止血。对一般情况差，不能耐受手术者，可行介入治疗法，栓塞肝固有动脉。

原发性肝癌也是行肝移植手术的指征之一，但远期疗效欠理想。

2. 射频、微波或注射无水酒精等治疗 B超引导下经皮穿刺肿瘤行射频、微波或注射无水酒精治疗，以及体外高能超声聚焦疗法，适用于瘤体较小而又不能或不宜手术切除者。

3. 化学药物治疗 可采用肝动脉和（或）门静脉置泵（皮下埋藏式灌注装置）做区域化疗栓塞。也可行放射介入治疗，即经股动脉做超选择性插管至肝动脉，注入栓塞剂（常用如碘化油）和抗癌药行化疗栓塞。

4. 生物治疗 主要是免疫治疗。常用的有卡介苗、转移因子、免疫核糖核酸、干扰素、白介素-2、胸腺肽等，可与化疗等联合应用。

5. 放射治疗 肝癌对放射不敏感。

6. 中医中药治疗 多根据不同病情采取辨证施治、攻补兼施的方法，常与其他疗法配合应用，以提高机体抗病力，改善全身状况和症状，减轻化疗、放疗不良反应等。

以上各种治疗方法，以综合治疗效果为好。

第八节 膀 胱 癌

膀胱癌是最常见的泌尿系肿瘤，多见于50岁以上男性，男女之比约为4∶1，90%是移行上皮癌，近1/3的膀胱癌为多发性肿瘤。

【病因】有关膀胱癌病因的研究很多，但多数病因尚不完全清楚，可能与长期接触苯胺类化学物质、色氨酸和烟酸代谢异常、吸烟有关。膀胱白斑、腺性膀胱炎、尿路结石、尿潴留等可能为膀胱癌的诱因。目前，对癌基因和抗癌基因对膀胱癌发病的影响，以及患者遗传基因和免疫状态在发病中所起作用的研究日益受到重视。

【病理】膀胱癌的病理与肿瘤的细胞分化程度和浸润深度有关。

1. 分化程度 根据肿瘤细胞大小、形态、核改变及分裂相等，膀胱癌可分为三级：Ⅰ级分化良好，属低度恶性；Ⅲ级分化不良，属高度恶性；Ⅱ级分化居Ⅰ、Ⅲ级之间，属中度恶性。

2. 生长方式 根据生长方式，膀胱癌分为原位癌、乳头状癌和浸润性癌。原位癌的病理为存在癌变上皮，侵及整个黏膜层，可有三种表现：①无症状的局灶性原位癌；②有症状的弥漫性原位癌；③癌旁原位癌（较常见）。移行细胞癌多为乳头状，鳞癌和腺癌常有浸润。

3. 浸润深度 是肿瘤临床和病理分期的主要依据，可分为：①原位癌 T_{is}；②乳头状无浸润 T_a；③浸润黏膜固有层 T_1；④浸润肌层 T_2，又分为浸润浅肌层 T_{2a}，浸润深肌层 T_{2b}；⑤浸润膀胱周围脂肪组织 T_3，又分为显微镜下发现侵犯膀胱周围组织 T_{3a}，肉眼可见肿瘤侵犯膀胱周围组织 T_{3b}；⑥浸润前列腺或膀胱邻近组织 T_4。临床上习惯将 T_{is}、T_a 和 T_1 期肿瘤称为表浅膀胱癌。

4. 肿瘤分布　在膀胱侧壁及后壁最多，其次为三角区和顶部。

5. 扩散方式　以直接浸润为主，主要向深部浸润，直至膀胱外组织。淋巴转移常见，血道转移多在晚期，多为肝、肺、骨转移。

图 10 − 10　膀胱癌的临床分期

【临床表现】

1. 血尿　是膀胱癌最常见和最早出现的症状。其典型表现为间歇性无痛性全程肉眼血尿，近 85% 患者有此症状。少数为起始血尿或终末血尿，有时为镜下血尿。

2. 膀胱刺激征　尿频、尿急、尿痛多为膀胱癌的晚期表现，常因肿瘤坏死、溃疡和合并感染所致。若肿瘤发生在膀胱三角区及颈部附近，则较早出现排尿刺激症状。

3. 排尿困难及尿潴留　当肿瘤逐渐增大堵塞膀胱出口时可发生排尿困难，甚至引起急性尿潴留。

4. 转移症状　膀胱癌晚期当肿瘤广泛浸润膀胱并侵及盆腔时，可出现下腹部肿块、腰骶部疼痛、下肢浮肿。累及后尿道、前列腺或直肠时，则出现相应的症状。晚期可有贫血、消瘦等恶病质表现。

5. 其他症状　肿瘤侵入输尿管口时，可造成该侧输尿管扩张、肾积水；肿瘤坏死脱落可见"腐肉"自尿中排出。

【诊断】有间歇性、无痛性血尿病史，特别是年龄在 40 岁以上者，应首先考虑泌尿系统肿瘤，而其中最常见的是膀胱癌，应做详细检查。

1. 尿液检查　尿常规可见到红细胞，合并感染时有白细胞。尿脱落细胞学检查可作为血尿患者的筛选检查，是诊断膀胱肿瘤最简便的方法，但阳性率较低。

2. 膀胱镜检查　是诊断膀胱癌最重要的方法，能直接观察肿瘤的位置、数目、大小、形态、浸润深度、肿瘤与输尿管口及膀胱颈口的关系，并可取活组织检查。

3. X 线检查　排泄性尿路造影可以了解肿瘤是否在肾盂、输尿管呈多中心发生，以及肾功能情况，是否因肿瘤压迫输尿管而引起肾积水。膀胱造影时可见充盈缺损，浸润膀胱壁僵硬不整齐。

4. B 型超声检查　可发现 0.5cm 以上的肿瘤，经尿道扫描尚可了解肿瘤浸润的范围和深度。

5. CT 及磁共振检查　可了解肿瘤浸润的深度及局部转移情况，有助于膀胱癌的诊断和分期的判断，对手术方式的选择亦有帮助。

【鉴别诊断】

1. 肾癌　早期多无明显症状，40% ~60% 的患者会发生不同程度的血尿，通常为间歇性全程无痛肉眼血尿，与膀胱癌早期的症状相似。肾癌有时有条状血块，系输尿管管型，血块堵塞输尿管时可引起肾绞痛。一旦出现血尿、疼痛、肿块三大典型症状的任何一种，尤其是无痛性肉眼血尿者应进一步检查。B超检查发现肾脏肿瘤的敏感性较高，可以作为首选的检查方法，肾实质内的团块状回声是超声诊断肾癌的直接征象。CT扫描能清楚显示1cm以上的肾实质肿块，是目前最可靠的诊断肾癌的影像学方法。

2. **肾盂肿瘤** 以肾盂癌为多见，可单发或多发，常于早期转移到肾周围淋巴结，或在同侧输尿管、膀胱内转移。血尿是肾盂肿瘤的主要表现，早期多为间歇无痛性肉眼血尿。尿细胞学检查有助于早期诊断。膀胱镜检可见输尿管口喷血性尿。尿路造影可见肾盂内充盈缺损、变形。超声检查可见肾盂内实性占位。输尿管肾镜可直接见到肿瘤。

【治疗】膀胱癌的治疗应根据病理分期、临床进展、分子生物学特性、患者的年龄及全身健康状况选择具体的治疗方案。以手术治疗为主，放射、化学、免疫治疗为辅。手术方法包括经尿道手术、膀胱切开肿瘤切除或电烙、膀胱部分切除术及膀胱全切术，具体手术方式应根据肿瘤的部位、大小、数目、浸润范围及深度、是初发还是复发、有无转移及全身情况而定。手术原则是 T_a、T_1、局限的分化较好的 T_2 期肿瘤可采用保留膀胱的手术；较大的、多发的、反复发作及 T_2 期和 T_3 期肿瘤，以及浸润性鳞癌和腺癌，应行膀胱全切除术。

第十一章 甲状腺疾病

第一节 甲状腺疾病概述

【解剖生理】甲状腺位于甲状软骨下方、气管的两旁，有中央的峡部和左右两个侧叶构成。峡部一般位于第 2～4 气管软骨的前面；两侧叶的上极通常平甲状软骨，下极多数位于第 5～6 气管环，但是有人可达胸骨上窝，甚至伸到胸骨柄后方，称为胸骨后甲状腺。甲状腺有两层被膜包裹着：内层被膜叫甲状腺固有被膜，很薄，紧贴腺体并形成纤维束伸入到腺实质内；外层被膜包绕并固定甲状腺于气管和环状软骨上。由于外层被膜易于剥离，因此又叫甲状腺外科被膜。成人甲状腺约重 30g。正常情况下，做颈部检查时，不容易看到或摸到甲状腺。吞咽时，甲状腺亦随之而上、下移动。

甲状腺的血液供应十分丰富（图 11 -1），主要有两侧的甲状腺上动脉（颈外动脉的分支）和甲状腺下动脉（锁骨下动脉的分支）供应。甲状腺有三条主要的静脉即甲

图 11 -1 甲状腺的血液供应

状腺上、中、下静脉，其中甲状腺上、中静脉血液流入颈内静脉，甲状腺下静脉血液流入无名静脉。甲状腺的淋巴液流入沿颈内静脉排列的颈深淋巴结。

甲状腺主要由交感神经和副交感神经支配，与手术关系密切的是喉上神经和喉返神经。喉上神经来自迷走神经，在甲状腺上极上方 2～3cm 处分为内、外两支，内支分布在喉黏膜上，损伤后可出现饮水呛咳的症状；外支与甲状腺上动脉伴行，支配环甲肌，损伤后可导致发声减弱。喉返神经亦来自迷走神经，上行于甲状腺背面、气管食管沟之间，向上入喉并分为前、后两支，共同调节声带的运动。喉返神经多在甲状腺下动脉的分支间穿过，一侧损伤可致声带麻痹，双侧损伤可致失声或严重的呼吸困难。

【功能】甲状腺的主要功能是合成、贮存和分泌甲状腺素。释放入血的甲状腺素与血清蛋白结合，其中 90% 为 T_4（四碘甲状腺原氨酸），10% 为 T_3（三碘甲状腺原氨酸）。甲状腺素的主要作用包括：①增加全身组织细胞的氧消耗及热量产生；②促进蛋白质、糖类和脂肪的分解；③促进人体的生长发育及组织分化。主要的调节机制包括下丘脑－垂体－甲状腺轴控制系统和甲状腺腺体内的自身调节系统，甲状腺通过上述调节控制体系维持正常的生长、发育与代谢功能。

第二节　单纯性甲状腺肿

单纯性甲状腺肿主要是因缺碘、致甲状腺肿因子或酶缺陷等原因造成甲状腺代偿性增大。一般不伴有甲状腺功能失常。单纯性甲状腺肿可分为地方性和散发性；按有无缺碘可分为缺碘性甲状腺肿和高碘性甲状腺肿。习惯上将缺碘性甲状腺肿又称为地方性甲状腺肿。

【病因】

1. 缺碘　地方性水、土、食物中缺碘及机体青春期、妊娠、哺乳期对碘的需求量增加而相对缺碘。体内甲状腺激素合成相对不足，可致垂体 TSH 分泌增多，甲状腺滤泡上皮细胞增生，摄碘功能增强，得以缓解。但持续长期缺碘，甲状腺发生代偿性肿大，甚至结节形成。

2. 致甲状腺肿因子的作用　钙离子增多可抑制甲状腺滤泡上皮细胞分泌甲状腺素，引起甲状腺肿；某些食物（如卷心菜、木薯、菜花等），某些药物（硫脲类药、磺胺药）、锂、钴、过氯酸盐等均可干扰甲状腺素的合成分泌，引起甲状腺肿。

3. 高碘　碘摄食过多，影响酪氨酸氧化，使碘的有机化过程受阻，甲状腺呈代偿性肿大。

4. 酶缺陷　家族性甲状腺肿的原因是激素合成中有关酶的遗传性缺乏，如过氧化物酶、去卤化酶的缺陷及碘酪氨酸耦联缺陷等。

【病理】单纯性甲状腺肿的初期，扩张的滤泡较为均匀地散布在腺体各部，形成弥漫性甲状腺肿。若未及时治疗，病变继续发展，扩张的滤泡集成数个大小不等的结节，逐渐形成结节性甲状腺肿。有些结节因血液供应不良，可发生退行性变而引起囊肿形成、纤维化或钙化等改变。

【临床表现】女性多见，甲状腺呈对称、弥漫性肿大，腺体表面光滑，质地柔软，随吞咽上下移动，两侧对称。结节性甲状腺肿，腺体的一侧或两侧可触及多个（或单个）结节，结节内可并发囊内出血或囊性变，体积较大时可压迫气管、食管和喉返神经，出现气管弯曲、移位和气道狭窄影响呼吸，严重者可使气管软骨变性、软化。少数喉返神经或食管受压的患者可出现声音嘶哑或吞咽困难。压迫颈部交感神经，可引起瞳孔缩小、眼球内陷、上睑下垂及患侧面部无汗的综合征，称为霍纳综合征（Horner 综合征）。

【诊断】检查发现甲状腺肿大或结节比较容易，但临床上更需要判断甲状腺肿及结节的性质，这就需要仔细收集病史，认真检查。对于居住于高原山区缺碘地带的甲状腺肿患者或家属中有类似病情者，常能及时做出地方性甲状腺肿的诊断。位于甲状腺峡部的结节或囊肿，易误诊为甲状腺舌骨囊肿；胸骨后甲状腺肿有时不易与纵隔肿瘤鉴别。

【治疗】

1. 生理性甲状腺肿患者，宜多食含碘丰富的食物如海带、紫菜等。

2. 对 20 岁以下的弥漫性单纯性甲状腺肿患者，多能在青春期后自行缩小，不需手术。可给予少量甲状腺素片，以抑制 TSH 的分泌，缓解甲状腺的增生和肿大。常每日口服甲状腺素片 60～120mg 或左旋甲状腺素片 100～150μg，每日 2 次，连服 3～6 个月为一疗程。

3. 下列情况应手术治疗：①有气管、血管或食管压迫者；②胸骨后甲状腺；③巨大的肿大腺体已影响患者生活质量者；④继发甲亢或疑有恶变者。手术基本方式是甲状腺大部或次全切除。

第三节　原发性甲状腺功能亢进

【病因】

甲状腺功能亢进是由多种病因引起的甲状腺激素过多，进入血循环中，作用于全身的组织和器官，致机体出现高代谢和神经、精神兴奋性增高症群为主要表现的临床综合征。按引起甲亢的病因可分为原发性、继发性和高功能腺瘤三类。①原发性甲亢最常见，患者年龄多在 20～40 岁之间。腺体肿大为弥漫性，两侧对称，常伴有眼球突出，故又称"突眼性甲状腺肿"；②继发性甲亢较少见，如继发于结节性甲状腺肿的甲亢；③高功能腺瘤，少见，甲状腺内有单发的自主性高功能结节，结节周围的甲状腺组织呈萎缩改变。后两种类型均无眼球突出。原发性甲亢的病因和发病机制尚未完全阐明，现认为其是一种特异性自身免疫性疾病，也是一个多基因疾病。

【临床表现】原发性甲亢的临床表现主要有以下几个方面：

1. 甲状腺肿大　呈弥漫性，质地软，有弹性，可触及震颤，听诊时可闻及血管杂音。

2. 交感神经系统　表现为过度兴奋，患者多言，性情急躁，容易激动，易出汗，且常失眠，两手常有细而快速的颤动。

3. 眼部症状　大部分患者有眼球突出、眼裂增宽和瞳孔散大。但突眼的严重程度与甲亢的严重程度并无关系。

4. 基础代谢和循环方面　基础代谢率显著增高，其程度与临床症状的严重程度平行。易饿，多食而消瘦，易疲乏。高代谢可增加心脏的负担，心慌，心率增快，严重者出现心房颤动、心脏扩大及心力衰竭。

【诊断】甲亢症状明显的患者诊断不难，典型患者有心悸、脉快、怕热、多汗、食欲亢进，但体重减轻、乏力、情绪不稳定、易兴奋激动、突眼，当甲状腺肿大时，颈部可触及震颤或闻及血管杂音。但少数患者以某些症状为主或仅有一个临床症状出现，则很容易与其他疾病相混淆，应做进一步的特殊检查。

【外科治疗】双侧甲状腺大部切除术是目前治疗中度以上甲亢的一种常用而快速有效的方法，它能使 90% ~ 95% 的患者获得痊愈。治疗后其甲亢的复发率较抗甲状腺药物治疗低，甲减的发生率较放射性[131]I 治疗低。

1. 外科手术适应证　①继发性甲亢或高功能腺瘤；②中度以上的原发性甲亢；③腺体较大，伴有压迫症状，或胸骨后甲状腺肿等类型甲亢；④抗甲状腺药物或[131]I 治疗后复发者或长期用药有困难；⑤妊娠早、中期合并甲亢，不适宜药物治疗；⑥有恶性病变可能；⑦拒绝或不适宜[131]I 或抗甲状腺药物治疗。

手术禁忌证为：①青少年患者；②症状较轻，腺体肿大不明显；③老年患者或有严重器质性疾病不能耐受手术治疗。

2. 术前检查　①测定手术前的基础代谢率；②心电图或心脏超声检查，了解有无心律失常或心力衰竭；③喉镜检查，了解声带功能；④气管软化试验，了解并判定术中、术后气管塌陷的可能性；⑤颈部透视或摄片，了解气管有无受压或移位。

3. 术前准备　为了避免甲亢患者在基础代谢率高亢的情况下进行手术，术前应采取充分而完善的准备以保证手术顺利进行和预防术后并发症的发生。

（1）一般准备　对精神过度紧张或失眠者，可适当应用镇静和安眠药以消除患者的恐惧心情。心率过快者，可口服利血平或普萘洛尔控制；发生心力衰竭者，应予以洋地黄制剂。

（2）药物准备　是术前用于降低基础代谢率的重要环节，包括两种方法：

1）硫氧嘧啶类药物加碘剂　先用硫氧嘧啶类药物，一般用药 2 ~ 4 周，待甲亢症状控制后停用，再用 2 周左右碘剂后进行手术。此法安全可靠，缺点是准备时间较长。由于硫氧嘧啶类药物能使甲状腺肿大和动脉性充血，因此服用硫氧嘧啶类药物后必须加用碘剂 2 周，待甲状腺缩小变硬、血管数减少后手术。

服用碘剂方法：复方碘化钾溶液，每日 3 次。第 1 日每次 3 滴，第 2 日每次 4 滴，以后逐日每次增加 1 滴，至每次 16 滴为止，然后手术。但由于碘剂只抑制甲状腺素释放，而不抑制其合成，因此一旦停服碘剂后，贮存于甲状腺滤泡内的甲状腺球蛋白大量分解，甲状腺素释放，甲亢症状可重新出现，甚至比原来更为严重。因此，凡不准备施行手术者，不要服用碘剂。

2）单用碘剂　用药 2~3 周甲亢症状控制后才可进行手术。适用于症状不重，以及继发性甲亢和高功能腺瘤的患者。

4. 手术的主要并发症

（1）术后呼吸困难和窒息　多发生在术后 24~48 小时内，是术后最危急的并发症。常见原因为：①切口内出血压迫气管；②喉头水肿；③气管塌陷；④双侧喉返神经损伤。

临床表现为进行性呼吸困难、烦躁、发绀，甚至发生窒息。发现上述情况时，必须立即行床旁抢救，及时剪开缝线，敞开切口，迅速除去血肿。

（2）喉返神经损伤　发生率约为 0.5%。大多数是因手术处理甲状腺下极时，不慎将喉返神经切断、缝扎或挫夹、牵拉造成永久性或暂时性损伤所致。一侧喉返神经损伤，大都引起声音嘶哑，双侧喉返神经损伤，可导致失音或严重的呼吸困难，甚至窒息，需立即做气管切开。

（3）喉上神经损伤　可致喉部黏膜感觉丧失，进食特别是饮水时，容易误咽发生呛咳。一般经治疗后可自行恢复。

（4）手足抽搐　手术时误伤及甲状旁腺或血液供给受累所致，血钙浓度下降至 2.0mmol/L 以下，严重者可降至 1.0~1.5mmol/L，神经肌肉的应激性显著增高，多在术后 1~3 天出现手足抽搐。抽搐发作时，立即静脉注射 10% 葡萄糖酸钙或氯化钙 10~20mL。

（5）甲状腺危象　是甲亢术后严重的合并症。临床观察发现，危象发生与术前准备不够、甲亢症状未能很好控制及手术应激有关。危象时患者主要表现为：高热（>39℃）、脉快（>120 次/分），同时合并神经、循环及消化系统严重功能紊乱症状，如烦躁、谵妄、大汗、呕吐、水泻等。这是因甲状腺素过量释放引起的暴发性肾上腺素能兴奋现象，若不及时处理，可迅速发展至昏迷、虚脱、休克甚至死亡，死亡率 20%~30%。治疗包括：①肾上腺素能阻滞剂；②碘剂；③氢化可的松；④镇静剂；⑤降温；⑥静脉输入大量葡萄糖溶液补充能量，吸氧，以减轻组织的缺氧；⑦有心力衰竭者，加用洋地黄制剂。

第四节　甲状腺腺瘤

甲状腺腺瘤是最常见的甲状腺良性肿瘤，本病多见于 40 岁以下的妇女。

【临床表现】颈部出现圆形或椭圆形结节，多为单发。质韧，表面光滑，无压痛，随吞咽上下移动。大部分患者无任何症状。腺瘤生长缓慢，可发生囊内出血。

甲状腺腺瘤与结节性甲状腺肿的单发结节在临床上较难区别。组织学上腺瘤有完整包膜，周围组织正常，分界明显；结节性甲状腺肿的单发结节包膜常不完整。

【治疗】因甲状腺腺瘤有引起甲亢（发生率约为 20%）和恶变（发生率约为 10%）的可能，故应早期行包括腺瘤的患侧甲状腺大部或部分（腺瘤小）切除。切除标本必须立即行冰冻切片检查。

第五节　甲状腺癌

甲状腺癌是最常见的甲状腺恶性肿瘤，约占全身恶性肿瘤的1%。除髓样癌外，绝大部分甲状腺癌起源于滤泡上皮细胞。

【病理】　根据肿瘤的病理类型，甲状腺癌可分为：

1. 乳头状癌　约占60%，恶性程度低，年轻人多见。一般为单发病灶，多无包膜，主要转移至颈淋巴结；有时原发癌很微小（<1cm），未被察觉，但颈部淋巴结已很大。临床预后较好。

2. 滤泡状癌　约占20%，中度恶性，常见于中年人。病灶多为单发，有包膜，但不完整，且有侵犯血管倾向，可经血道转移到肺、肝和骨及中枢神经系统。患者预后不如乳头状癌。

3. 未分化癌　约占15%，高度恶性。按其细胞形态又分为小细胞和巨细胞两型，多见于70岁左右老年人。发展迅速，约50%早期便有颈淋巴结转移。除侵犯气管和喉返神经或食管外，还能经血道向肺、骨远处转移。预后很差。平均存活3~6个月，一年存活率仅5%~15%。

4. 髓样癌　仅占7%，恶性程度中等。来源于滤泡旁降钙素分泌细胞（C细胞），分泌大量降钙素，细胞排列呈巢状或囊状，无乳头或滤泡结构，呈未分化状；瘤内有淀粉样物沉积。较早出现颈淋巴结转移，晚期可有血道转移。预后不如乳头状癌，但较未分化癌好。

【临床表现】　甲状腺内发现肿块，质地硬而固定、表面不平是各型癌的共同表现。腺体在吞咽时上下移动性减小。未分化癌可在短期内出现上述症状，除肿块增长明显外，还伴有侵犯周围组织的特性。晚期可产生声音嘶哑、呼吸、吞咽困难和交感神经受压引起的霍纳综合征，侵犯颈丛出现耳、枕、肩等处疼痛和局部淋巴结肿大及远处转移等表现，远处转移主要至扁骨（颅骨、椎骨、胸骨和盆骨等）和肺。颈淋巴结转移在未分化癌发生较早。

【诊断】　约80%的甲状腺癌为分化较好的腺癌，早期予以手术治疗，5年生存率可高达75%以上，这说明了甲状腺癌早期确诊的重要性。诊断应注重下列3点：

1. 重视病史　要警惕下列情况：①地方性甲状腺肿非流行地区的儿童甲状腺结节；②成年男性甲状腺内的单发结节；③多年存在的甲状腺结节，短期内明显增大；④儿童期曾接受颈部放射治疗者，应予重视。

2. 明确甲状腺结节性质　甲状腺结节有时很小，不易触及，体检时要认真做好触诊。一般来说，多个结节多为良性病变，而单个的孤立结节中有4%~5%为甲状腺癌。需进一步明确单个结节的性质：①应首选B型超声来区别结节的囊肿性或实体性。实体性结节声像图呈现边界不清楚，形态不规则、回声不均的肿块，可伴点状颗粒状钙化斑，则恶性的可能大。②对于实体性结节，应常规地行核素扫描检查，如果为冷结节，则10%~20%可能为癌肿。

3. 细针吸取细胞学检查　常作为甲状腺结节鉴别诊断的首选方法，诊断的敏感性和特异性高达 80% 以上，但最终确诊应由病理切片检查决定。对诊断不明的可切除甲状腺结节，术中冰冻切片及术后常规病理检查。对巨大甲状腺肿块无呼吸困难者，可谨慎行针吸活检。

此外，X 线、CT、磁共振检查均有助于甲状腺癌的诊断及详细了解肿瘤侵犯周围器官和远处转移的情况。

【鉴别诊断】

1. 亚急性甲状腺炎　由于在数日内发生甲状腺肿胀，可引起误诊。要注意病史中多有上呼吸道感染。值得注意的是，血清中 T_3、T_4 浓度可略高，但放射性碘的摄取量却显著降低，这种分离现象很有诊断价值。试用小剂量泼尼松后，颈部疼痛很快缓解，甲状腺肿胀接着消失，也是值得推荐的鉴别方法。

2. 慢性淋巴细胞性甲状腺炎　由于甲状腺肿大，质又较硬，可误诊为甲状腺癌。此病多发生在女性，病程较长，甲状腺肿大呈弥漫性、对称，表面光滑。使用甲状腺素片后腺体常可明显缩小。

【治疗】手术切除是未分化癌以外各型甲状腺癌的基本治疗方法，并辅助应用核素、甲状腺激素及外放射等治疗。

1. 手术治疗　甲状腺癌的手术治疗包括甲状腺本身的手术，以及颈淋巴结清扫。

甲状腺的切除范围目前仍有分歧，范围最小的为腺叶加峡部切除，最大至甲状腺全切除。近来不少学者认为，年龄是划分高危、低危的重要因素，45 岁以下为低危，45 岁以上为高危，根据高危、低危分组选择治疗原则。对低危组患者采用腺叶及峡部切除，若切缘无肿瘤，即可达到治疗目的。对高危组患者采取患侧腺叶、对侧次全切术为宜。也可根据肿瘤的临床特点来选择手术切除范围：①腺叶次全切除术仅适用于诊断为良性疾病，手术后病理诊断为孤立性乳头状微小癌；②腺叶加峡部切除术适用于肿瘤直径≤1.5cm，明确局限于一叶者；③全切除术适用于肿瘤直径 > 1.5cm，较广泛的一侧乳头状癌伴有颈淋巴结转移者；④甲状腺全切除术适用于高度侵袭性乳头状、滤泡状腺癌，明显多灶性，两侧颈淋巴结肿大，肿瘤侵犯周围颈部组织或有远处转移者。

2. 内分泌治疗　甲状腺做次全或全切除者应终身服用甲状腺素片，以预防甲状腺功能减退及抑制 TSH 分泌。乳头状癌和滤泡状腺癌均有 TSH 受体，TSH 通过其受体能影响甲状腺癌的生长。一般剂量掌握在保持 TSH 低水平，但不引起甲亢。可用干燥甲状腺素片，每天 80 ~ 120mg，也可用左旋甲状腺素，每天 100μg，并定期测定 FT_3、FT_4 和 TSH，以此调节用药剂量。

3. 放射性核素[131]I 治疗　摄碘是甲状腺组织特有的功能，通过甲状腺残留癌或（和）转移癌对 [131]I 的摄取，对癌细胞放射性杀伤，而对周围组织影响较小，达到其治疗目的。治疗前需停用水溶性造影剂和左旋甲状腺素 6 周，停用三碘甲状腺原氨酸 2 周，禁用含碘食物和抗生素至少 1 周。

一般滤泡状腺癌和乳头状癌摄碘率较高，髓样癌很差，未分化癌几乎不摄碘，而同一病理类型癌摄碘率也常有差异。临床上主要用于滤泡状腺癌和乳头状癌转移灶的治疗。

4. 外放射治疗 主要用于未分化型甲状腺癌。甲状腺乳头状癌、滤泡状腺癌和髓样癌对放射线敏感差，放射治疗效果差。

第十二章 乳房疾病

第一节 乳房疾病概述

【解剖生理】成年妇女乳房是两个半球形的性征器官，主要由腺体、脂肪和结缔组织构成，位于胸大肌浅面，约在第2和第6肋骨水平的浅筋膜浅、深层之间。外上方形成乳腺腋尾部伸向腋窝。乳头位于乳房中心，周围的色素沉着区称为乳晕。

乳腺有15~20个腺叶，每一腺叶分成很多腺小叶，腺小叶由小乳管和腺泡组成，是乳房的基本单位。每一腺叶有其单独的导管（乳管），腺叶和乳管均以乳头为中心呈放射状排列。小乳管汇至乳管，乳管开口于乳头，乳管靠近开口的1/3段略为膨大，是乳管内乳头状瘤的好发部位。腺叶、小叶和腺泡间有结缔组织间隔，腺叶间还有与皮肤垂直的纤维束，上连浅筋膜浅层，下连浅筋膜深层，称Cooper韧带。受肿瘤侵犯时此韧带缩短，牵拉皮肤形成"酒窝征"。

乳腺是许多内分泌腺的靶器官，其生理活动受垂体前叶、卵巢及肾上腺皮质等分泌的激素影响。妊娠及哺乳时乳腺明显增生，腺管延长，腺泡分泌乳汁。哺乳期后，乳腺又处于相对静止状态。平时，育龄期妇女在月经周期的不同阶段，乳腺的生理状态在各激素影响下呈周期性变化。绝经后腺体逐渐萎缩，为脂肪组织所替代。

乳房的淋巴网非常丰富，其淋巴液输出有4个途径：①乳房大部分淋巴液经胸大肌外侧缘淋巴管回流至腋窝淋巴结，再流向锁骨下淋巴结，部分乳房上部淋巴液可经胸大、小肌间淋巴结（Rotter淋巴结），直接到达锁骨下淋巴结，通过锁骨下淋巴结后，淋巴液继续流向锁骨上淋巴结；②部分乳房内侧的淋巴液通过肋间淋巴管流向胸骨旁淋巴结（在第一、二、三肋间比较恒定存在）；③两侧乳房间皮下有交通淋巴管，一侧乳房的淋巴液可流向另一侧；④乳房深部淋巴网可沿着腹直肌鞘和肝镰状韧带通向肝。

【乳房检查】

1. 视诊 观察双侧乳房形状、大小是否对称；双乳高低是否一致，是否有局限性隆起或凹陷；皮肤是否有发红、局部是否有水肿或"橘皮样"改变、乳房是否有浅静脉的扩张；双侧乳头是否在同一水平，若乳头上方有癌肿，可将乳头牵向上方，使两侧乳头高低不同。乳头内陷可为发育不良所致，若是一侧乳头近期出现内陷，则有临床意义。还应注意乳头、乳晕有无糜烂。

2. 触诊 患者端坐，双臂自然下垂。原则上较小而扁平的乳房可用站（坐）位，肥大而下垂的乳房要结合卧位，肩下垫小枕，使胸部隆起。检查手法是四指并拢，用手指掌面平放于乳房上进行力度适当的触诊，切忌用手抓捏乳房，否则会将捏到的腺体组织误认为肿块。应循序对乳房外上（包括腋尾部）、外下、内下、内上各象限及中央区做全面检查。先查健侧乳房，再查患侧乳房。

触及肿块后，应注意肿块的大小、形状、硬度、表面是否光滑、边界是否清楚、有无压痛及活动度情况。轻轻捻起肿块周围皮肤，明确肿块与皮肤及基底是否有粘连。良性肿瘤的边界清楚，活动度大。恶性肿瘤的边界不清，质地硬，表面不光滑，活动度小。肿块较大者，还应检查肿块与深部组织的关系。可让患者两手叉腰，使胸肌保持紧张状态，若肿块活动度受限，表示肿瘤侵及深部组织。最后轻挤乳头，若有溢液，依次挤压乳晕四周，并记录溢液来自哪一乳管。

腋窝淋巴结有五组，应依次检查。检查者面对患者，以右手触诊其左腋窝，左手触诊其右腋窝。先让患者上肢外展，以手伸入其腋顶部，手指掌面压向患者的胸壁，然后嘱患者放松上肢，搁置在检查者的前臂上，用轻柔的动作自腋顶部从上而下触诊中央组淋巴结，然后将手指掌面转向腋窝前壁，在胸大肌深面触诊胸肌组淋巴结。检查肩胛下组淋巴结时宜站在患者背后，触诊背阔肌前内侧。最后检查锁骨下及锁骨上淋巴结。

3. 特殊检查

（1）X 线检查　常用方法是钼靶 X 线摄片及干板照相。

乳腺癌的 X 线表现为密度增高的肿块影，边界不规则，或呈毛刺征。有时可见钙化点，颗粒细小、密集。

（2）超声检查　属无损伤性，可反复使用，因其擅长区分囊性或实性肿块，对青春期或致密型的腺体为首选检查。

（3）磁共振检查　磁共振检查的软组织分辨率高，敏感性高于乳腺 X 线检查，能三维立体地观察病变，不仅能够提供病灶的形态特征，而且运用动态增强还能提供病灶的血流动力学情况。

（4）组织活检　目前常用细针穿刺细胞学检查，80%～90% 病例可获得较肯定的细胞学诊断。对疑为乳腺癌者，可将肿块连同周围乳腺组织一并切除，做快速病理检查，而不宜做切取活检。

乳头溢液未触及肿块者，可行乳腺导管内镜检查或乳管造影，并对乳头溢液进行涂片细胞学检查。乳头糜烂疑为湿疹样乳腺癌时，可做乳头糜烂部刮片或印片细胞学检查。此外，近年来结合超声、X 线摄片、电脑计算进行立体定位空芯针活组织检查在临床上应用逐渐增多，此法具有定位准确，阳性率高等特点。

第二节　急性乳腺炎

急性乳腺炎是乳腺的急性化脓性感染。急性乳腺炎常发生于产后哺乳的妇女，尤以初产妇更为多见，好发于产后 3～4 周。

【病因】

1. 乳汁淤积　乳汁是细菌理想的培养基，乳汁淤积有利于细菌的生长繁殖。淤积的原因有：①先天乳头内陷或乳头畸形；②既往手术切断大的输乳管道；③乳汁未能按时排空；④乳管内肿物堵塞乳管。

2. 细菌入侵　细菌沿乳头破损处的淋巴管入侵是乳房感染的主要途径。细菌也可直接侵入乳管，上行至腺小叶而致感染。

【临床表现】乳房有典型炎症表现：红、肿、热、痛。随着炎症发展，患者可有寒战、高热、脉搏加快，常有患侧淋巴结肿大、压痛，白细胞计数升高。局部表现可有个体差异，应用抗生素治疗的患者，局部症状可被掩盖。一般起初呈蜂窝织炎样表现，数天后可形成脓肿，脓肿可以是单房或多房性。脓肿可向外溃破，深部脓肿还可穿至乳房与胸肌间的疏松组织中，形成乳房后脓肿（图 12 – 1）。感染严重者，乳房大块坏死，并发脓毒症。

深部脓肿

乳房后脓肿

乳晕下脓肿

表浅脓肿

图 12 – 1　乳房脓肿

【诊断】

1. 症状　乳房出现疼痛性肿块，伴局部灼热，如未得到及时合理的治疗，局部红肿疼痛可加重。同时可伴有恶寒、发热等全身症状。

2. 体征　初起时可触及痛性结块，边界不清，其表面皮肤可潮红灼热。脓肿形成后结块中央渐渐变软，有波动感。溃后可看到创口。可伴有腋窝淋巴结肿大。

3. 实验室与其他检查

（1）血液常规检查　白细胞及中性粒细胞增高。

（2）超声检查　超声下见病变区域腺体回声光点增强，形成脓肿时内部可见边界不光滑的不均质无回声区。

（3）穿刺抽液　于波动处或超声引导下穿刺可抽出脓液。

（4）细菌培养　脓液细菌培养可查出致病菌，同时做药物敏感试验。

【鉴别诊断】

1. 炎性乳腺癌　炎性乳腺癌多见于青年妇女，患乳亦可出现红肿但疼痛不明显，常累及整个乳房的 1/3 以上，病变部位皮肤暗红，皮温不高，可出现明显的"橘皮样"变。同侧腋窝淋巴结肿大，数目增多，质地韧或硬。全身症状轻，体温正常，抗感染治疗无效。病情发展迅速。

2. 乳房结核　临床表现为乳房部的慢性炎症性病变，常形成肿块，有时可有乳头内陷、乳头溢液、乳腺"橘皮样"变及同侧腋窝淋巴结肿大等，溃后脓液清稀，夹杂败絮状物。本病多见于青中年，多有结核病史，抗结核治疗有效，活检可明确诊断。

【治疗】治疗原则是消除感染、排空乳汁。早期治疗主要包括确保乳汁引流通畅，局部理疗及应用抗生素，早期呈蜂窝织炎表现时不宜手术。脓肿形成后，主要治疗措施是及时做脓肿切开引流（图 12-2）。脓腔较大时，可在脓腔最低部位另加切口做对口引流。

图 12-2　乳房脓肿的切口

是否停止哺乳是应根据感染程度而决定。一般不停止哺乳，因停止哺乳不仅影响婴儿的喂养，且提供了乳汁淤积的机会。但患侧乳房应停止哺乳，并以吸乳器吸尽乳汁或按摩排乳，促使乳汁通畅排出，局部热敷以利早期炎症的消散。若感染严重或脓肿引流后并发乳瘘，应停止哺乳。可口服溴隐亭或己烯雌酚，或肌内注射苯甲酸雌二醇，抑制乳汁分泌。

【预防】预防关键在于避免乳汁淤积，防止乳头损伤，并保持其清洁。

第三节　乳腺囊性增生症

乳腺囊性增生症也称慢性囊性乳腺病，是乳腺组织良性增生性疾病，女性多发，常见于中年女性。

【病因】本病系内分泌障碍性疾病。一是体内女性激素代谢障碍，尤其是雌、孕激素比例失调，使乳腺实质增生过度和复旧不全；二是部分乳腺实质部分中女性激素受体的质和量异常，使乳房各部分的增生程度参差不齐。

【病理】乳腺增生病是乳腺实质的良性增生，其病理情况复杂，增生可发生于腺管周围并伴有大小不等的囊肿形成；或腺管内表现为不同程度的乳头状增生，伴乳管囊性扩张；也有发生于小叶实质者，主要为乳管及腺泡上皮增生。

【临床表现】

1. 症状　突出的表现是乳房胀痛和肿块，特点是部分患者具有周期性，疼痛与月经周期有关，往往在月经前疼痛加重，月经来潮后减轻或消失，有时整个月经周期都有疼痛。病程较长，发展缓慢。

2. 体征 一侧或两侧乳腺有弥漫性增厚，可局限于乳腺的一部分，也可分散于整个乳腺，肿块呈颗粒状、结节状或片状，大小不一，质韧而不硬，增厚区与周围乳腺组织分界不明显。少数患者可有乳头溢液。

【诊断】本病诊断以形态学诊断为标准。可根据临床表现进行诊断：乳房有不同程度的胀痛、刺痛或隐痛，可放射至腋下及肩背部，可与月经、情绪变化有相关性，一般经前疼痛加重，经后疼痛缓解，经前肿块增大变硬，经后肿块缩小变软。同时借助其他检查帮助明确诊断。

1. 超声检查 病变区回声根据分型的不同可稍低于或高于周围乳腺组织，形态和轮廓不规则，境界不清，无包膜回声。

2. 钼靶 X 线摄片 不同年龄段腺体增生及分型不同，所见 X 线征也有差异，但以增生腺体密度增高、形态不一、边缘模糊不清、不规则为主。

3. 病理检查 肿物定位穿刺或手术切除肿物，病理检查可证实。

【鉴别诊断】

1. 乳腺纤维腺瘤 多见于青年妇女。肿块大多缓慢增大，亦有迅速增长（年龄小或妊娠期），多单发，形态规则，边界清楚，表面光滑，活动度好，质地较韧，无疼痛感。当瘤体巨大时，可出现乳房皮肤紧张、发亮，有时发红，出现静脉曲张，如恶性肿瘤外观，但其肿块不与皮肤粘连，可推移。首选乳腺超声检查，必要时可行乳腺 X 线摄片。

2. 乳腺癌 多见于绝经前后的妇女，肿物初起边界不清，质地较硬，活动欠佳，无触痛，增长速度较快。晚期肿物与皮肤及胸肌粘连，侵犯皮肤引起橘皮样变，甚至引起乳房溃疡；伴有乳头内陷或偏离，同侧腋窝淋巴结肿大。

【治疗】主要是观察、随访和对症治疗。

1. 非手术治疗 主要是观察和药物治疗。观察期间可用中医中药调理，包括疏肝理气、调和冲任及调理卵巢功能。常用口服中药逍遥散 3～9g，每日 3 次，或口服乳康片、乳康宁等；抗雌激素治疗仅在症状严重时采用，可口服他莫昔芬。由于本病有恶变可能，应嘱患者每隔 2～3 个月到医院复查，有对侧乳腺癌或乳腺癌家族史者应密切随访。

2. 手术治疗 若肿块周围乳腺组织局灶性增生较为明显、形成孤立肿块，或 B 超、钼靶 X 线摄片发现有沙粒样钙化灶者，应尽早手术切除肿块并做病理学检查。

第四节 乳腺纤维腺瘤

乳腺纤维腺瘤是由乳腺组织和纤维结缔组织异常增生而形成的一种乳房良性肿瘤。

【病因】雌激素是本病发生的刺激因子，小叶内纤维细胞对雌激素的敏感性异常增高，与纤维细胞所含雌激素受体的量或质的异常有关。所以纤维腺瘤常发生于卵巢功能旺盛期。

【临床表现】本病是女性常见的乳腺肿瘤，高发年龄是 20～25 岁，其次为 15～20 岁和 25～30 岁。好发于乳房外上象限，约 75% 为单发，少数属多发。除肿块外，患者常无明显自觉症状。乳房外观多无异常，肿块巨大者可在乳房表面看到局限性隆起。在乳房内触及单个或多个类圆形或分叶状肿块，肿块增大缓慢，边界清楚，质似硬橡皮球有弹性，表面光滑，易于推动。巨大纤维腺瘤大多表面光滑，有的呈明显分叶状，腋下淋巴结不肿大。

【诊断】

1. 症状　乳房肿块好发于青春期女性，多为单发，部分多发，大小不等，大多生长缓慢，无明显的疼痛感。

2. 体征　乳房内触及单个或多个类圆形或分叶状肿块，边界清楚，质实有弹性，活动度好，腋下淋巴结无肿大。

3. 辅助检查

（1）超声扫描　肿块边界清楚，有包膜，内部呈均质低回声，可见侧壁声影，后方回声无变化或增强。巨大纤维腺瘤可见内部呈不均质低回声，其内夹杂条索状高回声反射，呈分叶状改变。

（2）X 线检查　腺体内见圆形或椭圆形、边缘清楚平滑、均质的高密度肿块影，巨大纤维腺瘤肿块实质呈分叶状改变。

（3）病理检查　粗针穿刺或手术切除后，病理证实为乳腺纤维腺瘤。

【鉴别诊断】

1. 乳腺囊肿　囊肿是乳腺增生病的一种特殊类型，好发于生育后的中年妇女。肿块边界清楚。囊肿内囊液的多少及囊内压力的高低，可使其表现出软硬不同的质地，但多可触及囊性感。超声检查能看到液性暗区，穿刺可抽出囊液。

2. 乳管内乳头状瘤　好发于中年妇女，肿物多见于乳晕区，边界清楚，可活动，伴有乳头浆液性或血性溢液，挤压肿物可看到溢液从患侧乳管开口溢出。乳腺导管造影可看到导管充盈缺损或导管中断，乳腺导管镜检查可在直视下发现肿物。

3. 乳腺癌　乳腺癌早期生长缓慢，易与纤维腺瘤混淆。普通片通常难以发现早期乳腺癌的细小毛刺征象和细微钙化，病理检查可以确诊。

【治疗】手术切除是治疗纤维腺瘤唯一有效的方法。肿块必须常规做病理检查。

第五节　乳管内乳头状瘤

乳管内乳头状瘤多见于经产妇，40～50 岁多见。多数病例发生于大乳管附近壶腹部，瘤体小，带蒂且有绒毛，有丰富的薄壁血管，易出血。

【临床表现】

1. 症状　大多无自觉症状，乳头溢液常为血性，暗棕色或黄色液体。

2. 体征　肿瘤小，常不能触及。若见较大肿块，轻压之，常可从乳头溢出血性液体。

【诊断】　主要依靠病史、临床症状、体征诊断。同时可采用以下辅助检查：①乳腺导管内镜检查或乳管造影，多用于术前定位；②病理学活检，明确诊断并确定有无恶变。

【治疗】　以手术治疗为主，对单发的乳管内乳头状瘤应切除病变的乳管系统，并常规进行病理检查。

第六节　乳　腺　癌

乳腺癌多见于 40～64 岁的女性，是女性最常见的恶性肿瘤之一，仅次于宫颈癌。在我国发病率呈逐年上升趋势，占全身各种恶性肿瘤的 7%～10%，部分城市已跃居于女性恶性肿瘤的首位。

【病因】　病因未明。乳腺是多种内分泌激素的靶器官，如雌激素、孕激素及泌乳素等，其中雌酮及雌二醇与乳腺癌的发病有直接关系。家族史是重要的危险因素：一级亲属中有乳腺癌病史者，发病危险性是普通人群的 2～3 倍。月经初潮年龄早、绝经年龄晚、不孕及初次足月产的年龄过大与乳腺癌发病均有关。高脂肪与高热量饮食可以增加乳腺癌的发病危险性。环境因素（电离辐射、药物）及其他系统的疾病（最有代表性的是非胰岛素依赖型糖尿病）也影响乳腺癌的发病率。

【病理类型】

1. 非浸润性癌　包括：导管内癌（癌细胞未突破导管壁基底膜）、小叶原位癌（癌细胞未突破末梢乳管或腺泡基底膜）及乳头湿疹样乳腺癌（Paget's 病）。此型属早期，预后较好。

2. 早期浸润性癌　早期浸润是指癌的浸润程度小于 10%。包括：早期浸润性导管癌（癌细胞突破管壁基底膜，开始向间质浸润）、早期浸润性小叶癌（癌细胞突破末梢乳管或腺泡基底膜，开始向间质浸润，但仍局限于小叶内）。此型仍属早期，预后较好。

3. 浸润性特殊癌　包括：乳头状癌、髓样癌（伴大量淋巴细胞浸润）、小管癌（高分化腺癌）、腺样囊性癌、黏液腺癌、大汗腺样癌、鳞状细胞癌等。此型分化一般较高，预后尚好。

4. 浸润性非特殊癌　包括：浸润性小叶癌、浸润性导管癌、硬癌、髓样癌（无大量淋巴细胞浸润）、单纯癌、腺癌等。此型一般分化低，预后较上述类型差，且是乳腺癌中最常见的类型，占 80%，但判断预后尚需结合疾病分期等因素。

【转移途径】

1. 局部浸润　癌细胞沿导管或筋膜间隙蔓延，继而侵及 Cooper 韧带和皮肤。

2. 淋巴转移　主要途径有：①癌细胞经胸大肌外侧缘淋巴管侵入同侧腋窝淋巴结，然后侵入锁骨下淋巴结以至锁骨上淋巴结，进而可经胸导管（左）或右淋巴导管侵入静脉血流而向远处转移；②癌细胞向内侧淋巴管，沿着乳内血管的肋间穿支引流到胸骨旁淋巴结，继而达到锁骨上淋巴结，并可通过同样途径侵入血流（图 12-3）。癌细胞也可通过逆行途径转移到对侧腋窝及锁骨下淋巴结。

图 12 - 3 乳房淋巴液输出途径

3. 血道转移 研究发现，有些早期乳腺癌已有血道转移。癌细胞可经淋巴途径进入静脉，也可直接侵入血循环而致远处转移。最常见的远处转移依次为肺、骨、肝。

【临床表现】

1. 早期表现 患侧乳房出现无痛、单发的小肿块，肿块质硬，表面不光滑，与周围组织分界不清，在乳房内不易被推动。随着肿瘤增大，可引起乳房局部隆起。若累及Cooper韧带，可使其缩短而致肿瘤表面皮肤凹陷，即所谓"酒窝征"（图 12 - 4）。邻近乳头或乳晕的癌肿因侵入乳管使之缩短，可把乳头牵向癌肿一侧，进而可使乳头扁平、回缩、凹陷。癌块继续增大，如皮下淋巴管被癌细胞堵塞，引起淋巴回流障碍，出现真皮水肿，皮肤呈"橘皮样"改变（图 12 - 4）。

（1）"酒窝征" （2）"橘皮样"改变

图 12 - 4 乳房外观改变

2. 晚期表现 乳腺癌发展至晚期，可侵入胸筋膜、胸肌，以致癌块固定于胸壁而不易推动。如癌细胞侵入大片皮肤，可出现多数小结节，甚至彼此融合。有时皮肤可溃破而形成溃疡，这种溃疡常有恶臭，容易出血。

（1）结节状肿块　　　　　　　（2）毛刺状肿块

图 12 – 5　乳房癌肿示意图

3. 其他类型乳腺癌

（1）炎性乳腺癌　局部皮肤可呈炎症样表现，早期比较局限，不久即扩展到乳房大部分皮肤，皮肤发红、水肿、增厚、粗糙、表面温度升高。

（2）乳头湿疹样乳腺癌　乳头有瘙痒、烧灼感，随后出现乳头和乳晕的皮肤粗糙、糜烂如湿疹样，进而形成溃疡。

【诊断】本病常见于中老年妇女，乳房内无痛性肿块，质地韧或硬，活动度差；或反复出现乳头单孔血性溢液；或有同侧腋窝淋巴结肿大。根据患者的病情选择相应的影像学检查、细胞学检查、活体组织检查以确诊。

1. 钼靶 X 线检查　是最基本的乳腺影像检查方法。检查出乳腺癌的敏感度达 85% ~ 90%，10% ~15% 的乳腺癌因乳腺致密缺乏对比、肿瘤过小、特殊的肿瘤类型（小叶浸润癌）而呈假阴性。

2. 超声检查　能清晰显示乳房各层次软组织结构及肿块的边界、形态、质地，以及血液供应情况。超声辅助钼靶摄片可提高乳腺癌的检出率。

3. CT、MRI 扫描　CT 的优势在于观察胸壁的改变，检出乳腺尾部病变、腋窝及内乳肿大淋巴结。MRI 具有较高的软组织对比特性，特别是脂肪抑制技术和对比增强的应用，能更好地显示肿瘤的形态学和血流动力学特征。

4. 乳腺导管镜检查　可直接观察到放大的乳腺大、中导管内壁，腔内及小导管开口的一些病理变化，同时结合导管内冲洗液细胞学检查及可疑病变的活检等进行明确诊断。

5. 病理学检查　只有活检所得的病理结果是乳腺癌确诊的唯一依据。

（1）穿刺细胞学检查　其方法简便、快速、安全，可代替部分组织冰冻切片，阳性率高，在 80% ~90% 之间，可用于防癌普查。

（2）切除活检　疑为恶性肿块时，切除肿块及周围一定范围的组织进行检查。

病理检查的同时，应常规免疫组化检查雌激素受体（ER）、孕激素受体（PR）和人表皮生长因子受体2（HER-2），指导内分泌治疗和生物治疗。

6. 正电子发射计算机体层成像（PET）　PET可以反映肿瘤的代谢，获得功能和代谢信息，全身扫描能早期发现淋巴结、骨和肺转移等。

【鉴别诊断】

1. 乳腺囊性增生病　好发于中年妇女，为临床上常见的良性乳腺组织病变。本病亦可引起乳房腺体增厚和片块样结节，质地不一，不与皮肤及胸壁粘连，可有程度不等的自觉疼痛或触痛，其症状、体征常随月经周期而变化，一般无腋窝淋巴结肿大。

2. 乳腺纤维腺瘤　多见于青年妇女。肿块大多缓慢增大，亦有迅速增长（年龄小或妊娠期），多单发，但有15%~20%可能多发，形态规则，边界清楚，表面光滑，活动度好，质地较韧，无疼痛感，但肿块不与皮肤粘连，可推移。

3. 浆细胞性乳腺炎　乳腺组织的无菌性炎症，炎性细胞中以浆细胞为主。临床上60%呈急性炎症表现，肿块大时皮肤可呈"橘皮样"改变。40%的患者开始即为慢性炎症，表现为乳晕旁肿块，边界不清，可有皮肤粘连和乳头凹陷。

4. 乳腺结核　常形成肿块，有时可有乳头内陷、乳头溢液、橘皮样变及同侧腋窝淋巴结肿大等，易误诊为乳腺癌。本病多见于青中年，多数患者有结核病史。活检可明确诊断。

【治疗】　手术治疗是乳腺癌的主要治疗方法。此外还有辅助化学药物、内分泌、放射、免疫治疗，以及最近的生物治疗。

1. 外科手术治疗　乳腺癌自发病开始即是一种全身性疾病，应缩小手术范围，加强术后综合辅助治疗。目前应用的手术方式有5种：乳腺癌根治术、乳腺癌扩大根治术、乳腺癌改良根治术、全乳房切除术及保留乳房的乳腺癌切除术，均属治疗性手术，而不是姑息性手术。

（1）乳腺癌根治术　手术应包括整个乳房、胸大肌、胸小肌、腋窝及锁骨下淋巴结的整块切除。乳腺癌根治术的手术创伤较大，故术前必须明确病理诊断，对未确诊者应先将肿瘤局部切除立即进行冰冻切片检查，如证实是乳腺癌，即进行根治术。

（2）乳腺癌扩大根治术　即在清除腋窝淋巴结的基础上，同时切除胸廓内动、静脉及其周围的淋巴结（即胸骨旁淋巴结）。

（3）乳腺癌改良根治术　有两种术式：一是保留胸大肌，切除胸小肌；一是保留胸大、小肌。前者淋巴结清除范围与根治术相仿，后者不能清除腋上组淋巴结。根据大量病例观察，认为Ⅰ、Ⅱ期乳腺癌应用根治术及改良根治术的生存率无明显差异，且该术式保留了胸肌，术后外观效果较好，目前已成为常用的手术方式。

（4）全乳房切除术　手术范围必须切除整个乳腺，包括腋尾部及胸大肌筋膜。该术式适宜于原位癌、微小癌及年迈体弱不宜做根治术者。

（5）保留乳房的乳腺癌切除术　手术包括完整肿块切除及腋淋巴结清扫。适用于发现较早的乳腺癌。肿块切除时要求肿块周围包裹适量正常乳腺组织，确保切除标本的边缘无肿瘤细胞浸润。术后必须辅以放疗、化疗。

2. 化学药物治疗　乳腺癌是实体瘤中应用化疗最有效的肿瘤之一，化疗在整个治疗中占有重要的地位。

（1）术前化疗　术前化疗也称新辅助化疗，多用于Ⅲ期病例。术前化疗的意义：①尽早控制微转移灶；②使原发癌及其周围扩散的癌细胞产生退变或部分被杀灭，以减少术后复发及转移；③进展期乳腺癌应用术前化疗可使肿瘤缩小，以便手术切除；④可以根据术前化疗效果，作为术后选择化疗方案的参考。

（2）术后化疗　浸润性乳腺癌术后应用化疗非常重要。由于手术尽量去除了肿瘤负荷，残存的肿瘤细胞易被化学抗癌药物杀灭。一般认为，术后化疗宜术后早期应用，争取在术后 2 周应用，最迟不能超过术后 1 个月；联合化疗比单药化疗疗效好；对乳腺癌术后主张连续 6 个疗程化疗。

3. 内分泌治疗　目前乳腺癌的内分泌治疗，主要是指药物治疗。常用药物为他莫昔芬，作用机制是在靶器官内与雌二醇争夺雌激素受体（ER），形成复合物影响肿瘤 DNA 基因转录，从而抑制肿瘤细胞生长。因此，手术切除的标本须测定雌激素受体（ER）和孕激素受体（PR），阳性病例内分泌治疗有效。

新近发展的芳香化酶抑制剂，如来曲唑等，能抑制肾上腺分泌的雄激素转变为雌激素，从而降低雌二醇，达到治疗乳腺癌的目的。适用于绝经后患者，效果优于他莫昔芬。

4. 放射治疗　放疗是乳腺癌综合治疗中不可缺少的手段之一。在保留乳腺的乳腺癌切除术后，放疗是一个重要组成部分。放疗不仅对提高局部和区域病变的局部控制率有效，而且还有可能提高乳腺癌患者长期生存率。

目前根治术后不做常规放疗；而对复发高危病例，放疗可降低局部复发率，提高生存质量。

5. 生物治疗　近年来临床上逐渐推广使用的曲妥珠单抗注射液，系通过转基因技术制备，对人表皮生长因子受体 2（HER-2）过度表达的乳腺癌患者有一定效果，特别是对其他化疗药无效的乳腺癌患者也能有部分疗效。

第十三章 腹 外 疝

第一节 腹外疝概述

体内某个器官或组织离开其正常解剖部位，通过先天或后天形成的薄弱点、缺损或孔隙进入另一部位，即称为疝。疝最多发生于腹部，以腹外疝为多见。腹外疝是由腹腔内的器官或组织连同腹膜壁层，经腹壁薄弱点或孔隙，向体表突出所形成。

【病因】

1. 腹壁强度降低 某些组织穿过腹壁的部位，如精索或子宫圆韧带穿过腹股沟管，股动、静脉穿过股管，脐血管穿过脐环等处，腹白线因发育不全也可成为腹壁的薄弱点。手术切口愈合不良、外伤、感染、腹壁神经损伤，以及老年、久病、肥胖所致肌萎缩等也常是腹壁强度降低的原因。生物学研究发现，腹股沟疝患者体内腱膜中胶原代谢紊乱，是影响腹壁强度的重要因素。

2. 腹腔内压力增高 有职业因素，如从事重体力劳动、举重运动等；有病理因素，如慢性咳嗽、慢性便秘、排尿困难、妊娠、婴儿经常啼哭等。肝硬化伴有大量腹水或腹腔内有较大肿瘤亦可增高腹腔内压力。

【病理解剖】典型的腹外疝由疝囊、疝内容物和疝外被盖等组成。

1. 疝囊 是壁腹膜的憩室样突出部，由疝囊颈和疝囊体组成。疝囊颈是疝囊比较狭窄的部分，是疝环所在的部位，又称疝门，它是疝突向体表的门户，亦即腹壁薄弱区或缺损所在。通常以疝门部位作为命名依据，例如腹股沟疝、股疝、脐疝、切口疝等。

2. 疝内容物 是进入疝囊的腹内脏器或组织，以小肠最多见，大网膜次之。此外如盲肠、阑尾、乙状结肠、横结肠、膀胱等均可作为疝内容物进入疝囊。

3. 疝外被盖 是指疝囊以外的各层组织，如皮下脂肪和皮肤。

【临床类型】腹外疝通常分为易复性、难复性、嵌顿性、绞窄性等类型。

1. 易复性疝 站立或腹压增加时出现，平卧或用手可还纳。

2. 难复性疝 疝内容物不能回纳或者不能完全回纳入腹腔。疝内容物反复突出，致疝囊颈受摩擦而损伤，并产生粘连是导致内容物不能回纳的常见原因。这种疝的内容物多数是大网膜。巨大疝内容物较多，腹壁已完全丧失抵挡内容物突出的作用，也常难以回纳。盲肠（包括阑尾）、乙状结肠或膀胱随之下移而成为疝囊壁的一部分，称为滑动疝，也属难复性疝。

3. 嵌顿性疝　疝门较小而腹内压突然增高时，疝内容物可强行扩张囊颈而进入疝囊，随后因囊颈的弹性收缩，又将内容物卡住，使其不能回纳。疝发生嵌顿后，若内容物为肠管，肠壁及其系膜可在疝门处受压，使静脉回流受阻，导致肠壁淤血和水肿，颜色由正常的淡红逐渐转为深红，囊内可有淡黄色渗液积聚，肠管受压情况加重而更难回纳。肠管嵌顿后，可导致急性机械性肠梗阻。若嵌顿的内容物仅为部分肠壁，这种疝称为肠管壁疝（Richter 疝）。若嵌顿的内容物是小肠憩室（通常是 Meckel 憩室），则称 Littre 疝。若嵌顿的为几个肠袢，状如 W 形，称为逆行性嵌顿（Maydl 疝）。

4. 绞窄性疝　嵌顿如不及时解除，肠管及其系膜受压情况不断加重，最后可使动脉血流完全阻断，发生肠管坏死。此时肠系膜动脉搏动消失，肠壁失去光泽、弹性和蠕动能力，疝囊内渗液为淡红色或暗红色。如继发感染，疝囊内的渗液则为脓性，可引起疝外被盖组织的感染。

嵌顿性疝和绞窄性疝实际上是一个病理过程的两个阶段，临床上很难截然区分。因此，在手术处理时，要准确判断肠管活力，特别应警惕有无逆行性嵌顿。

第二节　腹股沟疝

腹股沟区是前下腹壁的一个三角区域，其下界为腹股沟韧带，内界为腹直肌外侧缘，上界为髂前上棘至腹直肌外侧缘的水平线。腹股沟疝是指发生在这个区域的腹外疝。

1. 腹股沟管　为位于腹股沟韧带内侧 1/2 的上方由外上向内下斜行的肌肉筋膜间裂隙。长 4～5cm，有精索或子宫圆韧带通过。腹股沟管有 4 个壁及内外两个口。管的前壁为腹外斜肌腱膜，在外侧 1/3 处有腹内斜肌的起始部；后壁为腹横筋膜，在内侧 1/3 处有联合腱；上壁为腹内斜肌与腹横肌的弓状下缘；下壁为腹股沟韧带。内口为内环（腹环），在腹股沟韧带中点上方 1.5～2.0cm 处；外口为外环（皮下环），在耻骨联合外上方。

2. Hesselbach 三角　又称直疝三角，位于腹股沟区前下部，是由腹直肌外侧缘、腹股沟韧带和腹壁下动脉围成的三角区。后面正对腹股沟内侧窝，前面正对腹股沟管外环。该三角区内无腹肌，腹横筋膜又较薄弱，加之腹股沟外环也位于此区，因此是腹前壁的一个薄弱区，腹腔内容物若经此三角突出达皮下称直疝。

3. 斜疝与直疝　腹股沟疝可分为斜疝和直疝两种。疝囊经过腹壁下动脉外侧的腹股沟管内环突出，向内、向下、向前斜行经过腹股沟管，再穿出腹股沟管皮下环，并可进入阴囊，称为腹股沟斜疝。疝囊经腹壁下动脉内侧的直疝三角区直接由后向前突出，不经过内环，也不进入阴囊，为腹股沟直疝。

斜疝是最多见的腹外疝，男性多见，男女发病率之比为 15：1，因右侧睾丸下降比左侧晚，故右侧比左侧多见。

【临床表现与诊断】

1. 腹股沟斜疝

腹股沟区有一突出的肿块，开始时肿块较小，疝环处轻度坠胀感，一旦肿块明显，并穿过浅环进入阴囊，诊断就较容易，可表现为不同的临床类型。

（1）易复性斜疝　腹股沟区有肿块，偶有胀痛。肿块常在站立、行走、咳嗽或劳动时出现，可降至阴囊或大阴唇。平卧或用手推肿块可回纳，回纳后紧压腹股沟管内环，起立并咳嗽，疝块不再出现，移去手指，疝块复出。

（2）难复性斜疝　疝块不能完全回纳，伴胀痛。滑动性斜疝除了不能完全回纳外，尚有消化不良和便秘等症状。滑动性疝多见于右侧。滑入疝囊的盲肠或乙状结肠可能在疝修补手术时被误认为疝囊的一部分而被切开，应特别注意。

（3）嵌顿性疝　疝块突然增大，伴有明显疼痛；肿块紧张发硬，有明显的触痛。嵌顿内容物为肠袢，可伴有腹部绞痛、恶心、呕吐、停止排便排气、腹胀等肠梗阻表现。

（4）绞窄性疝　在肠袢坏死穿孔时，疼痛可因疝块压力骤降而暂时有所缓解。因此，疼痛减轻而肿块仍在者，不可认为是病情好转。绞窄时间较长者，由于疝内容物发生感染，侵及周围组织，引起疝外被盖组织的急性炎症，严重者可发生脓毒症。

2. 腹股沟直疝　常见于年老体弱者。当患者直立时，在腹股沟内侧端、耻骨结节上外方出现一半球形肿块。直疝囊颈宽大，疝内容物又直接从后向前顶出，平卧后疝块多能自行消失，不需用手推送复位。直疝不进入阴囊，极少发生嵌顿。疝内容物常为小肠或大网膜。膀胱有时可进入疝囊，成为滑动性直疝，此时膀胱即成为疝囊的一部分，手术时应予以注意。

腹股沟斜疝和直疝的鉴别见表13-1。

表13-1　腹股沟斜疝和直疝的鉴别

	斜疝	直疝
年龄	多见于儿童及青壮年	多见于老年
突出途径	经腹股沟管突出可进阴囊	由直疝三角突出，不进阴囊
疝块外形	椭圆或梨形，上部呈蒂柄状	半球形，基底部宽
回纳疝块后压住内环	疝块不再突出	疝块仍可突出
精索与疝囊的关系	精索在疝囊后方	精索在疝囊前外方
疝囊颈与腹壁下动脉的关系	疝囊颈在其外侧	疝囊颈在其内侧
嵌顿机会	较多	较少

【鉴别诊断】

1. 睾丸鞘膜积液　鞘膜积液的肿块完全局限于阴囊内，其上界可以清楚地摸到；透光试验多阳性，而疝块多不能透光。斜疝可在肿块后方触及实质感的睾丸；鞘膜积液时，睾丸在积液中间，包块呈囊性而不能触及睾丸。

2. 交通性鞘膜积液　肿块的外形与睾丸鞘膜积液相似，起床后或站立活动时肿块缓慢出现并增大。平卧或挤压肿块，包块可逐渐缩小。透光试验阳性。

3. 精索鞘膜积液　肿块较小，在腹股沟管内，牵拉同侧睾丸可见肿块移动。

4. 隐睾　肿块较小，挤压时出现特有的胀痛感觉。患侧睾丸缺如可确诊。

【治疗】

1. 非手术疗法 一岁以下的婴幼儿腹肌可随躯体生长，用棉线束带或绷带压住腹股沟管内环，防止肿块突出；年老体弱或伴有其他疾病禁忌手术者，可回纳疝内容物后用医用疝带治疗。

2. 手术治疗 最有效的治疗方法是手术修补。但慢性咳嗽、便秘、排尿困难、腹水、妊娠等腹内压力增高的情况术前要预先处理，以免术后复发。

（1）单纯疝囊高位结扎术 指在疝囊颈部高位结扎，解剖上应达到内环口。

（2）加强或修补腹股沟前壁的方法 佛格逊（Ferguson）氏法最常用，它是在精索的前方将腹内斜肌的下缘与联合腱缝至腹股沟韧带上，消灭腹内斜肌下缘与腹股沟韧带之间的间隙。适用于腹横筋膜无显著缺损、腹股沟管后壁健全的病例。

（3）修补或加强腹股沟管后壁的方法 ①巴西尼（Bassini）氏法：把精索提起，在其后方把腹内斜肌下缘和联合腱缝至腹股沟韧带上；②哈斯特德（Halsted）氏法：与上法大致相似，区别在于把腹外斜肌腱膜也在精索后方缝合，把精索置于腹壁皮下层和腹外斜肌腱膜之间；③麦克威（McVay）氏法：在精索后方把腹内斜肌下缘和联合腱缝至耻骨梳韧带上，还适用于股疝修补；④Shouldice法：将腹横筋膜自耻骨结节处向上切开至内环，然后将切开的两叶重叠缝合，先将外下叶缝于内上叶的深面，再将内上叶的边缘缝于髂耻束上，然后按 Bassini 法将腹内斜肌下缘和联合腱缝至腹股沟韧带深面。

（4）无张力疝修补术 方法是分离出疝囊后，将其内翻送入腹腔。无需高位结扎，然后用合成纤维网片制成一个圆柱形花瓣形的充填物填充在疝的内环处以补缺损，再用一个合成纤维网片缝合于腹股沟管后壁，替代传统的张力缝合。

（5）腹腔镜疝修补术 这属于微创外科范畴，有创伤小、痛苦小、恢复快、美观，并可同时发现和处理双侧疝、并发疝等优点。

3. 嵌顿性疝处理原则 原则上应紧急手术治疗，但下列情况可试行手法复位。

（1）嵌顿时间在 3~4 小时以内，局部压痛不明显，也无腹膜刺激征者；

（2）年老体弱或伴有其他严重疾病而估计肠襻尚未绞窄坏死者；

（3）疝块大，病史长，疝环松弛者；

（4）当地没有手术条件者。

第三节 股 疝

疝囊通过股环、经股管向卵圆窝突出的疝，称为股疝。股管有上下两口和四个壁：上口为股环，下口为卵圆窝；前壁为腹股沟韧带，后壁为耻骨梳韧带，内侧壁为陷窝韧带，外侧壁为股静脉。

【病理解剖】

在腹内压增高的情况下，对着股管上口的腹膜，被下坠的腹内脏器推向下方，使其经股环向股管突出而形成股疝。疝块进一步发展，即由股管下口顶出筛状板而至皮下层。疝内容物常为大网膜或小肠。由于股管几乎是垂直的，疝块在卵圆窝处向前转折时形成一锐角，且股环本身较小，周围又多坚韧的韧带，因此股疝最易嵌顿。

【临床表现】疝块往往不大，常在腹股沟韧带下方卵圆窝处表现为一半球形突起。平卧回纳内容物后，疝块有时并不完全消失，这是因为疝囊外有很多脂肪堆积的缘故。由于囊颈较狭小，咳嗽冲击感也不明显。

股疝如发生嵌顿，除引起局部明显疼痛外，也常伴有较明显的急性机械性肠梗阻症状，严重者甚至可以掩盖股疝的局部症状。

【鉴别诊断】

1. 腹股沟斜疝　腹股沟斜疝位于腹股沟韧带的上内方，股疝则位于腹股沟韧带的下外方，一般不难鉴别诊断。应注意的是，较大的股疝除疝块的一部分位于腹股沟韧带下方以外，一部分有可能在皮下伸展至腹股沟韧带上方。用手指探查外环是否扩大，有助于两者的鉴别。

2. 脂肪瘤　股疝疝囊外常有一增厚的脂肪组织层，在疝内容物回纳后，局部肿块不一定完全消失，这种脂肪组织有被误诊为脂肪瘤的可能。两者的不同在于脂肪瘤的基底并不固定，活动度较大，股疝基底是固定而不能被推动的。

3. 大隐静脉曲张结节样膨大　卵圆窝处结节样膨大的大隐静脉在站立或咳嗽时增大，平卧时消失，可能被误诊为易复性股疝。压迫股静脉近心端可使结节样膨大增大。此外，下肢其他部分有静脉曲张对鉴别诊断有重要意义。

【治疗】股疝容易嵌顿，一旦嵌顿又可迅速发展为绞窄性。因此股疝诊断确定后，应及时进行手术治疗。对于嵌顿性或绞窄性股疝，则更应进行紧急手术。

常用的手术是 McVay 修补法。此法不仅能加强腹股沟管后壁而用于修补腹股沟疝，同时还能堵住股环而用于修补股疝。另一方法是在处理疝囊之后，在腹股沟韧带下方把腹股沟韧带、腔隙韧带和耻骨肌筋膜缝合在一起，借以关闭股环。也可采用无张力疝修补法或经腹腔镜疝修补术。

第十四章 急 腹 症

第一节 急腹症概述

急腹症是一类以急性腹痛为主要表现的临床急症。除外科疾病外，内科、妇产科、神经科等疾患均可引起急性腹痛。外科急腹症是泛指需要手术治疗的腹腔内非创伤性急性病变，包括急性阑尾炎、急性胆囊炎、急性胰腺炎、急性肠梗阻、溃疡病急性穿孔等。导致急腹症的诸多疾病多数是常见病，由于引起急性腹痛的病种繁多，腹腔内各脏器多层次紧密比邻，临床表现复杂，情况多变，加之患者对疾病反应和耐受的差异，有一部分患者常难以迅速做出诊断。多数急腹症发病急剧，病变为进行性，如就诊过晚或诊治不及时，可致死亡。

一、急性腹痛的机制

来自腹腔各脏器的生理性和病理性刺激，通过自主神经传入中枢神经系统。腹腔内绝大多数器官的传入纤维循交感神经通路上行，经腹腔神经丛及内脏大、小神经，交感神经干神经节和白交通支，进入脊髓后神经节而达脊髓后角，交换第 2 神经元交叉至对侧，沿脊髓丘脑束上行至丘脑。而来自盆腔的膀胱体部及颈部、前列腺、子宫颈部、直肠和乙状结肠末端的传入纤维则循盆腔副交感神经通路，经腹下神经丛进入骶髓。

腹壁及壁腹膜的感觉通过躯体神经及脊神经传入，与体表的感觉无异。

在生理刺激下，传入的冲动不为人所察觉，以此完成内脏各种功能的调节反射。但如刺激超过一定强度，达到疼痛阈，则成为病理性刺激而有感觉或产生疼痛。此外，疼痛的产生和疼痛阈的高低也有关系，有些情况特别是存在炎症时，疼痛阈降低，对疼痛更为敏感。

腹部的疼痛感觉有 3 种：

1. 内脏痛 内脏痛有以下几个特点：

（1）定位不准确 常表现在中线附近，性质为深在的弥漫性隐痛，患者很难指出确切的疼痛部位。定位模糊的原因除内脏传入纤维本身的解剖和神经生理特性外，不同部位的冲动均通过腹腔神经节或腹下神经节再传入脊髓，容易发生交错和重叠。内脏痛的定位虽然模糊，但大致有节段性的区分。胃、十二指肠、肝、胆囊、胰腺和脾的疼痛表现在上腹部；空肠、回肠、阑尾、右半结肠的疼痛在脐周围；左半结肠、直肠及内生殖器官的疼痛在下腹部。

（2）内脏痛的特殊性　内脏传入纤维多数为很细的无髓神经 C 纤维，传导速度较慢。内脏传入纤维及其在内脏感受器的数目也远较躯体神经少，感觉的疼痛为慢痛。内脏对外界的强烈刺激，如刀割、针刺、烧灼等感觉很迟钝，但对张力变化，如过度牵拉、突然膨胀、剧烈收缩，特别是缺血，疼痛感觉十分灵敏。

（3）常伴有恶心、呕吐等消化道症状　呕吐中枢位于延脑的网状结构，内脏受到的刺激传至呕吐中枢，当冲动达到一定强度，超过呕吐阈后，其传出纤维，主要是躯体神经成分，也含有迷走神经纤维，将冲动传至膈、肋间、腹壁及咽、喉等部位的肌肉，轻者出现恶心，重者肌肉剧烈收缩，引起反射性呕吐。

2. 牵涉痛　指内脏痛达到一定强度后，出现相应的浅表部位疼痛。内脏传入纤维在进入脊髓的解剖通路中，同时也有体表的躯体神经纤维加入，一同进入脊髓后角。到达脊髓后角交换第 2 神经元。由于第 2 神经元数目较传入的纤维数目为少，有些内脏传入纤维和躯体传入纤维需要共用同一神经元，使两个似乎不相干的部位发生疼痛关联的现象。

根据病变内脏和相关的浅表部位距离的远近，牵涉痛可分为：

（1）近位牵涉痛　如胃十二指肠急性病变和胸 7 - 9 的脊神经支配区相关联，牵涉痛表现在上腹部。阑尾急性病变和胸 11 - 12 的脊神经支配区相关联，牵涉痛表现在右下腹部。

（2）远位牵涉痛　如胆囊急性病变可牵涉到颈 3 - 5 脊神经支配区，表现为同侧肩胛部位疼痛。输尿管的痉挛可牵涉腰 1 脊神经支配区，表现为阴囊部位疼痛。

3. 躯体痛　即通常的体表疼痛，为壁腹膜受刺激后产生的痛觉。刺激由相应段的脊神经感觉，定位准确，痛觉敏锐，可产生反射性肌紧张。

二、急腹症的诊断基础

急腹症的诊断过程从医生刚一接触患者即已开始。详细的病史询问、细致的体格检查、必要的辅助检查是诊断急腹症的基础。

1. 病史　询问病史要以腹痛为重点，全面了解腹痛的一切情况，重要的阴性症状也要同样注意，女性患者应询问月经史。

（1）起病情况　如先发热、呕吐，后发生腹痛，往往为内科疾病；先出现腹痛，后出现发热和消化道症状，则多为外科急腹症。起病急剧、一般情况迅速恶化者多见于空腔脏器穿孔、腹部器官扭转、重症急性胰腺炎等。

（2）疼痛的部位　根据急性腹痛的机制来考虑病变的原发部位，例如胃、十二指肠、胆囊、胰腺的病变表现为上腹正中疼痛，小肠、阑尾、右半结肠引起的疼痛多在脐周围，左半结肠、盆腔器官引起的腹痛主要表现为下腹。随着病变的发展，病变部位的腹痛最为明显。例如阑尾炎的疼痛在右下腹，胆囊炎在右上腹，胰腺炎在上腹部偏向左侧。即使病变没有发展到明确定位部位时，原发病变部位亦可触及明显疼痛体征。

（3）疼痛的性质　空腔器官梗阻性病变多表现为阵发性、痉挛性绞痛。腹腔炎症性病变引起的局部急性充血、水肿，多表现为持续性疼痛。持续性疼痛阵发加剧往往提示炎症与梗阻同时存在。

（4）腹痛的伴随症状　腹腔内的急性病变常伴有消化道症状，如发热、恶心呕吐、腹胀、腹泻、不排便等。如急腹症不伴有任何消化道症状，应考虑腹腔以外病变引起腹痛的可能性。

（5）诱发因素　如饮酒、暴饮暴食是急性胰腺炎的诱发因素；饱食后剧烈活动常可导致肠扭转；高脂饮食可导致胆石病的发作。

（6）既往史　溃疡病急性穿孔多有溃疡病史；急性胰腺炎患者多有胆石病病史；粘连性肠梗阻多有腹部手术病史。

（7）月经史　妇科宫外孕破裂常有近期停经史；卵巢滤泡破裂出血多发生在月经周期的中期；卵巢黄体破裂出血多发生在下次月经之前。

2. 体格检查　急腹症病情严重，常存在感染、中毒、脱水等而危及全身。检查患者首先要注意全身状况，包括体温、脉搏、呼吸、血压、神志、表情、体位，有无脱水、苍白、黄疸等。心、肺情况不容忽视，有助于排除引起腹痛的腹腔外原因，然后着重腹部检查。

（1）视诊　全腹膨隆提示低位肠梗阻。局部膨隆或双侧腹部不对称可能为肠扭转或闭袢性肠梗阻。胃型为急性胃扩张的表现。肠型及蠕动波常是机械性肠梗阻的体征。

（2）触诊　触诊应由怀疑病变部位或患者感到疼痛最重部位的对侧开始，逐渐移向病变部位，注意双侧对比。触诊时还应注意有无肌紧张和肌紧张的程度。反跳痛是触诊时应检查的另一重要体征，提示有腹膜炎存在。触诊时如能触及肿块则对诊断有帮助，如肿大的胆囊、扭转的卵巢囊肿或闭袢的肠管等。通常来说，压痛最明显的部位，即是病变的原发部位。

（3）叩诊　鼓音表示肠管胀气。移动性浊音表示腹腔积液超过 1000mL。肝浊音界缩小或消失表示胃、十二指肠等空腔脏器有穿孔。如腹部有限局性隆起，叩诊可帮助鉴别是肿胀的空腔脏器还是实性肿物。

（4）听诊　主要是了解肠鸣音的变化，对诊断具有重要的参考价值。肠鸣音减弱或者消失说明有弥漫性腹膜炎存在。肠鸣音活跃、亢进或有气过水声为急性肠梗阻的特征。腹腔外疾病表现为急腹症者，肠鸣音一般不会出现异常。

（5）直肠指诊　是非常重要的检查。急性阑尾炎、盆腔脓肿时指诊可发现患侧包块、触痛等。低位肠梗阻时有时可能发现梗阻原因如直肠、肛门部位狭窄、肿瘤等，并可能在指套上发现黏液、血便，对诊断也很有意义。

3. 辅助检查

（1）实验室检查　白细胞计数是必要的检查，有助于判断腹腔内有无感染或感染的严重程度，怀疑内出血时应查血红蛋白。血、尿淀粉酶是诊断急性胰腺炎必不可少的检查。胆道疾病患者应查血胆红素、尿胆红素和尿胆原。尿中有红细胞应考虑泌尿系统结石的可能。大便镜检可确定有无肠炎。

（2）腹腔穿刺　诊断困难的患者，如腹部叩诊有移动性浊音存在时，可做腹腔穿刺，常能获得非常有价值的资料。穿刺液为血性，说明腹腔内出血，淡红色提示有绞窄性肠梗阻或肠系膜血管栓塞的可能。穿刺液为浑浊液体，说明有化脓性腹膜炎，多为消化道穿孔引起；如为胆汁性液体，可能为胆囊穿孔。患者无移动性浊音或肠管有明显胀气时，不宜做腹腔穿刺。

（3）腹部 X 线检查　腹部 X 线检查如发现膈下有积气，一般可确定有上消化道穿孔。肠梗阻时可看到积气的肠管和液平面。孤立肠管扩张伴有液平面，应想到闭袢性肠梗阻的可能。腹部平片可显示有无泌尿系统结石。钡剂灌肠造影在肠套叠和乙状结肠扭转时有典型的杯状或鸟嘴状改变。

（4）B 超检查　无创、简便、经济，多为首选的影像学检查。能准确判断有无肝内外胆管扩张，胆囊有无肿大，胆囊壁有无增厚水肿，对急性胆囊炎、梗阻性胆总管炎有重要的诊断价值；对肝脓肿、肝恶性肿瘤破裂、急性胰腺炎、泌尿系统结石等可提供诊断依据；还有助于鉴别妇科急症，如卵巢囊肿扭转、宫外孕等。

（5）CT　费用较高，对实性器官的占位性病变，如肝脓肿、肝癌破裂等的诊断帮助很大。可帮助了解急性胰腺炎坏死范围和胰周侵犯；还有助于发现膈下脓肿、盆腔脓肿，以及腹主动脉夹层动脉瘤等。

（6）选择性动脉造影　在怀疑腹腔内血管疾患，如肠系膜血管栓塞、缺血性小肠或结肠炎时可采用。对确认腹腔内有大出血，情况危重的患者，不宜行血管造影，以免延误病情。

（7）内镜检查　伴有上消化道出血的急腹症，可采用胃镜检查。对疑有结肠梗阻或伴有下消化道出血的急腹症患者可采用纤维结肠镜检查。

（8）腹腔镜检查　近年来诊断性腹腔镜检查已用于疑难的急腹症。通过腹腔镜进行直接观察，对有适应证的疾病，如急性胆囊炎、急性阑尾炎、肝囊肿破裂、宫外孕等还可同时进行腹腔镜手术治疗。

三、急腹症的处理原则

外科急腹症多数发病急，进展快，病情常很危重。在做出诊断的同时，首先要对患者的全身情况做一估计，再对腹部情况进行判断，系统地考虑各项处理问题。要掌握手术的适应证。

1. 危重情况的估计

（1）婴幼儿不能及时发现病情，病史不清，抵抗力差，病情多较严重，发展快，变化也大。65 岁以上老年人对急剧的病理生理变化常不能耐受，又常有心、肺等伴随疾病，死亡率较年轻人高。

（2）患者出现脉率增快、脉压差减小、血压下降、少尿或无尿，提示出现休克征象。

（3）黄疸伴有高热的患者，提示胆道系统严重感染，容易发生感染性休克。

（4）血氧分压 <60mmHg，说明患者有发生 ARDS 的倾向。

（5）妊娠患者因盆腔充血，特别是下腹部炎症容易扩散，而且由于增大子宫的影响，不易检出准确的体征，诊断易延误，导致病情发展。

2. 一般处理 患者有休克表现，应尽快抢救休克。在休克病因不去除、休克无法控制的情况下，需在抢救休克的同时积极准备，进行急症手术治疗。患者腹胀，应放置鼻胃管行胃肠减压。患者脱水时应予补液。有感染表现的患者应合理应用抗生素。

3. 根据具体情况，采取不同的治疗措施

（1）*需要进行急诊手术* 常见的有急性阑尾炎、急性梗阻化脓性胆管炎、化脓性或坏疽性胆囊炎、溃疡病急性穿孔伴有弥漫性腹膜炎、绞窄性肠梗阻、肝癌破裂出血等。凡诊断明确，估计非手术治疗不能遏制病情发展者，均应急诊手术。

（2）*暂时采用非手术治疗，密切观察其发展，根据发展情况决定是否手术* 属于此类疾病者包括急性单纯性胆囊炎、空腹情况下的溃疡病急性穿孔而腹膜炎局限者、单纯性肠梗阻等。急性水肿性胰腺炎不需手术治疗。胆道蛔虫病可经内镜取出蛔虫。暂时采用非手术治疗的患者，除给予各种积极的治疗外，密切观察病情非常重要。

第二节 急性腹膜炎

【解剖生理】腹膜是体内面积最大的浆膜，它由间皮细胞和疏松结缔组织组成。腹膜可分为壁腹膜和脏腹膜，前者覆盖于腹壁内壁，后者覆盖于腹腔内脏器表面，但二者实际上是连续的。

腹膜腔是壁腹膜和脏腹膜返折之间潜在的一单独连续的间隙，其中含有少量浆液；男性该腔隙是密闭的，女性该腔隙通过输卵管外侧端而与外界相通。腹膜腔以横结肠及其系膜为界，可分为结肠系膜上区和结肠系膜下区两个部分。腹膜腔以胃及其网膜为界，可分为大腹膜腔和小腹膜腔两部分。其中，小腹膜腔指胃后壁与覆盖胰腺的后腹膜之间的腹膜间隙；大、小腹膜腔通过网膜孔（Winslow孔）相连通。

腹膜的神经支配有一定的差异。脏腹膜受交感神经和迷走神经支配，对牵拉、挤压等刺激敏感；壁腹膜受肋间神经和腰神经的分支支配，对炎症刺激和切割等刺激敏感，痛觉定位较明确。腹膜还具有一定的防御功能，可以清除进入腹膜腔的少量细菌；大网膜还可迁移至病灶周围形成粘连包裹，以使炎症局限，防止弥漫性腹膜炎的发生。腹膜还具有强大的吸收能力，以膈面的腹膜吸收能力最强，盆腔腹膜吸收能力最弱。临床上根据不同部位腹膜吸收能力差异的特点，对急性腹膜炎患者，采取半卧位，使感染流向盆腔腹膜，以减少腹膜对炎性物质的吸收，从而减轻全身炎症反应。腹膜还具有一定的分泌能力，正常情况下可分泌少量液体起到润滑作用，减少腹内脏器活动时的摩擦损伤；病理状态下，腹膜可以漏出大量液体，形成腹水。腹膜还具有一定的修复作用，在炎症刺激下产生渗出，渗出液中的纤维蛋白原可转变成纤维素形成粘连，这是造成粘连性肠梗阻的重要原因。此外，临床可以根据腹腔穿刺所得的腹腔渗出液性质，对腹膜炎的病因做出初步判断。

【临床分类】

1. 根据炎症范围分类 腹膜炎可分为：

（1）局限性腹膜炎　病变局限于腹腔某一象限。

（2）弥漫性腹膜炎　病变累及腹腔 2 个及以上象限。

2. 根据发病机制分类　腹膜炎可分为：

（1）原发性腹膜炎　腹腔内无明显的病变，病原体由腹腔外病灶经血行、淋巴或肠壁、女性生殖道扩散所引起的腹膜炎。主要表现为弥漫性腹膜炎。

（2）继发性腹膜炎　是临床最常见的类型。由腹腔内脏器炎症、损伤破裂、穿孔或术后并发症等引起的化学性或细菌性腹膜炎，可以是局限性腹膜炎，也可以是弥漫性腹膜炎。在临床上最为多见的是急性继发性细菌性腹膜炎。

（3）第三类腹膜炎　因机体免疫功能低下或损害而不能限制感染所引起的腹膜炎。此类多见于危重患者，死亡率很高。

此外，根据致病因素，腹膜炎还可分为细菌性腹膜炎、病毒性腹膜炎、真菌性腹膜炎、原虫性腹膜炎与化学性腹膜炎。虽然分类方法较多，但各类型之间多有交叉，也可相互转化。如局限性腹膜炎突破包裹腹膜可发展为弥漫性腹膜炎；胃或十二指肠等空腔脏器穿孔时，消化液可引起化学性腹膜炎，但数小时后，因消化液中细菌繁殖，可转变为化脓性腹膜炎。

【病因】

1. 原发性腹膜炎　致病菌多为溶血性链球菌、肺炎双球菌或大肠杆菌。致病菌的感染途径主要有：①血行播散：常见于呼吸道或泌尿系统的感染灶，多见于儿童；②直接扩散：肝硬化并发腹水、肾病、营养不良等机体抵抗力低下时，肠道内细菌可透过肠壁进入腹膜腔，引起腹膜炎；③上行性感染：主要见于女性患者，因女性腹膜腔通过输卵管与外界相通，当有生殖道感染时，致病菌可经输卵管上行进入腹膜腔。

2. 继发性腹膜炎　继发性腹膜炎是最常见的腹膜炎。其病原菌多以肠道细菌为主，常见的是以大肠杆菌为主的混合感染。其常见病因如下：①腹腔内脏器穿孔、损伤破裂：最常见的是急性阑尾炎穿孔和胃、十二指肠溃疡穿孔，少数因胆囊管完全梗阻所致的坏疽性胆囊炎并发穿孔，伤寒、克罗恩病、麦克尔憩室炎等肠道炎症病变穿孔及肝脓肿等腹腔脓肿破裂，外伤造成的腹腔内脏器的破裂；②腹内脏器炎症的扩散：急性阑尾炎、急性胰腺炎、急性胆道感染、急性盆腔炎等腹腔内脏器感染性疾病产生含细菌渗出液进入腹腔引起腹膜炎，绞窄性肠梗阻时细菌通过肠壁进入腹腔可导致腹膜炎；③手术后并发症：腹部手术中的腹腔污染，胃肠道、胆管手术后并发吻合口瘘等。

【病理生理】壁腹膜受肋间神经和腰神经的分支支配，对炎症刺激敏感。胃肠消化液和细菌进入腹腔后，立即引起腹膜的炎症反应，表现为腹膜充血、水肿及大量浆液性渗出，渗出液中含有中性粒细胞、巨噬细胞、免疫球蛋白、纤维蛋白原等，巨噬细胞和中性粒细胞对细菌有消灭作用，纤维蛋白沉积在病灶周围可防止感染扩散并修复组织。随着大量中性粒细胞的变性坏死、细菌和凝固的纤维蛋白的存在，渗出液逐渐变成混浊的脓性液。以大肠杆菌为主的脓液呈黄绿色，稠厚，合并厌氧菌感染者有粪臭味。

急性腹膜炎形成后，根据患者的机体抵抗力和感染的严重程度，以及治疗及时与否，可产生不同的结局。如患者抵抗力强、感染较轻，大网膜及附近的脏器将移至病变附近并将其包裹局限，形成局限性腹膜炎。此后炎性渗出可逐渐被吸收，炎症消散；若炎性渗出未被完全吸收而聚积于膈下、肠袢间、髂窝、盆腔等处，则可形成局限性脓肿。如患者抵抗力弱、感染较重，则感染不能及时局限，可迅速扩散而形成弥漫性腹膜炎。受炎症刺激，腹膜及肠壁充血、水肿、渗出液增加，肠管扩张、充气，造成麻痹性肠梗阻。肠腔内积液、腹膜腔内大量渗出、腹膜和肠壁水肿，导致大量液体丢失，可引起水电解质和酸碱平衡的紊乱。此外，大量毒素的吸收可致机体发生中毒性休克。

腹腔感染控制后，由于腹膜自我修复作用，腹膜腔内渗出液中的纤维蛋白原可转变成纤维素形成粘连，一般不会造成不良后果；部分患者可因粘连较重而发生机械性肠梗阻。

【临床表现】因病因不同，腹膜炎可突然发生或逐步出现，其表现可为腹部局部一个象限的症状或多个象限的症状。但无论是何种类型的腹膜炎，都具有一定的共同表现。

1. 症状和体征

（1）症状

1）腹痛　为最常见、最主要的症状。由于壁腹膜受肋间神经和腰神经的分支支配，对炎症和切割等刺激尤为敏感，继发性腹膜炎时腹痛呈持续性。另外，急性腹膜炎疼痛多自原发病变部位开始，进而累及全腹或局限于一定范围，疼痛最明显的区域常为原发病灶所在部位。

2）恶心、呕吐　初期呕吐是反射性的，多由腹膜受刺激引起，呕出物为胃内容物；后期如并发麻痹性肠梗阻，则呕出黄绿色的胆汁，甚至棕褐色粪样内容物。

（2）体征

1）生命体征　腹腔脏器穿孔所致者，早期时体温正常，随病情进展，体温将逐渐升高。炎症刺激所致的局限性腹膜炎，体温一般已升高，如炎症后期脏器穿孔而发展为弥漫性腹膜炎时，体温将进一步升高。正常情况下，脉搏随体温升高而加快，如脉搏增快而体温反下降者，多为病情恶化的征象。发病后患者多为胸式呼吸，呼吸浅快，此为腹膜炎症后腹壁肌肉强直所致。

2）视诊　多喜蜷卧或平卧屈膝位；患者多呈急性病容，表情痛苦。弥漫性腹膜炎后期，可出现感染性休克表现，如眼窝凹陷、口唇干燥、少尿、血压下降等。早期腹部外形无明显变化，腹式呼吸减弱或消失。

3）触诊　腹部压痛、反跳痛及腹肌紧张是腹膜炎最典型的体征，称腹膜刺激征，可局限于某一象限，也可遍及全腹，但以原发病灶部位最为明显。腹肌紧张的程度可因病因、个体情况及发病时间不同而异；上消化道溃疡穿孔因胃酸、胆汁刺激，引起的化学性腹膜炎会引起强烈的腹肌紧张，呈现"板状腹"；幼儿、老人和极度虚弱者，腹肌紧张常不明显。

4）叩诊　由于胃肠道内胀气，全腹叩诊呈鼓音；胃肠道穿孔，如有大量的气体进入腹腔，肝浊音界可缩小或消失；腹腔内积液及血液较多时，可有移动性浊音；局限性明显叩击痛的存在常提示原发病灶所在部位。

5）听诊　肠鸣音多减弱，伴有肠麻痹时肠鸣音可消失。

（3）直肠指检　直肠前窝有触痛、饱满或波动感，应考虑盆腔感染或脓肿形成。

2. 辅助检查

（1）实验室检查　白细胞计数及中性粒细胞比例一般均明显增高。若白细胞计数不高，但出现明显的核左移或有中毒颗粒，说明抵抗力低下，病情危重，预后不良。

（2）腹腔穿刺　腹腔穿刺对腹膜炎的确诊及病因诊断均有重要价值。如穿刺液中含有食物残渣、胆汁，提示上消化道穿孔；穿刺液有粪臭味表示低位小肠或结直肠的穿孔或炎症；抽出脓性液说明有化脓性感染病灶；血性渗出液常见于重症胰腺炎、绞窄性肠梗阻、晚期肿瘤等；抽出不凝固血液，提示有腹腔内脏器出血，如肝脾破裂、宫外孕破裂等。腹水淀粉酶的测定有助于胰腺炎的诊断；腹腔穿刺液的涂片、细菌培养及药物敏感试验可确定病原菌，为选择抗菌药物提供依据。

（3）影像学检查　腹部立位 X 线检查可见小肠、大肠广泛胀气，甚至出现多个小液平面等肠麻痹征象；如有膈下游离气体，常提示有胃肠道穿孔。B 超可以探测出腹腔内有无积液或脓肿形成。腹部 CT 检查对于腹内实质性脏器病变的诊断具有重要意义，可了解病灶位置、大小、有无腹腔内脓肿形成等。

【诊断】急性腹痛，加上腹部压痛、反跳痛、腹肌紧张等腹膜刺激征的典型表现，即可诊断腹膜炎。但腹部手术后并发腹膜炎，老年人或免疫功能低下的患者发生腹膜炎时，腹部体征常不典型。此外，临床上更重要的是必须尽快明确引起腹膜炎的病因，以判断是否需要采取手术治疗。腹部立位 X 线片、B 超、腹部 CT 等影像学检查有助于确定病因。

【鉴别诊断】急性腹膜炎确诊后，临床上急需鉴别、分析和判断其致病原因，以决定是否需采取急诊手术治疗。因此，在对诸多可能造成急性腹膜炎的疾病进行鉴别时，当首先判断其是外科类疾病还是内科类疾病。

1. 外科疾病

（1）急性阑尾炎　典型的急性阑尾炎，可有"转移性右下腹疼痛"病史；急性腹膜炎时，腹部压痛和肌紧张最显著的部位为右下腹时，需考虑阑尾炎穿孔。

（2）胃、十二指肠溃疡穿孔　常有溃疡病病史，突然发作的上腹部刀割样疼痛，并快速蔓延至全腹。压痛区和疼痛最显著的部位在上腹部，其腹肌紧张呈"板状腹"，反跳痛明显。腹部 X 线检查常可见膈下游离气体。

（3）急性胆囊炎　腹痛以右上腹为主，可向右肩部放射，可伴有寒战、呕吐及轻度黄疸。腹膜刺激征可累及全腹，但以右上腹为最明显，胆囊肿大时可触及胆囊，莫菲征（Murphy 征）阳性。胆囊有穿孔或坏疽性胆囊炎者，需行急诊手术治疗。肝胆胰 B 超可有助于确诊。

（4）急性坏死性胰腺炎　该病起病急骤，疼痛多位于左上腹，有时可放射至后背部，可伴有呕吐。发病初期血淀粉酶常明显升高。上腹部 CT 检查等有助于确诊。

（5）宫外孕破裂　腹膜刺激征以下腹部为主，多有明显停经史，下腹剧烈疼痛，阴道流血，甚至出现低血容量性休克。尿 HCG 检查呈阳性，腹部或阴道后穹隆穿刺可抽出不凝固的血液。

（6）机械性肠梗阻　呈间断性或阵发性绞痛，可见肠蠕动波，腹部听诊可闻及肠鸣音亢进、气过水音或金属音。当肠梗阻发生绞窄或坏死时，肠鸣音可减弱或消失。腹部立位 X 线片有助于诊断。

2. 内科疾病　急性胃肠炎、痢疾、急性肾盂肾炎、糖尿病酮症酸中毒等常有急性腹痛伴恶心、呕吐等症状，查体可有腹部压痛，但无反跳痛，不难做出鉴别。肺炎、胸膜炎、心包炎、心绞痛等都可引起反射性腹痛，甚至伴有上腹部腹肌紧张，通过询问疼痛的情况，胸部体格检查，且又无明确腹部反跳痛等体征，再借助心电图及胸部 X 线检查一般也可做出鉴别。

【治疗】急性腹膜炎的治疗取决于引起腹膜炎的原因与性质，要结合患者的具体情况选择治疗方法。其目的是要消除引起腹膜炎的病因，控制腹腔感染，使腹腔内的脓性渗出液引出或尽快局限、吸收，以及提高机体的抗病能力。

1. 非手术治疗

（1）适应证　①原发性腹膜炎；②急性盆腔炎及多数盆腔器官感染所致的腹膜炎；③急性局限性腹膜炎或已形成局限性腹腔脓肿者；④某些腹腔脏器穿孔引起的腹膜炎（如早期单纯的消化道溃疡病穿孔、轻型胰腺炎等），病因明确，病变局限，腹胀不明显，腹腔内积液少，一般情况好，全身中毒症状轻，无休克表现者。

（2）治疗措施

1）体位　患者无休克时，宜取半卧位，使腹内渗出液下流到盆腔，利于引流，减少腹膜对毒素吸收，并可减轻因腹胀压迫而引起的呼吸和循环障碍。

2）禁食、胃肠减压　对于消化道穿孔患者，留置胃肠减压管，可减少胃肠内容物向腹腔内溢出，减轻胃肠积气，有利于炎症的局限和吸收，促进穿孔的闭合及胃肠道功能的恢复。

3）静脉输液　由于禁食、腹腔大量渗液及胃肠减压抽出大量消化道液体，大多数患者均伴有脱水、电解质紊乱等，应及时补充足够的液体及电解质，纠正水电解质和酸碱平衡的失调；严重感染、失血等病情危重的患者，应补充血容量，纠正贫血和低蛋白血症；补充热量和营养，以提高机体抗病能力，防止休克。

4）抗生素的应用　根据原发病灶的情况和感染的轻重，选用适当的抗生素。感染较重者，可选用抗菌谱更广、作用更强的药物，也可联合用药。

2. 手术疗法

（1）适应证　①腹腔内脏器穿孔，腹膜刺激征明显，有明确的腹腔感染病灶者，如坏疽性阑尾炎、急性胆囊炎穿孔、消化道溃疡穿孔、重症胰腺炎、外伤性内脏破裂等；②感染情况严重，且腹膜刺激征明显或腹腔穿刺有阳性所见者，虽弥漫性腹膜炎病因不明确，仍需急诊剖腹探查；③弥漫性腹膜炎经非手术治疗，病情未见好转或加重者；④行胃肠道吻合手术或胆道手术后 1 周内，腹痛突然加重，出现急性腹膜炎体征，怀疑吻合口漏者。

（2）治疗方案

1）处理原发病灶　处理原发病灶是治疗急性腹膜炎的最重要措施。具体方式需根据情况而定，如急性阑尾炎穿孔可行阑尾切除，不宜切除时可行引流；胆囊坏疽或穿孔者也应切除，不能切除者可行胆囊造瘘术；肠梗阻发生绞窄或穿孔时，应切除坏死肠袢；胃十二指肠溃疡穿孔则应根据病情施行胃大部分切除或单纯穿孔修补术等。

2）清理腹腔　术中所见的腹腔内的脓液、渗液、食物残渣、粪便、异物等应该清除，并以生理盐水冲洗腹腔，冲洗液的用量应视腹腔污染情况而定。腹腔污染重的弥漫性腹膜炎，应用大量温生理盐水冲洗腹腔。对已局限或已包裹的腹膜炎，可用纱布擦拭，不宜冲洗，以防炎症扩散。

3）腹腔引流　弥漫性腹膜炎术后腹腔内引流物的放置非常重要，特别是以下几种情况更应放置引流物：原发病灶不能切除者；空腔脏器的病灶切除后，对肠壁缝合处愈合有顾虑者；病灶部分有坏死组织的存在，如坏疽性病变等的切除；病灶切除后，创面有渗血者；腹膜后组织有感染者；手术累及胰腺者等。引流的位置以病灶附近为主，其次考虑盆腔或膈下等位置，但宜远离吻合口及大血管。引流的时间应根据腹膜炎的轻重及原发病灶的性质而异。

4）术后处理　总的原则：①纠正低血容量及水电解质紊乱，维持内环境稳定；②控制感染；营养支持治疗；③预防和解除麻痹性肠梗阻，促进胃肠功能恢复；④预防和处理其他各种并发症等。

第三节　急性阑尾炎

【解剖生理】阑尾位于右髂窝部，附着于盲肠后内侧壁，呈蚯蚓状，可以分为基底、体、尖端三部分。阑尾的平均长度是 5～10cm，直径 0.5～0.7cm。阑尾管腔较小，直径 0.1～0.3cm，开口于回盲瓣下端 2～3cm 处。大多数阑尾属腹膜内器官，位置尚具有较大的变异性，通常有回肠前位、回肠后位、盲肠后位、盆位、盲肠下位、盲肠外侧位等。阑尾系膜短于阑尾，所以阑尾呈弧形或袢状改变（图 14-1）。

阑尾动脉来源于回结肠动脉的一个分支，起源于回肠末端的后面，于阑尾根部附近进入阑尾系膜。动脉末端位于阑尾壁内，阑尾炎时，该动脉可发生栓塞，引起阑尾远端坏疽。阑尾的血液回流通过阑尾静脉进入盲肠后静脉或者回结肠静脉，汇入肠系膜上静脉。阑尾的淋巴管有很多，淋巴回流可以抵达升结肠，中止于回结肠淋巴结。阑尾及其脏腹膜的神经来自肠系膜上神经丛，与脊髓的第 10 胸节相连接。

阑尾黏膜由结肠上皮构成，能分泌少量黏液。其丰富的淋巴组织可产生淋巴细胞和抗体，具有一定的免疫功能。

【病因】

1. 阑尾管腔梗阻　目前已确定阑尾腔梗阻是急性阑尾炎最常见的病因。阑尾腔开口端阻塞后，阑尾黏膜分泌的液体积聚，导致阑尾腔内压力增加，引起黏膜缺血，黏膜的屏障功能丧失，腔内细菌过度繁殖并移位，引起阑尾炎症、水肿，甚至坏死。阑尾管腔梗阻的最常见原因有：粪石阻塞、阑尾炎反复发作形成瘢痕性管腔狭窄、阑尾扭曲、寄生虫或虫卵阻塞、黏膜下淋巴组织增大压迫等。

图 14 - 1　阑尾位置的解剖变异

2. 细菌感染　细菌侵入阑尾壁可以是细菌直接入侵、血源性感染或邻近感染累及。在术中未发现有阑尾管腔梗阻时，需考虑此类因素。

3. 其他　如饮食习惯、胃肠道功能障碍等。低纤维素饮食者结肠排空减慢、便秘容易导致阑尾腔梗阻。胃肠道功能障碍易引起内脏神经反射，导致阑尾肌肉和血管痉挛，以至于阑尾管腔狭窄，进而引起血运障碍、感染而发病。

【病理类型】急性阑尾炎在不同的发展阶段可出现不同的病理变化，其主要病理变化可呈现出以下 4 种临床类型：

1. 急性单纯性阑尾炎　阑尾壁毛细血管及静脉回流受阻，动脉血流尚未受明显影响。炎症局限于阑尾黏膜及黏膜下层，逐渐扩展至肌层、浆膜层。阑尾轻度水肿，浆膜充血，质地稍变硬，常有少量纤维素性渗出物。阑尾壁可见中性粒细胞浸润，黏膜面可能出现小的出血点和溃疡。

2. 急性化脓性阑尾炎　亦称蜂窝织炎性阑尾炎。阑尾远端血运严重受阻。炎症发展到阑尾壁全层，阑尾明显肿胀，浆膜面重度充血，附着脓性渗出物，并与周围组织或大网膜粘连，邻近腹腔内有脓性渗出液。此时阑尾壁各层均有大量中性粒细胞浸润，壁内有小脓肿形成，黏膜坏死脱落或溃疡，腔内充满脓液。

3. 急性坏疽性或穿孔性阑尾炎　阑尾管腔严重梗阻，阑尾远端血运完全阻断。阑尾壁出现全层坏死，变薄而失去组织弹性，坏死部分呈暗紫色或黑色，黏膜几乎全部糜烂脱落，可局限在一部分或累及整个阑尾，阑尾腔内有血性脓液，呈黑褐色而带有明显臭味，阑尾周围有脓性渗出，并为大网膜所包裹。此时的阑尾极易破溃穿孔，穿孔后可引起局限性腹膜炎或门静脉炎，严重者可引起中毒性休克等。

4. 阑尾周围脓肿　阑尾周围脓肿是急性阑尾炎的并发症。阑尾炎化脓或坏疽时，大网膜下移将阑尾包裹，形成阑尾周围脓肿，其中有网膜和小肠，表现为炎性团块。脓肿在非手术治疗下可被吸收，但感染亦可能扩大，发展为急性弥漫性腹膜炎。

以上各型阑尾炎，如能得到及时治疗，阑尾炎能在不同阶段上得到控制，趋向好转或痊愈。

【转归】急性阑尾炎的转归包括：

1. 炎症消退 一部分单纯性阑尾炎经及时非手术治疗后炎症可以消退，但在阑尾壁内常遗留瘢痕组织，使管腔变窄；大部分将转为慢性阑尾炎，易再次复发。

2. 炎症局限 一部分化脓性阑尾炎和坏疽性阑尾炎可发生穿孔，如穿孔前阑尾已被大网膜包裹，炎症可局限，将引起局限性腹膜炎或形成阑尾周围脓肿。

3. 炎症扩散 阑尾炎症状重，进展快，未予及时手术治疗，阑尾又未能被大网膜包裹局限，穿孔后炎症扩散，可发展为弥漫性腹膜炎。细菌可经血液循环侵入门静脉系统甚至全身，引起化脓性门静脉炎或肝脓肿，甚者可导致感染性休克等。

【临床表现】

1. 症状和体征

（1）症状

1）腹痛 腹痛是急性阑尾炎最常见，也是最早出现的症状。典型的腹痛发作一般始于上腹或脐周，疼痛位置不固定，呈阵发性。数小时或十几小时后疼痛转移至右下腹，呈持续性疼痛，70%~80%的患者具有这种典型的转移性右下腹疼痛的特点，部分病例发病初始即出现右下腹痛。不同类型的阑尾炎其腹痛也有差异。如单纯性阑尾炎表现为轻度隐痛；化脓性阑尾炎呈阵发性胀痛和剧痛；坏疽性阑尾炎呈持续性剧烈腹痛；阑尾穿孔后因阑尾腔压力骤减，腹痛可暂时减轻，但出现腹膜炎后，腹痛又会持续加剧。另外，不同位置的阑尾炎，转移性疼痛的部位也各异，如盲肠后位阑尾疼痛转移至右腰部，盆位阑尾疼痛在耻骨上区。盲肠异位患者，急性阑尾炎的疼痛部位亦随之变化，临床上需仔细判断。

2）胃肠道症状 恶心、呕吐、腹泻、便秘等胃肠道症状在急性阑尾炎患者中较为常见。其中，恶心、呕吐症状的发生率仅次于腹痛，可能是由于反射性的胃痉挛所致，见于该病早期。临床上有许多急性阑尾炎患者常因为胃肠道症状突出而被误诊为急性胃肠炎。腹痛还可引起反射性肠抑制而导致便秘，疾病后期，腹膜炎会加剧肠麻痹而便秘更甚。

（2）体征

1）生命体征 多数患者有发热，但一般不超过38.5℃；化脓性阑尾炎、坏疽性阑尾炎合并穿孔后，可伴有寒战、高热，体温可达38.5℃以上。可有呼吸急促、心率增快，血压一般无明显变化。

2）视诊 急性面容，表情痛苦，烦躁不安。急性阑尾炎伴局限性或弥漫性腹膜炎初期时，常表现为强迫仰卧位或弯腰站立位，并以双手轻按在腹部疼痛位置，如右下腹，借以减轻腹部肌肉的紧张程度。

3）听诊 肠鸣音减弱或消失等，这是腹膜炎引起的反射性肠抑制表现出的防卫性反应，提示阑尾炎症加重，可能伴有化脓、坏疽或穿孔等病理改变。

4）触诊 ①右下腹压痛：麦氏点（脐与右侧髂前上棘连线的中外 1/3 交界处）压痛是急性阑尾炎最典型的体征。当阑尾穿孔时，压痛的范围可波及全腹，但此时，仍以阑尾所在位置的压痛最明显。②反跳痛与腹肌紧张：在上述压痛点位置伴有反跳痛、腹肌紧张，为腹膜炎表现。③右下腹包块：慢性阑尾炎急性发作患者，右下腹偶可触及一压痛性包块，位置固定、边界不清，应考虑阑尾周围脓肿。

（3）辅助诊断的其他体征

1）结肠充气试验 患者仰卧位，用一手按压左下腹降结肠，再用另一手挤压近侧结肠，使结肠内气体传至盲肠和阑尾，引起右下腹疼痛者为阳性。如结肠内有粪块阻塞，或者阑尾根部已经穿孔时，结肠充气试验可为阴性。

2）腰大肌试验 患者左侧卧位，使右大腿过度后伸，引起右腰部疼痛者为阳性，提示阑尾为盲肠后位，阑尾炎症刺激腰大肌而引起疼痛。

3）闭孔内肌试验 患者仰卧位，使右髋和右膝均屈曲 90°，然后被动向内旋转，引起右下腹疼痛者为阳性，提示阑尾为盆位，炎症刺激闭孔内肌而引起疼痛。

4）直肠指检 指检直肠右前壁有触痛，提示阑尾为盆位。如为坏疽性阑尾炎穿孔时，指检直肠周围可有饱满感，提示有局部积脓。女性患者，若推动子宫时有压痛，提示合并有盆底部的腹膜炎。

3. 辅助检查

（1）实验室检查 大多数急性阑尾炎患者的白细胞计数和中性粒细胞比例增高。白细胞计数可升高到（10～20）×10^9/L，且白细胞数增多常伴有核左移。如升高的白细胞突然下降，可能是脓毒血症表现，提示病情恶化。老年患者或免疫力低下者，白细胞亦不一定增多。尿常规检查一般无阳性发现，如尿中出现少数红细胞，说明炎症侵及输尿管或膀胱。

（2）影像学检查

1）腹部 X 线检查 腹部 X 线检查并不能直接诊断急性阑尾炎，但有助于排除空腔脏器穿孔、肠梗阻等急腹症类疾病。

2）B 超检查 急性阑尾炎时，阑尾充血水肿，B 超显示呈低回声管状，其切面呈同心圆样的靶样显影，是其典型特征，可以做出诊断。另外，对于女性患者，B 超还可以查看子宫及附件的情况，以排除妇科疾病引起的急腹症。

3）CT 和 MRI 检查 单纯性急性阑尾炎时，其诊断价值并不高。当急性阑尾炎并发周围炎性肿块或脓肿时，CT 或 MRI 具有较高的敏感性，但特异性不强。

4）腹腔镜检查 腹腔镜具有直观、创伤小、诊断率高等独特优势，并可同时进行手术治疗。

【诊断】主要依靠病史、临床症状、体征和实验室检查进行诊断。其中，病史对诊断本病的参考价值很大。临床具备典型的转移性右下腹痛、阑尾部位压痛和血白细胞升高的特征，这三项对大多数急性阑尾炎患者而言是确立诊断的重要依据。对于症状和体征不明显的患者，可利用影像学检查进行鉴别诊断。

【鉴别诊断】

1. 外科疾病

（1）急性胆囊炎　当胆囊肿大达右下腹，尤其是较瘦的患者，其疼痛易与急性阑尾炎相混淆。但急性胆囊炎时，Murphy 征阳性，且肝胆系 B 型超声检查可以明确诊断，因此鉴别不难。

（2）胃十二指肠溃疡急性穿孔　腹痛多起自右中上腹，起病突然。穿孔早期，消化液如流至右下腹时，临床表现与急性阑尾炎类似。但溃疡穿孔的腹痛一般蔓延迅速，常累及全腹，引起急性弥漫性腹膜炎。在急性阑尾炎穿孔发生腹膜炎时，也易误诊为溃疡病穿孔。腹部立位 X 线检查如有膈下游离气体，可有助于诊断。

（3）Meckel 憩室炎　Meckel 憩室又称回肠憩室，其胚胎发育来源于中肠，故其炎症发作时与早期急性阑尾炎一样，疼痛可牵涉到脐周区，其中多为右下腹痛，但无转移性腹痛特征。多数病例是在剖腹探查后才发现是 Meckel 憩室炎而非急性阑尾炎，故临床上，如术中未见阑尾有明显炎症，应充分探查末端回肠，以排除 Meckel 憩室炎。

（4）右侧输尿管结石　多呈突然发生的右下腹阵发性剧烈绞痛，疼痛向会阴部放射；沿右侧输尿管径路可有轻度深压痛，右下腹压痛多不明显，可有右肾叩击痛。尿常规检查可见大量红细胞；B 超检查或 X 线摄片在输尿管走行部位可呈现结石阴影，可以确诊。

2. 内科疾病　急腹症的判断中，首先要排除内科相关性疾病，以免手术探查给患者带来不必要的损伤。

（1）急性胃肠炎　可有腹痛、呕吐、腹泻等症状，可有发热、白细胞升高等。常有不洁饮食史，且无转移性右下腹疼痛及反跳痛，结合病史较易鉴别。

（2）急性肠系膜淋巴结炎　常在上呼吸道感染后发作。高热先于腹痛出现，呕吐少见，无转移性腹痛，无反跳痛及腹肌紧张。一般可以鉴别。

（3）肺炎或胸膜炎　右侧下叶肺炎或胸膜炎也可有右腹牵涉性疼痛，甚至腹肌紧张。但肺炎一般有咳嗽、呼吸急促等症状，除腹痛以外，常伴有胸部不适。患者早期即有体温升高，呕吐少见。肺脏听诊可有啰音、胸膜摩擦音或呼吸音减弱等。

3. 妇科疾病

（1）右侧宫外孕破裂　年轻女性的下腹部疼痛，要首先排除该疾病。宫外孕破裂时可有明显的腹膜刺激症状，出血量多时，患者可有低血容量休克表现。患者多数有月经不规则史，腹痛前可有阴道不规则的流血，尿液 HCG 检查多呈阳性。

（2）右侧卵巢囊肿蒂扭转　突发性右下腹疼痛，如发生绞窄或坏死时，可伴腹膜刺激征。右下腹一般可摸及囊肿包块，B 超检查可以确诊。

【治疗】原则上阑尾炎一经确诊，应尽早手术治疗。早期手术既安全、简单，又可减少近期或远期并发症的发生。如发展到阑尾化脓、坏疽或穿孔时，手术操作困难且术后并发症显著增加。而且即使非手术治疗使急性炎症消退，日后约有 3/4 的患者还会复发。非手术治疗仅限于不同意手术的单纯性阑尾炎，或发病已超过 72 小时，已形成炎性肿块等有手术禁忌证者。

阑尾切除术可通过传统的开腹或腹腔镜完成。腹腔镜具有创伤小、可同时探查其他脏器、并发症少、恢复快等优点；但费用昂贵，对医生的技术要求也较高，限制其推广。

【特殊类型】

1. 小儿急性阑尾炎 临床表现不典型，但腹痛、发热仍是最常见的症状。患儿病情多进展快，另外因其无法正确诉说病史及配合体格检查，诊断相对较困难。年龄稍长的儿童急性阑尾炎临床表现与成人类似，诊断也相对较容易。小儿急性阑尾炎一旦诊断明确，需及早手术，以防阑尾穿孔；同时积极纠正水电解质平衡及酸碱平衡紊乱，减少术后并发症和死亡率。

2. 妊娠期急性阑尾炎 妊娠期急性阑尾炎较常见，其危险性也比一般成人患者高。妊娠期，随着子宫的增大，盲肠和阑尾的位置也随之改变，阑尾受压，发病机会增多。

临床表现方面，妊娠早期患者，其临床表现与一般急性阑尾炎相同；但妊娠中期和后期，阑尾位置常因子宫压迫而改变，腹部疼痛的位置和特点多不典型。

治疗上，妊娠初期（妊娠1~3个月），以手术切除为宜；妊娠中期（妊娠4~7个月），症状较轻者可采用非手术治疗，症状严重者需手术治疗；妊娠晚期（妊娠8个月以上），基本都可采用手术疗法。

3. 老年人急性阑尾炎 老年人急性阑尾炎患病率不高，但并发症较多，死亡率较高。老年人血管多已硬化或其他退行性变较明显，一旦阑尾发生炎症，易发生栓塞以至阑尾坏死。老年人防御机能减退，感染时，急性炎症易扩散而不易局限。但因老年患者反应能力低，发病时症状和体征多不明显，易致病情延误，阑尾穿孔的机会较高。治疗的原则是早期诊断，早期手术；术后应预防肺部并发症和血栓性静脉炎的发生。

4. 异位急性阑尾炎

（1）高位急性阑尾炎 因先天性旋转下降不全，盲肠及阑尾均停留于右上腹，此种急性阑尾炎发作时，易误诊为急性胆囊炎。体格检查时，结肠充气试验常为阳性，而Murphy征、麦氏征常为阴性。

（2）左侧位急性阑尾炎 先天性内脏转位或者盲肠左旋时，盲肠及阑尾可位于左下腹，腹部压痛、反跳痛及腹肌紧张以左下腹明显。临床检查中发现右位心脏时，应考虑该种类型。

（3）盲肠后腹膜外急性阑尾炎 阑尾位于盲肠之后、腹膜之外，由于后壁腹膜不如前壁腹膜敏感，所以右下腹疼痛症状不明显。体格检查中腰大肌试验及直腿抬高试验常为阳性。

（4）盆位急性阑尾炎 盲肠位置过低且未固定者，阑尾可进入盆腔。临床表现可有典型的上腹部及脐周疼痛，并转移至右下腹；但最终疼痛往往局限于右髂窝部，且局部腹膜刺激征不明显。若阑尾炎症较重，可刺激直肠及膀胱，临床上患者在腹痛的同时，可伴有排尿困难、尿痛及里急后重等。体格检查闭孔内肌试验常为阳性，直肠指检可有明显触痛。

第四节　胃及十二指肠溃疡穿孔

胃及十二指肠溃疡穿孔为胃及十二指肠消化性溃疡常见且最严重的并发症之一。如溃疡穿透浆膜层而达游离腹腔，导致消化道内容物进入腹腔，为急性穿孔；如溃疡穿透胃肠壁并与其邻近的器官、组织形成粘连，则形成穿透性溃疡或溃疡慢性穿孔；穿孔较小而炎症局限者，为亚急性穿孔。

【解剖生理】

1. 胃的解剖

（1）胃的大体形态　胃是消化道中最膨大的部分，位于上腹部，自左上方向右斜行，成年时其容积平均可达 1500mL。胃与食管相连接部分称贲门，胃与十二指肠相连接的部分称幽门。胃的表面被在大网膜和小网膜附着处的腹膜平面分为前后两个面，上缘的凹陷称胃小弯，下缘的凸起称胃大弯。胃小弯近幽门处的弯曲称角切迹（亦称幽门窦切迹）。

临床上常将胃分成三个部分，即胃底部、胃体部和胃窦部（幽门窦）。胃底为胃的最上部分，呈穹隆状，位于贲门左侧而高于贲门水平；胃体从胃底延伸到角切迹；胃窦位于角切迹与幽门之间。

（2）胃壁的组织学结构　胃壁由内向外可分为4层：

1）黏膜层　是胃壁的最内层，胃空虚时呈皱襞状，大多纵行。胃黏膜有丰富的胃腺体，可分为贲门腺、主胃腺和幽门腺三类。主胃腺位于胃底和胃体，至少含有5种不同功能的分泌细胞。其中主细胞合成和分泌胃蛋白酶原；壁细胞分泌盐酸和内因子；颈黏液细胞分泌碱性黏液，有保护黏膜对抗胃酸腐蚀的作用；干细胞可产生其他类腺细胞，数量较少；神经内分泌细胞可合成多种生物胺和多肽，如胃泌素等。

2）黏膜下层　是一层疏松结缔组织，并含有胶原纤维束和弹性纤维，内有丰富的血管和淋巴网。

3）肌层　较厚，位于浆膜下，由内向外有三层肌纤维，走向分别为内层斜行、中层环行、外层纵行。

4）浆膜层　为脏腹膜的延续，覆盖了胃的大多数表面，有润滑保护作用。

（3）胃的血液供应　胃主要的动脉供应支包括来源于腹腔干的胃左动脉，源于脾动脉的胃短动脉和胃网膜左动脉，源自肝总动脉的胃右动脉和胃十二指肠动脉，而胃十二指肠动脉又发出胃网膜右动脉。其中，胃左动脉和胃右动脉的分支构成了胃小弯的动脉弓；胃网膜左动脉和胃网膜右动脉的分支构成了胃大弯的动脉弓。胃短动脉的分支主要分布于贲门口及胃底部。

胃黏膜下和壁内丰富的静脉网形成了和同名动脉相伴行的静脉，这些静脉汇入脾静脉或肠系膜上静脉，最终进入门静脉。

（4）胃的神经支配　胃由交感神经和副交感神经支配。前者作用为收缩血管，并抑制胃平滑肌的运动，减少胃液的分泌；后者来自迷走神经，作用为促进胃平滑肌的运动，增加胃液的分泌；二者共同调节胃的正常功能。

2. 胃的生理功能　胃具有分泌和运动两大主要功能。

（1）**胃的分泌功能**　正常成人每日可分泌 1500 ~ 2500mL 的胃液，胃液主要由壁细胞、主细胞、颈黏液细胞的分泌物及唾液、十二指肠反流液组成。其中，壁细胞分泌盐酸，呈酸性；主细胞和颈黏液细胞分泌胃蛋白酶原和黏液等，呈碱性。

（2）**胃的运动功能**　胃的蠕动具有一定的节律性。胃的电起搏点位于胃底近大弯侧的肌层，当该点发出脉冲信号后（通常约 3 次/分），该信号沿胃的纵肌层传播，导致一次蠕动波从胃体部传向幽门，但不是每次的脉冲都引起胃的蠕动。

3. 十二指肠的解剖

（1）**十二指肠的大体形态**　十二指肠是小肠中最短、管腔最粗并且最固定的部分，位于幽门和空肠之间，呈"C"字形，成人长 20 ~ 25cm。根据十二指肠各段方向的不同，可将其分为 4 个部分：

第一部分（上部）长约 5cm，大部分被腹膜覆盖，是十二指肠中活动度最大的部分，称球部，为十二指肠溃疡的好发部位。

第二部分（降部）长 8 ~ 10cm，与第一部分呈锐角下行，固定于后腹壁，仅前外侧有腹膜遮盖，内侧与胰头紧密相连，胆总管和胰管的总开口位于其中下 1/3 交界处的后内侧，称为十二指肠乳头。

第三部分（水平部）长约 10cm，自降部向左平行，完全固定于后腹膜。

第四部分（升部）长约 2.5cm，先向左前方上升，然后呈锐角向前、向下与空肠相接，形成十二指肠空肠曲。

（2）**十二指肠的血液供应**　十二指肠的血液供应主要是胰十二指肠上动脉和下动脉，两者彼此吻合。十二指肠的静脉与同名动脉伴行，回流的静脉最终注入门静脉。

4. 十二指肠的生理功能　十二指肠接受胃内食糜及胆汁、胰液等，为食物碱化和消化提供储备。此外，十二指肠黏膜有丰富的外分泌和内分泌功能，其中杯状细胞可分泌黏液，吸收细胞具有一定的吸收能力，内分泌细胞可分泌促胰液素、胆囊收缩、生长抑素、抑胃肽、胃动素、5 - 羟色胺等多种激素。

【病因病理】多数患者既往有慢性溃疡病史，穿孔前数日有溃疡活动表现。情绪波动、过度疲劳、服用刺激性食物、饮酒或长期服用某些药物如皮质类固醇、非甾体类抗炎药等常是其诱发因素。溃疡在活动期逐渐加深，侵蚀胃或十二指肠壁，突破浆膜后可导致穿孔。十二指肠溃疡穿孔多于胃溃疡穿孔，穿孔多为单发，多发者罕见。溃疡穿孔位于后壁可形成穿透性溃疡（亦称溃疡慢性穿孔），感染多局限；穿孔位于前壁则多为急性穿孔，常引起弥漫性腹膜炎。溃疡穿孔后，先引起化学性腹膜炎，出现腹部剧痛。3 ~ 5 小时后，腹痛可减轻。穿孔 6 ~ 8 小时后，细菌繁殖，逐渐转化为细菌性腹膜炎。

【临床表现】

1. 症状和体征

（1）**症状**

1）**腹痛**　多为突然发生的剧烈腹痛，疼痛最初开始于上腹部穿孔部位，呈刀割样或烧灼样，一般为持续性，也可为阵发性加剧，腹痛的机制同急性腹膜炎。疼痛范围可局限也可较广泛。如十二指肠后壁溃疡穿孔，容易被其他脏器包裹而局限，腹痛可局限于某一象限；如胃小弯或前壁穿孔，由于胃内容物很快污染整个腹腔，膈肌受刺激，可引起左肩部放射性疼痛。随着时间的推移，患者的腹痛较发病时可略有减轻，至发展为细菌性腹膜炎时，腹痛又渐加剧。

2）恶心呕吐　多数患者穿孔后可伴有恶心呕吐。早期为喷射性呕吐，不剧烈，呕吐物为胃内容物或伴有血液；后期因弥漫性腹膜炎导致肠麻痹，呕吐可加重，同时伴腹胀、停止排气、排便等。

（2）体征

1）生命体征　穿孔早期体温可正常或轻度升高，演变为细菌性腹膜炎时可伴有高热；呼吸急促；脉搏加快；低血容量休克时，可有血压下降。

2）视诊　患者多为急性面容，面色苍白，汗出，烦躁不安；常为弯腰、屈膝等体位。

3）触诊　腹部压痛、反跳痛及腹肌紧张，可为局部，也可为全腹。弥漫性腹膜炎时，呈板状腹，全腹压痛明显，但穿孔位置压痛仍较其他位置显著。

4）叩诊　由于胃肠道气体进入腹腔并存积于膈下，60%~80%的患者叩诊肝浊音界缩小或消失。由于肠腔内胀气，全腹叩诊呈鼓音；如腹膜腔内渗液较多时，可叩出移动性浊音。

5）听诊　早期可有肠鸣音亢进，至弥漫性腹膜炎时，肠鸣音可减弱或消失。因腹膜腔大量渗出，血容量减少，患者心率通常较快。

2. 辅助检查

（1）实验室检查　血常规检查可见白细胞总数及中性粒细胞增多。

（2）腹部立位X线检查　80%~90%的患者立位腹部摄片可见半月形的膈下游离气体，对诊断有重要意义。但约有20%的患者可无气腹X线表现，故检查时未发现气腹，并不能排除溃疡病穿孔的可能性。

（3）腹部B型超声检查　可帮助判断腹腔渗液量多少，有无局限性积液及脓肿形成，作为穿刺引流的定位等。

（4）腹腔穿刺　可疑病例可行腹腔穿刺，阳性者有助于诊断，并可推断腹腔渗液的多少及腹腔污染的轻重，对选择治疗方法也有参考价值。细菌培养及药敏还可为抗生素的选择提供依据。

【诊断】　根据典型的症状和病程发展，溃疡病穿孔的诊断一般无困难。有溃疡病史的患者，且近期有溃疡病活动症状，突然发作上腹部持续性剧烈疼痛，并迅速发展至全腹，伴有轻度休克症状，应高度怀疑胃十二指肠穿孔可能。检查时有明显的腹膜刺激征，并有肝浊音界缩小或消失。根据这些特点，诊断一般不难。如X线检查发现膈下有游离气体，可以确诊。必要时可行腹腔穿刺检查。

【鉴别诊断】

1. 急性胰腺炎　本病也可出现上腹部突然剧烈疼痛，伴有呕吐及早期腹膜刺激征，但其发病不如溃疡病穿孔急骤，腹痛开始时有由轻而重的过程，疼痛位于上腹部偏左，常向腰背部放射，早期腹膜刺激征不如溃疡病穿孔明显，无气腹征，血、尿淀粉酶升高，腹腔穿刺液可为血性。

2. 急性阑尾炎穿孔　胃、十二指肠溃疡穿孔时，漏出物可沿升结肠外侧沟流至右下腹，引起右下腹疼痛和压痛，易与急性阑尾炎的"转移性右下腹痛"相混淆。但急性阑尾炎起病不突然，腹痛是逐渐加重的，疼痛性质也不如溃疡病穿孔剧烈，体征以右下腹为甚，无膈下游离气体。

3. 急性胆囊炎伴腹膜炎　体征与溃疡病穿孔相似。但急性胆囊炎一般炎症反应较重，体征主要集中在右上腹，有时可触及肿大的胆囊，Murphy 征阳性。X 线腹部透视膈下无游离气体，B 超检查即可做出鉴别。

4. 胃癌穿孔　其急性穿孔引起的腹腔内病理变化与溃疡穿孔相同，因而症状和体征也相似，术前难以鉴别，有的甚至术中也难以确认溃疡是否已有癌变，或根本就是胃癌穿孔。因两者在预后和处理上有很大区别，所以对老年人，特别是无溃疡病史，而近期内有胃部不适、消化不良或消瘦贫血等症状者，出现溃疡急性穿孔的症状及体征时，应考虑到胃癌穿孔的可能，术中需仔细检查穿孔部位的病变情况，并做活检以确诊。

【治疗】 对本病的治疗目前主要有非手术治疗和手术治疗两类。

1. 非手术治疗

（1）适应证　①穿孔早期，诊断虽不明确，但临床症状及体征较轻；②单纯性溃疡穿孔，无合并出血、梗阻、癌变等溃疡病的严重并发症，腹膜炎无扩大趋势；③虽然穿孔时间较长，但腹腔感染不严重，或腹腔已形成脓肿，感染局限；④患者全身情况极差，身体情况无法耐受手术治疗。

（2）治疗方法　①患者取半卧位，禁食。心力衰竭患者体位可适当调整；②持续胃肠减压；③抑制胃酸分泌，予质子泵抑制剂，如奥美拉唑等，静推或静滴；④静脉输液、输血，以维持水、电解质及酸碱平衡；⑤抗感染治疗，初期可予经验用药，后期根据药物敏感试验选择用药。

（3）非手术治疗的注意事项

1）保证治疗措施确实有效持续有效的胃肠减压是非手术治疗能否成功的一个关键。胃管在胃内位置要适当，应处于最低位，并要定时检查胃管有无堵塞或扭曲，确保吸引管腔的通畅，以达到满意的引流效果。嘱患者半卧位，以减轻腹膜对细菌及毒素的吸收。

2）严密观察病情变化对患者的血压、脉搏、呼吸、体温、24 小时出入量和腹部体征等应定期仔细观察，及时了解治疗效果及判断病情的进展。

3）中转手术对少数经非手术治疗后症状及体征不减轻或有加重的患者，应及时改用手术治疗。

此外，经非手术治疗穿孔闭合痊愈者，应定期行胃镜检查，了解溃疡愈合情况及排除胃癌。

2. 手术治疗　就诊时临床表现较重，或经非手术治疗 6～8 小时后病情无好转甚至加重者，应及时手术治疗。手术方法有：

（1）单纯穿孔修补术　此术式适合于以下患者：①穿孔超过 8 小时，腹腔内感染及炎症较严重，大量脓性渗出；②无出血、梗阻等并发症；③有其他系统疾病，手术耐受性较差，无法进行彻底手术。

此术式最大优点是操作简单、手术时间短，危险性小。但约有 2/3 患者以后仍有溃疡病症状，或部分需再次施行根治手术。单纯穿孔修补术后，仍需继续内科性治疗。

（2）急诊根治性手术　这类手术适合于以下患者：①患者身体状况较好，穿孔时间未超过 8 小时，或虽超过 8 小时，但腹腔感染不严重；②慢性溃疡病患者内科治疗期间穿孔；③十二指肠溃疡穿孔修补术后再穿孔，有幽门梗阻或出血等。

根治手术的优点就是能彻底解决溃疡和穿孔问题。这类手术的具体手术方式有：胃大部切除术、十二指肠溃疡穿孔修补术加高选择性迷走神经切断术或选择性迷走神经切断术加胃底切除术等。

第五节　胆道感染和胆石病

胆道感染和胆石病是外科常见病和多发病，其发病率位居外科急腹症的第二位，有上升趋势。胆道感染及胆石病根据感染和结石发生的部位不同分为胆囊炎、胆管炎和胆囊结石、肝内胆管结石和肝外胆管结石。

一、概述

【解剖生理】

1. 胆道系统的应用解剖　胆道起于肝内毛细胆管，开口于十二指肠乳头。包括胆囊、胆总管、肝总管和肝内胆管。

（1）胆囊　呈梨形，位于右肝的胆囊窝内。长 5～8cm，宽 2～3cm，容积约 50mL；分为底、体、颈、管四部分。颈部囊性扩大称 Hartmann 袋，是结石易嵌顿处。颈逐渐变细与胆囊管相接，管长 2～3cm，直径 0.2～0.4cm，内有螺旋状黏膜皱襞称 Heister 瓣，可防止胆汁逆流。

胆囊管、肝总管、肝下缘所构成的三角区称为胆囊三角，也称 Calot 三角，80% 的胆囊动脉通过此三角（图 14－2）。胆囊淋巴结也称前哨淋巴结，位于胆囊动脉的上方，可作为手术寻找胆囊动脉并安全处理的重要标志。

（2）肝胆管　凡左右肝管开口以上的肝内胆管称为肝胆管，包括肝内胆管的左右肝管为一级支，肝叶胆管为二级支，各肝段胆管为三级支。

图 14－2　胆囊三角的解剖

（3）肝外胆管（图14-3） 由肝外左右肝管、肝总管和胆总管构成。左右肝管出肝后，在肝门部汇合成直径约0.5cm、长约3cm的肝总管。肝总管位于肝动脉的右侧，门静脉的前方，在肝十二指肠韧带的右侧下行与胆囊管汇合成胆总管。胆总管长7~9cm、直径0.4~0.8cm，分为十二指肠上段、后段、胰腺段和十二指肠壁内段四个部分。80%~90%的胆总管与胰管汇合后形成共同通道，开口于十二指肠大乳头。胆总管末端膨大形成的胆胰壶腹称为乏特（Vater）壶腹，壶腹周围有括约肌（称Oddi括约肌），它具有控制和调节胆总管和胰管的排放，防止十二指肠内容物反流的作用。Vater壶腹也是结石嵌顿、炎症和肿瘤的好发部位。

毛细胆管网

右肝管

左肝管

胆囊底

哈德门袋

胆囊管

肝总管

胆总管

十二指肠

主胰管

图14-3 肝外胆道系统

（4）肝外胆管的血管、淋巴和神经 血管主要来自胃十二指肠动脉、肝总动脉和肝右动脉，胆囊动脉在胆囊三角内通过；胆囊静脉和肝外胆道静脉直接汇入门静脉。胆囊的淋巴引流汇入胆囊淋巴结和肝淋巴结，与肝内的淋巴管有吻合；肝外胆管的淋巴引流汇入位于肝总管和胆总管后方的淋巴结。胆道系统的神经主要来自腹腔丛发出的迷走神经和交感神经。术中过度牵拉胆囊可致迷走神经兴奋，可诱发胆心反射，引起胆心综合征，甚至心脏骤停。

2. 胆道系统的生理功能

（1）胆汁 成人每日分泌量800~1200mL，呈弱碱性，主要成分为胆盐、胆色素、胆固醇、磷脂、脂肪酸和无机盐类。其中胆盐、磷脂与胆固醇呈一定的比例，是维持胆固醇溶解状态的必要条件，否则易形成胆固醇结石。胆汁主要由肝细胞分泌，进入胆囊储存并被浓缩，具有消化作用，其主要成分是胆盐，可乳化肠道中的脂肪，帮助脂溶性维生素A、D、E、K的吸收利用。

（2）胆囊的生理功能　胆囊具有吸收、分泌和运动而起到浓缩、储存和排出胆汁的作用。胆囊容积约 50mL，可浓缩 5 ~ 10 倍的胆汁，24 小时大约浓缩 500mL 并储存于胆囊内。胆囊黏膜每日分泌约 20mL 黏液，润滑和保护胆囊黏膜。胆囊管梗阻，胆色素被吸收或氧化，胆囊分泌的黏液积存形成"白胆汁"。胆囊有调节胆道内压力的作用，通过胆囊的运动完成其调节作用，其运动功能受神经和激素的支配。神经反射、食物和激素等多种因素都可影响胆囊的运动功能。

（3）胆汁的排放　在神经系统和体液因素的调节作用下，通过胆囊平滑肌的收缩和 Oddi 括约肌松弛来实现的。胆囊切除术后，胆总管稍有扩张可部分代偿胆囊功能。

3. 胆道系统特殊检查

（1）实验室检查　急性感染时白细胞计数和中性粒细胞明显增高，可达 $20 \times 10^9/L$ 以上，血培养可阳性；胆道感染肝功能损害时 ALT、AST 值可增高；胆管梗阻时血胆红素增高且以直接胆红素增高为主；黄疸严重时凝血时间和凝血酶原时间延长，合并胰腺炎时血、尿淀粉酶增高。

（2）辅助检查

1）B 型超声检查　B 超检查是肝胆系统首选的检查方法，具有安全、经济、快速简便的特点。主要应用于胆道结石、肿瘤、炎症的疾病诊断，同时也用于梗阻性黄疸的鉴别诊断。能够检查出直径 2mm 以上的结石，胆囊结石诊断准确率达 95% 以上，肝外胆管结石准确率达 85%；胆总管下段结石常因胃肠道气体干扰，准确率降低。根据胆管有无扩张、扩张的部位和程度可对梗阻性黄疸进行定位，其准确率可达 93% ~ 96%；根据梗阻部位病变的回声影像可进行梗阻定性，结石呈强光团伴声影，肿瘤呈不均匀增强回声或低回声，不伴声影。

2）经皮肝穿刺胆管造影（PTC）　PTC 是在 X 线、B 超引导下，经皮肤肝穿刺入肝内胆管，直接注入造影剂，可以了解肝内外胆管的通畅情况，有助于胆道疾病特别是梗阻性黄疸的诊断和鉴别诊断。另外，还可以通过造影管行胆管引流（PTCD）或胆管内支架治疗。PTC 属于创伤性检查，偶可发生胆汁漏、出血、胆道感染等并发症。

3）内窥镜逆行胰胆管造影（ERCP）　在纤维或电子十二指肠镜指引下，通过十二指肠乳头将导管插入胆管或胰管内进行造影称为 ERCP。ERCP 即可获得胆道系统的清晰影像，区别肝内外梗阻的范围、部位和性质，也能直接观察十二指肠乳头的病变。ERCP 有并发胆道感染和急性胰腺炎的可能，术后要引起高度关注。另外，通过纤维十二指肠内镜对胆道疾病的治疗也取得了重要进展，如经胆管引流治疗胆道感染、Oddi 括约肌切开、胆总管下段取石术等。

4）术中及术后胆管造影　术中经胆囊管插管或经胆总管置管造影，可以进一步了解胆管的病变、解剖变异等，可以减少残留结石的发生率，尽量避免或减少胆道损伤。胆总管 T 管引流或其他胆管置管引流者，拔管前应常规行 T 管或经置管胆道造影。

5）核素扫描检查　用 ^{131}I 或 ^{99m}Tc 放射性核素，静脉注射后经肝细胞再排泄入胆道，最后经胆管系统排入肠道。在此代谢过程中用 γ 相机或单光子束发射计算机断层扫描（SPETCT）定时记录观察。就可将肝胆系统的功能及各部位形态的时相变化记录下来，以观察有无异常。核素扫描对功能性疾病诊断有优势，对器质性疾病的诊断较差。对术后怀疑胆瘘的患者，用核素扫描可以得到明确的诊断。另外，其突出的优点是在肝功能损伤，血清胆红素中度升高时亦可应用。

6）CT、MRI、MRCP　具有分辨力高、成像无重叠，能清楚显示肝内外胆管扩张的范围和程度及结石、肿瘤梗阻病变情况和胆囊病变等。CT 已作为常规胆道系统的术前检查，近年来使用多层面的螺旋 CT 也能得到胆道系统的三维成像。在 MRI 基础上出现的无创磁共振胆胰成像（MRCP）已基本上取代了 PTC 和 ERCP 检查，具有无创、安全，广泛在临床上应用。

（3）胆道镜检查　术中可经胆总管切口处用胆道镜进行胆道检查，发现病变；可通过胆道镜进行取石和活体组织检查等。术后可经过 T 管瘘管或皮下空肠盲襻进行胆道镜检查、取石、置入气囊扩张、胆道止血等治疗。

二、胆道感染

胆道感染属外科常见疾病，按发病部位不同，分为胆囊炎和胆管炎两类。

【病因】

1. 梗阻因素　结石、胆道寄生虫、炎症粘连、十二指肠乳头及胆囊功能性病变都可引起胆道梗阻，使胆汁潴留。高浓度的胆汁酸可引起胆管系统细胞损害，加重黏膜炎症、水肿甚至坏死。胆胰共同道路梗阻胰液逆流入胆道，被激活的胰酶也会使胆道发生严重的病变。

2. 细菌感染　致病菌可由各种途径侵入胆道，如肠道上行感染、全身或局部感染后经血行引起胆道感染和邻近器官的炎症扩散等。

3. 血管因素　在一些严重创伤、烧伤、休克等应激情况下，可引起胆道系统局部血运障碍，导致胆囊动脉的持续痉挛，血流淤滞甚至血栓形成，导致胆囊感染甚至坏死、穿孔。

4. 结石因素　胆石长期反复刺激胆道黏膜使之发生损伤，造成胆道梗阻，引起感染。

【临床病理】

1. 急性胆囊炎

（1）急性单纯性胆囊炎　炎症初期，病变局限于黏膜层，黏膜充血、水肿，镜下有炎症细胞浸润，治疗得当，炎症消退可恢复原来结构，不留有瘢痕。

（2）急性化脓性胆囊炎　在单纯性胆囊炎病变基础上，病变波及胆囊壁全层，形成小脓肿，浆膜炎症，有纤维素或脓性渗出。

（3）坏疽性胆囊炎　因炎症、结石压迫或胆囊内压增高致使胆囊壁血运障碍，发展为坏疽性胆囊炎。

（4）急性胆囊炎穿孔　急性穿孔可引起严重胆汁性腹膜炎，穿孔部位常发生在底部和颈部。

2. 慢性胆囊炎　因炎症反复发作及结石的刺激，可引起胆囊壁增厚和纤维化，胆囊丧失功能，有的胆囊萎缩形成萎缩性胆囊炎，有的因胆囊管梗阻形成胆囊积水。慢性胆囊炎与周围脏器粘连，发生慢性穿孔，可形成内瘘或外瘘。

3. 急性胆管炎 可发生在肝外胆管和肝内胆管。前者主要表现为胆管壁充血水肿，黏膜溃疡，甚至化脓坏死，胆管积脓；后者可见肝充血肿大。光镜下肝细胞肿胀变性，汇管区炎性细胞浸润，胆小管内胆汁淤积。晚期肝细胞发生大量坏死，胆小管可破裂。胆管梗阻，内压增高是急性梗阻性化脓性胆管炎的发病基础。当胆管内压力高于胆汁分泌压时，肝内毛细胆管破裂，大量细菌、内毒素和胆色素颗粒可通过肝血窦经肝静脉进入下腔静脉，引起菌血症、脓毒症和感染性休克，甚至多脏器功能衰竭。

【临床表现】

1. 急性胆囊炎

（1）症状 ①腹痛：腹痛是急性胆囊炎的主要症状，常为剧烈的绞痛，称为胆绞痛，可向右肩胛部放射，常因饮食不节、高脂肪饮食、过劳、受寒及精神因素等刺激胆囊收缩而诱发。②胃肠道症状：早期可出现恶心、呕吐、厌食、便秘等消化道症状。③全身症状：患者常有轻度至中度发热，通常无寒战，可有畏寒，当患者出现寒战、高热时表明病变严重，可能出现胆囊坏疽、穿孔或胆囊积脓甚至合并急性胆管炎。少数患者可出现轻度黄疸。可能与胆色素通过胆囊黏膜进入血液循环或与 oddi 括约肌痉挛有关。

（2）体征 右上腹胆囊区可有压痛，程度不同。炎症波及浆膜时，可有腹肌紧张及反跳痛，Murphy 征阳性。少数患者可触及肿大的胆囊并有触痛或者大网膜包裹的炎性包块。如发生坏疽、穿孔则出现弥漫性腹膜炎的表现。

2. 慢性胆囊炎

（1）症状 腹痛常不典型，多数患者有反复发作的胆绞痛病史。患者常在饱餐、进食油腻食物后出现腹胀、腹痛等消化道症状，因其症状不典型，多被误诊为"胃痛"而延缓诊治。腹痛多在右上腹部，牵涉到右肩背部，较少出现畏寒、高热、黄疸，可伴有恶心、呕吐。

（2）体征 腹部检查可无体征，或仅有右上腹部轻度压痛，Murphy 征可呈阳性或阴性。慢性胆囊炎急性发作时临床表现与急性胆囊炎相同。

3. 急性梗阻性化脓性胆管炎

多数患者有胆道感染病史和胆道手术史。致病菌主要为大肠杆菌、变形杆菌、绿脓杆菌和厌氧菌，侵入胆道的途径有逆行、血行和淋巴通路等。

（1）症状 急性梗阻性化脓性胆管炎发病急骤，病情发展迅速。可分为肝外梗阻和肝内梗阻。肝外梗阻初期，可出现右上腹部疼痛，寒战、高热和黄疸称为夏柯（Charcot）三联征的典型急性胆管炎症状。有时发病急骤，患者除了急性胆管炎的 Charcot 三联征外，很快发生休克，出现中枢神经系统受抑制等表现，称为雷诺（Reynold）五联征，是急性梗阻性化脓性胆管炎的典型性表现。肝内梗阻则主要表现为寒战、高热，可有腹痛，黄疸较轻。常伴有恶心、呕吐等消化系统症状。

（2）体征　体温升高，常呈弛张热或持续升高达39℃以上，脉搏快而弱，血压降低。全身皮肤和黏膜出现黄疸、巩膜黄染。腹部压痛，剑突下或右上腹部有压痛，可有腹膜刺激征。肝脏常肿大并有叩击痛，胆总管梗阻可能触及肿大的胆囊。

【诊断】　主要依靠病史、临床症状、体征和辅助检查诊断。胆道感染常有反复发作史，突出的症状是发热、腹痛、右上腹有压痛和腹肌紧张，急性胆管炎多以黄疸为其特点。

【鉴别诊断】

1. 胃十二指肠穿孔　多有上消化道溃疡病史，发病急。突发上腹部刀割样剧烈疼痛，迅速波及全腹，伴有休克等症状。早期没有高热、寒战和黄疸。查体：腹部压痛范围广，腹肌紧张，呈现板状腹。叩诊肝浊音界缩小或消失。X线检查可见膈下游离气体。

2. 急性胰腺炎　多有暴饮暴食或饮酒病史，发病急。腹痛较胆道感染剧烈，部位在上腹部正中或偏左侧。常伴有腰背部疼痛，甚至腰背部疼痛比腹痛更剧烈。多伴有恶心、呕吐，不能自行缓解，腹部压痛、腹肌紧张，但少有肿块。叩诊腹部可有移动性浊音，腹穿有血性液体。血、尿及腹腔穿刺液淀粉酶增高。B超及CT等可显示胰腺病变等影像。

3. 急性阑尾炎　高位阑尾炎可误诊为胆囊炎，以下几点有助于鉴别：①发热：阑尾炎早期少发热，只有化脓、坏疽或门静脉炎时可出现高热；②腹痛：阑尾炎可出现转移性右下腹疼痛，腹痛由胃脘部或脐周部开始，数小时后，转移并固定于右下腹或稍高位置；③腹部触诊一般无肿块，形成脓肿除外，压痛位置稍低；④B超及其他影像学检查有助于胆道疾病的鉴别。

4. 胆道蛔虫症　常有呕吐蛔虫病史。腹痛发病急，表现为剑突下突发钻顶样绞痛，疼痛有间歇期。体征不显，有临床症状与体征不符的特点。B超检查可显示胆道蛔虫的特征。

【治疗】

1. 非手术治疗　仅适用于临床症状较轻的急性期胆道感染，无明显腹膜刺激征或休克等严重并发症者。

（1）全身支持治疗　禁食、输液、营养支持、补充维生素、纠正水电解质及酸碱代谢失衡。

（2）解痉止痛　胆绞痛发作时可用解痉药物，镇痛药可选用曲马多、哌替啶等药物。

（3）抗感染　选用对革兰阴性菌及厌氧菌有效的抗生素，主张联合、足量用药，对急性梗阻性化脓性胆管炎应给予足量的广谱抗生素做术前准备。

2. 手术疗法

（1）胆囊造口术　适用于高危患者或局部解剖关系不清的胆囊炎患者。造口术中发现结石应取出，如患者恢复后，可于3个月后再行胆囊切除术。

（2）胆囊切除术　适用于多数胆囊炎和胆囊结石患者。手术方式包括开腹胆囊切除术（OC）和腹腔镜下胆囊切除术（LC），对于非急性期胆囊炎患者首先 LC。

（3）胆总管探查、T 型管引流术　适用于急性胆管炎、胆总管结石，可达到取出结石、引流胆汁的目的。一般同时切除胆囊，病情危重者可仅做胆总管探查。

（4）其他方法　包括超声或 CT 引导下经皮经肝胆管穿刺引流术、经内窥镜鼻胆管引流术等，主要适用于病情危重的患者。

三、胆石病

胆石病包括胆囊结石和胆管结石，常与胆道感染有关，其临床表现因结石部位不同和是否合并感染而存在差异。胆石病是外科常见病和多发病，其特点是胆囊结石发病率逐年上升，女性多于男性，胆固醇结石多于胆色素结石。

【胆石分类】根据胆石的构成成分比例可分为胆固醇结石、胆色素结石和混合结石三类。

1. 胆固醇结石　含胆固醇 70%～90%，质地硬，外观呈白黄、灰黄或黄色，形状和大小不一，呈圆形或椭圆形，表面多光滑，剖面呈放射性条纹状。大者直径数厘米，小者如沙粒。多位于胆囊内，X 线检查不显影。

2. 胆色素结石　分为黑色胆色素结石和棕色胆色素结石。前者呈黑色形状不一，多位于胆囊内；后者外观呈棕色，可呈颗粒状或长条状等，多位于胆管内。

3. 混合结石　由胆红素、胆固醇和钙盐等多种成分混合而成，根据所含成分的比例不同可呈现不同的形状、颜色及剖面结构。

【病因】胆石病的病因复杂。胆固醇结石和胆色素结石成因截然不同。

1. 胆固醇结石　均在胆囊内形成。目前认为胆固醇结石的形成原因为：

（1）胆汁内胆固醇浓度过高，或胆汁酸盐和卵磷脂含量相对减少，不足以转运胆汁中的胆固醇。

（2）胆汁中胆固醇成核过程异常，使溶解状态的胆固醇析出、成核。

（3）胆囊切除后胆固醇结石不再复发，说明胆囊在胆固醇结石形成中的重要性。研究表明，胆固醇结石患者胆囊对胆汁内水、电解质吸收功能增加，使胆汁浓缩；胆囊黏膜分泌黏糖蛋白增加，促进成核过程；胆囊收缩运动减弱，使胆汁蓄积在胆囊内，提供胆固醇结石形成的时间和场所。

2. 胆色素结石　主要发生在肝内、外胆道。胆道感染和梗阻是胆色素结石形成的主要原因。值得注意的是，胆道蛔虫症是胆道感染的重要原因，蛔虫残体又可作为胆结石核心，在胆色素结石形成中起重要作用。

【病理】根据结石所在的部位及有无并发症的不同，其病理变化存在差异。肝外胆管结石的病理变化主要为合并感染的病理变化（参考胆道感染的病理内容）。肝内胆管结石的病理改变主要有胆管炎症、梗阻、扩张和肝实质的病理改变。这些病理特殊性改变常与感染有关。胆管炎症使胆管壁纤维化、增厚、萎缩造成胆管狭窄，导致胆道感染、结石形成和胆道梗阻。梗阻的近端明显扩张积存大量结石。结石、感染和梗阻造成相应的肝段、肝叶萎缩，甚至严重的纤维化。健康肝脏呈代偿性肥大，肝脏变形、移位。大面积的肝纤维化可致肝功能障碍，发生胆汁性肝硬化、门静脉高压等并发症。胆道结石无并发感染对全身影响不大。如果涉及严重肝脏损害时，可能出现一系列的严重并发症如休克、多脏器功能衰竭等。

【临床表现】

1. 胆囊结石 胆囊结石分为静止性结石和有症状结石。前者主要在体格检查、手术或尸体解剖时偶然发现；后者只有少数人出现，常表现为急性或慢性胆囊炎的临床表现，主要表现为胆绞痛。常见诱因为高脂肪饮食、暴饮暴食，过度疲劳等，伴有恶心、呕吐等消化系统症状。另外，有一部分患者只有上腹部钝痛。体格检查可有上腹部压痛及 Murphy 征阳性。

2. 肝外胆管结石 多数患者平时无症状或仅有上腹部不适，当结石造成胆管梗阻时，可出现腹痛或黄疸，如继发胆管炎时，可出现典型的夏柯（Charcot）三联征，即腹痛、寒战高热和黄疸的临床表现。体格检查多数无阳性体征，发作时仅有剑突下和右上腹部深压痛，如合并有胆管炎时，可有不同程度的腹膜炎体征。并有肝区叩击痛，可触及肿大的胆囊，有触痛。

3. 肝内胆管结石 不合并感染主要表现为肝区持续性闷胀痛，如合并感染可表现为急性胆管炎的临床表现，即寒战高热、腹痛和黄疸。一侧肝内胆管结石可无黄疸，出现黄疸多表示双侧肝内胆管受累。体格检查一般无阳性体征，有时可能触及肝脏肿大，肝区有压痛和叩击痛，有并发症时可出现相应的体征。

【诊断】

1. 胆囊结石 有典型的胆绞痛病史。右上腹有轻度压痛，提示胆囊结石可能。影像学检查可确诊。B 超阳性率可高达 95%。

2. 肝外胆管结石 当出现典型的胆绞痛发作，伴有黄疸时，除考虑胆囊结石外，需考虑肝外胆管结石的可能，主要依据靠影像学检查。根据结石的部位和是否合并感染，临床表现存在差异。结石位于肝总管则触不到胆囊，结石在胆总管，可触到肿大的胆囊。合并胆道感染时，有寒战高热及右上腹和剑突下压痛，出现腹膜刺激征者较少。B 超可见扩张的肝内、外胆管及结石影像。CT、MRI 和 ERCP 检查有助于诊断。

3. 肝内胆管结石 临床症状取决于结石的部位、范围、炎症轻重和梗阻程度。常有典型的胆石梗阻和急性胆管炎的病史。如不合并感染，常有肝区、胸背部的深在而持续性的疼痛。如肝内胆管结石脱落成为继发肝外胆管结石，其临床症状和体征同肝外胆管结石的表现。肝区可有叩击痛，合并感染时临床表现和体征同胆管炎，影像学可确定诊断。

【鉴别诊断】

1. 胃十二指肠溃疡 溃疡病多有反复发作病史，男性多于女性；胆石病多有胆绞痛发作诱因，如饱食、高脂肪性食物、暴饮暴食、过度疲劳等，女性多于男性。临床表现相似，鉴别存在困难。胃镜和 B 超可提供鉴别诊断。

2. 传染性肝炎 传染性肝炎常有肝炎接触病史及食欲不振、全身乏力等症状。肝脏可有肿大并触痛，很少有全身感染症状。胆石病一般有胆道感染病史，常有胆绞痛、寒战高热症状，右上腹常有压痛。黄疸鉴别：胆石性梗阻引起黄疸以直接胆红素增高为主，肝炎引起黄疸直、间接胆红素均可升高。肝炎引起的 ALT、AST 增高显著。血常规检查：肝炎患者血白细胞一般不高，有时淋巴细胞增高。胆石性梗阻多伴有不同程度感染，白细胞和中性粒细胞增高，B 超、CT 等影像学检查可见肝内外胆管扩张及结石影像。

3. 壶腹周围癌　主要鉴别其梗阻性黄疸。壶腹周围癌引起的梗阻性黄疸多以无痛性、进行性黄疸为其特点，病程较长，黄疸无波动，常伴有皮肤瘙痒、全身进行性消瘦等特点；如果梗阻完全，大便可呈陶土色。胆石梗阻多先有腹痛或出现胆道感染症状后出现黄疸，黄疸呈波动性，完全梗阻少，患者的一般情况较好，病程短。一般影像学检查如 B 超、CT、MRCP 和 ERCP 等可帮助鉴别诊断。

【治疗】

1. 胆囊结石

（1）手术治疗　胆囊切除术适用于有症状和有并发症的胆囊结石。腹腔镜胆囊切除术（LC）为其首选。没有腹腔镜条件的也可小切口胆囊切除或常规胆囊切除术。对于静止性结石，一般不需积极手术治疗，可观察和随诊。但对于胆囊结石较大（≥3cm）、伴有胆囊息肉（>1cm）、胆囊壁增厚明显、钙化或瓷性胆囊和胆囊结石、时间较长（>10 年）的胆囊结石等，易引起恶变或失去胆囊功能等都可考虑手术治疗。

（2）非手术治疗　主要适用于胆囊结石伴有急性期炎症、胆囊内结石较小（<0.5cm）或全身基础病不能耐受手术等。主要措施包括：解痉、止痛、消炎利胆、应用抗生素、纠正水电解质紊乱及酸碱平衡失调等。溶石口服药物有鹅去氧胆酸和熊去氧胆酸，长期服用有一定效果，但停药后复发率高。排石疗法效果不肯定，且有将结石排入胆总管引起急性胆管炎的危险。

2. 肝外胆管结石　手术治疗是肝外胆管结石的主要方法，手术尽量取尽结石、解除梗阻，术后保持胆汁引流通畅。

（1）非手术治疗　适用于肝内外胆管结石直径 <1cm 或合并有严重心、肺、脑等疾病不能耐受手术，也可作为手术前的准备治疗。具体治疗措施同胆囊结石非手术治疗。

（2）手术治疗

1）胆总管切开取石、T 管引流术　方法有开腹或腹腔镜手术。适用于单纯胆总管结石、胆道上下端通畅无狭窄或其他病变者。若伴有胆囊结石和胆囊炎，可同时行胆囊切除术。

2）胆肠吻合术　适用于胆总管远端炎症狭窄造成的梗阻无法解除、胆总管扩张、胆胰汇合部异常者。胰液直接流入胆管或胆管病变切除后无法再吻合时，常用 Roux - en - Y 吻合式式。

（3）其他治疗　对于手术后残留结石，可经 T 管窦道胆道镜取石。也可经皮经肝穿刺胆道取石（PTCS）及经十二指肠镜 oddi 括约肌切开取石（EST）等。对于较大结石也可经上述途径导入激光、超声波、电力液压碎石探头直接接触胆石粉碎。

3. 肝内胆管结石　无明显症状者可非手术治疗，包括低脂饮食、保肝治疗等。对症状严重者，手术为主要治疗方法。

手术治疗：包括胆管切开取石、胆肠吻合术和肝脏切除术。肝内胆管结石术后最常见的并发症为残留结石，发生率有20%～40%，因此对残留结石的后续治疗极为重要。治疗措施包括术后经引流管窦道胆道镜取石，激光、超声、微爆破碎石，经引流管溶石，体外震波碎石和中药排石等方法。

第六节　重症急性胰腺炎

【解剖生理】

1. 解剖　胰腺位于上腹中部腹膜后，紧贴于第1～2腰椎体前方，属腹膜后器官。分为头、颈、体和尾四部分。胰头较为膨大，嵌入十二指肠环内，其包绕肠系膜血管的部分称为钩突；颈部在门静脉前方，体部向左移行逐渐缩小为尾部，止于脾门附近。胰管有主胰管和副胰管，分别开口于十二指肠大乳头和副乳头。约85%的人胰管与胆总管汇合形成共同的通道；胰管下端膨大部分称为Vater壶腹，开口于十二指肠大乳头，其内有oddi括约肌，可调节胆管和胰管内的压力。胆胰共同通道使胆汁和胰液有彼此逆流的可能，胰酶可被逆流入胰管的胆汁激活，成为急性胰腺炎"自身消化"的发病基础。

2. 生理　胰腺具有外分泌和内分泌两种功能。胰腺的内分泌主要是胰岛细胞分泌的与糖代谢调节相关的胰岛素和胰高血糖素；胰岛主要分布于胰体、尾部。胰岛素由胰岛（B）细胞分泌，胰高血糖素是由α（A）细胞分泌。胰腺的外分泌为胰腺分泌胰液。其主要成分为胰泡细胞分泌的各种消化酶及中心腺泡细胞和导管细胞分泌的水和碳酸氢盐。胰消化酶主要包括胰蛋白酶、胰淀粉酶和胰脂肪酶，其主要功能是帮助消化。胰酶在胰管内以没有活性的酶原形式存在，但酶原遇到游离的胆汁酸和肠液中的肠激酶时可被激活，引起消化功能。胰液的分泌受神经和体液因素双重调节支配，但以体液调节为主。

【病因】　急性胰腺炎的病因可能与多种致病因素有关，目前认为多种因素造成酶原的提前激活，导致胰腺及胰周围组织的"自我消化"是导致急性胰腺炎发病的主要病因。

1. 胰酶异常（提前）激活的因素

（1）胆汁反流　主要指因胆道疾病引起的胰腺炎。约85%的人有胆胰共同通道，除胆道结石、胆道蛔虫及因炎症或手术器械等直接因素引起的十二指肠乳头水肿或狭窄，Oddi括约肌痉挛造成直接梗阻因素外，急、慢性胆囊炎和胆管炎均可并发十二指肠乳头炎症性痉挛或狭窄，此时感染性胆汁经"共同通道"反流入胰管，损伤胰腺，激活胰酶。被激活的胰酶渗入胰内，导致胰腺"自我消化"，胰腺发生水肿、变性、出血和坏死。胰液外溢进一步损害引起一系列临床表现。

（2）十二指肠液反流　当十二指肠内压力增高，十二指肠液可向胰管内反流，其中的肠激酶可激活胰液中胰酶，被激活的胰酶可导致急性胰腺炎的发生。十二指肠内压增高的原因有：上消化道梗阻、胃大部切除毕Ⅱ式吻合术后输入襻综合征及高位小肠梗阻频繁呕吐等，都可造成肠内压力增高。

2. 酒精中毒 是酒精性胰腺炎的主要病因。过量饮酒可造成胰腺直接损伤、刺激胰腺分泌、胰管内蛋白增多、十二指肠乳头水肿和oddi括约肌痉挛等，结果造成胰管梗阻，胰管内压力增高，导致胰腺炎发生。

3. 高脂血症 高脂血症诱发急性胰腺炎，除可能与甘油三酯在胰脂酶作用下生成游离的脂肪酸，对腺泡的直接损伤作用有关外，还可能与高脂血症所致血黏稠度升高，可能加重胰腺病变和其他脏器功能损害有关。

4. 其他因素 导致急性胰腺炎的因素很多，与饮食因素、创伤因素、感染因素、药物因素等都可能有关，还有少数找不到原因称为特发性胰腺炎。

【发病机制】 重症急性胰腺炎是急性胰腺炎的一种临床类型，发病机制比较复杂，尚未完全清楚。

1. 胰蛋白酶活化 多种因素造成胰蛋白酶原被激活变成活性很强的胰蛋白酶，继而激活多种胰酶造成胰腺局部和全身损害。包括：①磷酸酶A→溶血磷脂→组织坏死；②弹力蛋白酶→损伤血管和胰腺导管引起胰腺出血和坏死；③脂肪酶→胰周脂肪坏死→脂肪酸与钙结合→脂肪酸钙→血钙降低。

2. 休克 易导致休克的因素有：①重症胰腺炎时，胰腺和胰周围组织广泛充血、水肿和出血坏死，导致腹腔和腹膜后渗出大量的液体，潴留在第三间隙，势必导致有效循环血量减少，血压降低易导致休克；②胰腺坏死毒素抑制、损伤心肌；③重症胰腺炎时频繁的呕吐可加重体液的丢失；④重症胰腺炎合并感染或出现并发症时加重休克发展。

3. 高血糖 胰腺的严重损害和疾病的创伤应激性增加，均可导致胰岛素分泌量下降，糖代谢紊乱，血糖升高，尿糖阳性甚至出现尿酮体。

4. 急性呼吸窘迫综合征（ARDS） 重症胰腺炎死亡主要原因与ARDS有关。重症胰腺炎发生时大量胰酶及有毒物质进入血循环，再加上严重感染、休克等多种因素参与，引起肺循环障碍，出现进行性呼吸困难和难以纠正的缺氧，导致ARDS发生。在休克和感染的条件下，也可出现多系统器官功能衰竭。

【病理】 重症急性胰腺炎病变以胰腺实质出血、坏死为特征。整个胰腺肿胀、质硬、呈棕黑色，严重者胰腺失去完整的轮廓。腹腔内有血性腹水，可出现皂化斑和脂肪坏死灶，腹膜后可出现广泛组织坏死。镜下可见坏死灶，腺泡小叶结构模糊，间质血管坏死、片状出血，周围炎细胞浸润。后期可见胰腺脓肿或假性囊肿。

【临床表现】

1. 症状

（1）腹痛 是本病的主要症状，突然发作，非常剧烈，一般止痛剂不能缓解；常有暴饮暴食和酗酒史，早期可呈痉挛性疼痛，后期可呈持续性疼痛。疼痛位置与胰腺病变有关，多为左上腹部，向左肩及左腰背部放射。如果病变部位在胰头或合并有胆道疾病时，腹痛多发生在右上腹，胰体病变在剑突下。病变累及全胰时，疼痛范围较重并呈带状向腰背部放射。严重腹膜炎症状时，腹痛呈现全腹痛。个别年老、体质虚弱患者，腹痛可极轻微或无腹痛，称为无痛性胰腺炎，预后较差。

（2）腹胀　腹膜后的广泛性渗出和腹腔内的渗液刺激腹腔神经丛导致肠麻痹，是腹胀的主要原因。患者可停止排气、排便。

（3）恶心、呕吐　几乎所有患者均有呕吐，呕吐剧烈而频繁，呕吐物为胃十二指肠内容物，吐后腹痛不能缓解。早期是胃肠道反射引起，后期与肠麻痹有关。

（4）发热　持续性高热为其主要症状之一，多在 38.5℃ 以上，当合并胆道疾病时可有寒战。发热早期与大量组织坏死吸收有关，后期则提示腹腔继发感染。

（5）呼吸窘迫综合征（ARDS）和多器官功能衰竭（MOF）　重症胰腺炎可引起心、肺、肝、肾等多器官的损害，其中肺为最常见的损害器官，当临床表现呼吸急促、窘迫和缺氧时，应考虑 ARDS。应及时进行血气分析和胸部 X 线检查，以早期诊断。部分患者可出现消化道出血、DIC、肝、肾功能障碍等。

2. 体征

（1）一般情况　①重症坏死型胰腺炎，均有不同程度的休克表现，如心动过速和血压降低等；②少数患者出现黄疸；③坏死继发感染，体温升高超过 38.5℃；④低钙可引起手足抽搐。

（2）腹部体征

1）腹膜刺激征　腹部出现压痛、反跳痛和腹肌紧张，重症胰腺炎早期压痛和腹肌紧张一般位于脐上偏左，晚期全腹可出现压痛、反跳痛和肌紧张。

2）腹胀与肿块　腹部局限性隆起，可叩击鼓音或移动性浊音，听诊肠鸣音减弱或消失。急性胰腺假性囊肿时，可出现上腹部肿块，应注意与肿大胰腺相鉴别。

3）腰部蓝 – 棕斑（Grey – Turner）征和脐周青紫斑（Cullen）征　胰液外溢，经腹膜后途径渗入腰部季肋部和下腹部皮肤，出现大片青紫色瘀斑，称 Grey – Turner 征；若出现在脐周称 Cullen 征。

【辅助检查】

1. 实验室检查

（1）胰酶测定　血、尿淀粉酶测定是最常用的诊断方法。血清淀粉酶在发病 2 小时后开始升高，24 小时达高峰，4~5 天后可恢复正常。尿淀粉酶在 24 小时后开始升高，48 小时后达到高峰，下降缓慢，1~2 周后恢复正常。淀粉酶诊断时要注意以下几点：①血、尿淀粉酶的测定值要有非常明显的升高才有诊断价值；②血清淀粉酶增高的程度并不与病情严重程度成正比；③少数坏死胰腺炎时淀粉酶不增高，血清淀粉酶正常不能排除胰腺炎的可能。

（2）其他项目　白细胞增高、红细胞比容增高；肝功能异常，出现血胆红素升高、酶学改变；血气分析及 DIC 指标异常等。若长期禁食后血糖仍明显升高，提示胰腺坏死广泛，预后不佳。因胰腺炎坏死脂肪与血钙结合形成皂化斑，故血钙水平明显降低时，提示病情严重。

2. 影像学诊断

（1）B 型超声检查　发现胰腺肿大和胰周液体积聚对病变具有初步诊断意义。还可检查胆道有无结石及扩张，有助于部分胆源性胰腺炎的诊断。但易受肠胀气的干扰，且对区分液性积聚和实质性坏死没有帮助。对于重症胰腺炎如要进一步明确诊断，需进行 CT 检查。

（2）CT　是重症胰腺炎首选检查方法。增强 CT 扫描不受肠胀气的干扰，能提供鉴别水肿性和出血性胰腺炎最有价值的影像学依据，还可发现胰腺外侵犯的征象；此外，对后期患者有无脓肿形成和胰腺假性囊肿可做出诊断。

（3）胸腹部 X 线平片　胸片可见左肺下叶不张、左侧膈肌抬高、左侧胸腔积液等征象。腹部平片可见胃肠胀气、十二指肠环扩大、积气及出现前哨肠袢和结肠中断，对重症胰腺炎的诊断有一定的意义。

【诊断】主要根据临床资料、实验室检查和影像学检查进行诊断。腹腔穿刺对诊断也有很大帮助。2006 年中华医学会外科学分会胰腺外科学组制定的重症急性胰腺炎诊断标准为：

1. 急性胰腺炎诊断标准　临床上表现为急性、持续性腹痛（偶无腹痛），血清淀粉酶活性增高≥正常值上限 3 倍，影像学提示胰腺有或无形态改变，排除其他疾病者。可有或无其他器官功能障碍。少数病例血清淀粉酶活性正常或轻度增高。

2. 重症急性胰腺炎诊断标准　急性胰腺炎伴有脏器功能障碍，或出现坏死、脓肿或假性囊肿等局部并发症者，或两者兼有。常见腹部体征有上腹部明显的压痛、反跳痛、肌紧张、腹胀、肠鸣音减弱或消失等。可以有腹部包块，偶见腰肋部皮下淤斑征（Grey－Tumer 征）和脐周皮下淤斑征（Cullen 征）。可以并发一个或多个脏器功能障碍，也可伴有严重的代谢功能紊乱，包括低钙血症（血钙 <1.87mmol/L）。增强 CT 为诊断胰腺坏死的最有效方法，B 超及腹腔穿刺对诊断有一定帮助。APACHE Ⅱ 评分≥8 分。Balthazar CT 分级系统≥Ⅱ级。

在重症急性胰腺炎患者中，凡在起病 72 小时内经正规非手术治疗（包括充分液体补充）仍出现脏器功能障碍者，可诊断为暴发性急性胰腺炎。暴发性急性胰腺炎病情凶险，非手术治疗常不能奏效，常继发腹腔间隔室综合征。

3. 严重度分级

（1）Ⅰ级　无重要器官功能衰竭表现。

（2）Ⅱ级　有 1 个或 1 个以上的重要器官功能衰竭。器官功能衰竭的依据：①肺：呼吸困难，频率 >35 次/分，PaO_2 <60mmHg；②肾：尿量 <500mL/24h（20mL/h），BUN≥3.75mmol/L，Cr≥177μmol/L；③肝：黄疸，总胆红素 >34μmol/L，ALT 达正常的 2 倍；④胃肠：肠麻痹，呕吐或黑便，估计出血量 >1000mL，胃镜见黏膜糜烂、溃疡；⑤心：低血压，心率≤54 次/分，或 >130 次/分，平均动脉压≤49mmHg；⑥脑：神志模糊、谵妄、昏迷；⑦血液系统：PT、APTT 延长，血小板 <80×10^9/L，纤维蛋白原 <1.5~2.0g/L。

【鉴别诊断】

1. 胃十二指肠溃疡穿孔　有溃疡病史，起病较胰腺炎更突发，腹痛剧烈呈刀割样，迅速扩展到全腹，典型的板状腹。肝浊音界缩小或消失。X线检查可见膈下游离气体，可确诊。

2. 急性胆囊炎　有右上腹剧烈胆绞痛病史，疼痛可放射到右肩或右背部。吐后腹痛减轻，可伴寒战及发热。右上腹压痛和腹肌紧张，Murphy 征阳性。B超示急性胆囊炎征象或胆囊结石影。

3. 急性肠梗阻　有手术或腹膜炎病史，腹痛为痉挛性，逐渐加重，多位于脐周部，常伴有呕吐，吐后腹痛减轻，有间歇期。两种急腹症均可出现停止排气、排便，与重症胰腺炎所致的肠麻痹引起的停止排便、排气不同的是，急性肠梗阻呈现梗阻部位以上肠管出现肠蠕动增强的临床表现，透视可有肠管扩张、气液平面等影像学改变。

【治疗】重症急性胰腺炎的病因和病程极其复杂。首先是区分急性胆源性胰腺炎与非胆源性胰腺炎，其次在胰腺坏死中还要区分坏死感染与未感染，制定个体化治疗方案。

1. 非手术治疗　适用于重症急性胰腺炎的全身反应期及不合并感染时。

（1）禁食和胃肠减压　一般禁食 1~2 周，可避免食物和胃液对胰腺外分泌的刺激；另外，持续胃肠减压可防止呕吐，减轻腹胀。

（2）补充血容量，防治休克　补充水、电解质，纠正酸中毒，防止低血容量休克，对重症患者应进行重症监护。

（3）解痉止痛　在诊断明确的情况下，可给予解痉止痛。禁用吗啡，以免引起 oddi 括约肌痉挛。

（4）抑制胰腺分泌和抑制胰酶活性　抗胆碱类药物、H_2 受体阻滞剂和生长抑素等，均可直接或间接抑制胰腺的分泌。也可用胰蛋白酶抑制剂等，亦有一定的疗效。还可选用 DSA 技术选择性胰十二指肠动脉插管输注生长抑素区域治疗。

（5）营养支持　早期给予全胃肠外营养（TPN）治疗；后期待病情稳定，肠功能恢复后，可经肠道输入液体要素饮食（EN），逐步转为全肠内营养。

（6）抗生素的应用　采用通过血胰屏障的抗生素治疗，需选用广谱抗生素，足量和联合用药。

（7）中药治疗　呕吐基本控制后，可经胃管注入中药，常用的有复方清胰汤加减，也可采用中药灌肠，有助于肠道功能的恢复。

（8）腹腔灌洗　对阻止重症急性胰腺炎的病情发展有积极作用。

2. 手术治疗

（1）手术治疗的适应证　①胰腺和胰周坏死组织继发感染形成脓肿，或出现脓毒症；②并发腹腔内大出血、胰腺假性囊肿或破裂、肠穿孔等；③已明确是外科疾病引起的胰腺炎需祛除病因者，如胆总管下段梗阻或胆道感染等；④非手术治疗临床无效者。

（2）手术方式　最常用的是坏死组织清除术加引流术。对于严重的胰腺坏死也可采用规则性胰腺切除术。

(3) 手术要点 手术完全切除胰腺被膜后间隙，对胰腺和胰周的渗液、脓肿及坏死组织逐一予以清除，彻底冲洗后放置多根引流管从腹壁或腰部引出，以便术后灌洗和引流。根据腹部切口情况可采用缝合或部分切口开放。同时行三腔造瘘，包括胃造瘘、空肠造瘘，酌情行胆道造瘘引流。

对于严重的胰腺坏死，根据坏死情况也可采用左半胰切除术、胰腺次全切除术和全胰切除术。

第七节 肠 梗 阻

肠内容物不能正常顺利通过肠道运行，称为肠梗阻。

【分类】肠梗阻根据不同区分方法，分为不同类型。

1. 根据发生的基本原因 肠梗阻可以分为以下三类：

(1) 机械性肠梗阻 最常见类型。是由于各种机械物理性因素致肠管狭窄，使肠内容不能正常通过。原因有：①肠壁因素，如肠管肿瘤、先天性肠道闭锁、炎症狭窄等；②肠管外因素，如粘连带压迫、肠扭转、肿瘤推挤和嵌顿疝卡压等；③肠腔内因素，如粪石、异物堵塞等。

(2) 动力性肠梗阻 是由于毒素刺激和神经反射功能紊乱致肠蠕动丧失或肠管痉挛，肠内容物不能正常运行通过。常见于急性腹膜炎、腹膜后血肿、腹部大手术和全身严重感染等；痉挛性肠梗阻少见，出现于慢性铅中毒及严重肠功能紊乱患者。

(3) 血运性肠梗阻 是由于肠管供应血管出现硬化梗死、血栓形成，使肠管血运发生障碍，肠管功能丧失。多见于高龄患者。

2. 根据肠管壁有无引起血运障碍 肠梗阻分为两类：

(1) 单纯性肠梗阻 指肠管通畅性受阻，但肠壁无血运障碍。临床症状相对较轻，腹部多无腹膜炎表现。

(2) 绞窄性肠梗阻 指肠管通畅性受阻的同时伴有肠壁血运障碍。临床表现较重，中毒症状明显，与肠腔压力增高、血管受压、血栓形成有关。

3. 根据梗阻发生的部位 肠梗阻分为高位（如空肠、小肠上段）和低位（如回肠、结肠）两种。

4. 根据梗阻的通畅程度 肠梗阻分为完全性肠梗阻和不完全性肠梗阻。

5. 根据梗阻的发展速度 肠梗阻分为急性肠梗阻和慢性肠梗阻。

闭袢性肠梗阻是指一段肠管两端完全梗阻，如肠扭转、结肠肿瘤。血运障碍发生较早，病情进展迅速。

肠梗阻是一个不断变化的病理过程，各种类型会因条件的变化而相互转化。

【病理生理】肠梗阻时，肠管及全身将出现以下三方面的病理生理变化：

1. 梗阻近端肠腔膨胀、积气积液 肠梗阻后梗阻部位以上肠内容物积聚，使肠内压增高、肠管扩张、腹部膨胀。一方面，由于肠壁静脉受压，消化液吸收减少；另一方面，肠内压增高，刺激肠黏膜腺体分泌更多的消化液。同时由血液弥散、肠内容物发酵产生的气体及口腔咽下的气体都阻隔于肠内。肠内压进一步增高，使肠壁血供发生障碍，加上缺氧使毛细血管通透性增高，肠壁水肿、出现出血点，继而坏死、穿孔。血浆向肠壁、肠腔和腹腔大量渗出，使腹压继续上升，膈肌升高，腹式呼吸减弱，影响下腔静脉回流，最终导致呼吸、循环功能障碍。

2. 体液丧失、水电解质紊乱、酸碱失衡 是肠梗阻患者的严重病理生理改变。肠梗阻时，由于不能进食及频繁呕吐，大量丢失胃肠液，使水分及电解质大量丢失，尤以高位肠梗阻为甚。低位肠梗阻时，这些液体不能被吸收而潴留在肠腔内，亦属非显性丢失，等同排出体外。另外，肠管过度膨胀，影响肠壁静脉回流，使肠壁水肿和血浆向肠壁、肠腔和腹腔渗出。这些变化可以造成严重的缺水，并导致血容量减少和血液浓缩，以及酸碱平衡失调。一般小肠梗阻，丧失的体液多为碱性或中性，钠、钾离子的丢失较氯离子为多，以及在低血容量和缺氧情况下酸性代谢物剧增，加之缺水、少尿所造成的肾排 H^+ 和再吸收 HCO_3^- 受阻，可引起严重的代谢性酸中毒。

3. 感染 严重的腹膜炎和毒血症是导致肠梗阻患者死亡的主要原因。梗阻以上的肠液因在肠腔停滞过久、发酵，加上肠腔内细菌数量显著增多，腐败作用加强，生成许多毒性产物。肠管极度膨胀，尤其肠管绞窄时，肠管失去活力，毒素和细菌可通过肠壁到腹腔内，引起腹膜炎，再通过腹膜吸收，进入血液，产生严重的毒血症甚至中毒性休克。

【临床表现】 肠梗阻由于梗阻的部位、原因、病变程度、发病急缓不同，临床表现会有所不同。但梗阻的机制是相同的，所以它们有着以下共同的临床表现：

1. 腹痛 机械性肠梗阻时，梗阻以上的肠腔因积液积气而膨胀，肠段反应性增强蠕动，引发阵发性肠绞痛。疼痛的部位可在脐部或偏梗阻部位。腹痛时可伴有高调肠鸣及气过水声，自觉有"气块"在腹部游动。同时可见到肠型与蠕动波，如果腹痛的间隙不断缩短，甚至呈持续性，是肠梗阻向绞窄性发展的信号。

2. 呕吐 随梗阻部位高低表现不同。位置愈高，呕吐出现愈早、愈频繁，呕吐物为胃及十二指肠内容物；位置愈低，呕吐出现愈晚，呕吐物少而呈粪样。呕吐物呈血性或棕褐色，是肠管绞窄、血运障碍的表现。麻痹性肠梗阻呕吐多呈溢出性。

3. 腹胀 与梗阻的部位高低有关，高位腹胀不明显，低位梗阻和麻痹性肠梗阻腹胀明显，呈全腹胀。腹部周围膨胀明显或不均匀隆起，是结肠梗阻和肠扭转等闭袢性梗阻的特点。

4. 停止肛门排气、排便 亦称便闭，便闭程度与梗阻程度有关，完全性肠梗阻多不再排气、排便。便闭的时间与梗阻的位置高低有关，位置愈高，梗阻远端储存的粪便愈多，便闭时间相对愈迟。

【诊断】 肠梗阻既可以是一个独立的病症，又可以是许多疾病的发展阶段。准确的诊断和精确的病情程度把握是治疗的关键。

1. 肠梗阻的诊断

（1）症状 腹痛、呕吐、腹胀、便闭是肠梗阻的四大症状，由于梗阻的部位高低不同，梗阻程度不同，病程长短及原发病的严重程度不同，都有相应的变化，随着病情的变化会出现休克、电解质紊乱等症状，需要仔细的甄别和对待。

（2）体征 肠梗阻早期可没有明显的全身表现，随着病情加重特别是绞窄性肠梗阻患者，可出现口唇干燥、眼窝内陷、皮肤弹性下降、尿少或无尿等明显缺水表现，以及脉搏细数、血压下降、面色苍白等中毒、休克征象。机械性肠梗阻患者常见肠型、胃型及蠕动波，肠扭转时腹胀多不对称，麻痹性肠梗阻、低位肠梗阻呈全腹胀，绞窄性肠梗阻可触及有固定压痛、绞窄肠祥和腹膜炎体征，并开始出现腹腔炎性渗液和移动性浊音；机械性肠梗阻听诊肠鸣音亢进，有气过水声或金属音，麻痹性肠梗阻则肠鸣音减弱或消失。机械性肠梗阻如得不到及时治疗，最终会演变成肠坏死、全身中毒，导致麻痹性肠梗阻。

（3）化验检查 肠梗阻早期实验室检查变化较小，随着病情的不断加重，体液丢失，血红蛋白、红细胞计数会升高，血气分析和血清 Na^+、K^+、Cl^-、尿素氮、肌酐可出现相应的变化。粪便、呕吐物隐血阳性说明肠绞窄的可能。

（4）X 线检查 肠梗阻发生 4~6 小时后，立位、侧卧位拍片可见气液平面及胀气肠祥。X 线表现因梗阻的部位不同各有其特点：胀气空肠黏膜呈"鱼骨刺"状，结肠胀气位于腹部周边，显示结肠袋形。低位梗阻胀气肠管较多，气液平面呈"阶梯样"排列，高位梗阻少而局限。必要时由胃管注入或口服泛影葡胺造影，可明确梗阻的存在和部位及可能的梗阻原因；低位梗阻或怀疑肠套叠、乙状结肠扭转、结肠肿瘤时，可作钡剂灌肠以明确诊断。

（5）CT CT 断层扫描除了可显示胀气的肠祥、气液平面外，还可显示梗阻下段的瘪塌肠管、套叠肠段及肠管肿瘤和腹腔占位；同一扫描层面扩张肠管和瘪塌肠管并存是机械性肠梗阻的有力证据。增强 CT 扫描对确认有否肿瘤、肠管血液供应状况、手术方案的设计可提供较详细的资料，对血运性肠梗阻诊断意义较大。

2. 肠梗阻诊断中要解决的问题

（1）有否肠梗阻存在 典型的肠梗阻根据腹痛、腹胀、呕吐、便闭四大症状和 X 线检查，均可明确诊断；而早期的诊断则需要与输尿管结石、卵巢囊肿蒂扭转、急性坏死性胰腺炎等相鉴别。由于肠功能紊乱患者、胃肠道负担较重的儿童亦可以出现 X 线检查的气液平面，所以肠梗阻的患者会出现气液平面，出现气液平面并不等于肠梗阻一定存在。反复查体，密切观察四大症状的存在与演变，合理的 X 线间隔复查，是肠梗阻及时确诊的关键。

（2）机械性还是动力性 机械性肠梗阻肠蠕动亢进，腹痛呈阵发性绞痛，腹胀相对不显著；麻痹性肠梗阻肠蠕动减弱或消失，腹痛呈持续性胀痛，腹胀显著。X 线、CT 检查，麻痹性肠梗阻大、小肠均扩张，机械性肠梗阻只有梗阻上段肠管扩张，晚期并发肠绞窄和麻痹，结肠也不会全部胀气。

（3）单纯性还是绞窄性肠梗阻 肠绞窄是明确的手术指证。以下情况提示肠绞窄可能：①出现明显的腹膜炎体征和中毒症状；②腹痛转为持续性绞痛或阵发性绞痛间隙仍有持续性疼痛，肠鸣音不再亢进，可出现腰背部疼痛，呕吐频繁；③呕吐物、胃肠减压抽出物、粪便为血性，腹穿抽出血性液体；④病情发展迅速，早期出现休克，抗休克治疗后，病情改善不明显；⑤经积极非手术治疗，症状体征改善不明显；⑥腹部有固定、压痛、隆起的包块；⑦影像学检查见孤立、胀大、不因时间改变的肠祥，假肿瘤症，腹腔积液。

（4）完全性还是不完全性肠梗阻　完全性肠梗阻呕吐频繁，肛门完全停止排气、排便，X线检查见梗阻上段肠管扩张明显，梗阻下段肠管无气体；不完全性肠梗阻呕吐与腹胀都较轻，X线检查肠管胀气不明显，梗阻远端肠管仍有气体，肛门仍有少量气体及粪便排出。

（5）高位还是低位肠梗阻　高位梗阻呕吐早而频繁，腹胀较轻；低位梗阻腹胀明显，呕吐迟而少，呕吐物呈粪样。X线检查高位梗阻扩张肠管少，低位梗阻扩张肠管多，结肠梗阻扩张的结肠分布在腹部周围，可见结肠袋。

（6）梗阻原因　可根据病史、体征、年龄、影像学检查综合分析。既往有腹部手术史的，以粘连性肠梗阻多见；腹外疝患者需排除嵌顿疝；新生儿多为先天性畸形；老年人以肿瘤、粪块堵塞多见；结肠梗阻多系肿瘤引起。

【治疗】肠梗阻的治疗原则是解除梗阻和纠正全身生理紊乱。

1. 非手术治疗

（1）禁食、胃肠减压　禁食，并通过胃肠减压吸出梗阻近端气体和液体，可减轻腹胀，降低肠管压力，改善肠壁血运，减少细菌繁殖和毒素产生。是肠梗阻治疗的重要方法之一。

（2）纠正水、电解质和酸碱平衡紊乱，胃肠外营养支持　根据电解质、血气分析、呕吐物量和种类、胃肠减压引流量及缺水体征，综合计算、评估补液的质和量。需供给每日能量代谢所需的热卡，必要时补充血浆等胶体，维持内环境稳定。

（3）抗感染治疗　应用针对肠道细菌及厌氧菌的抗生素，防止细菌感染与中毒症状加重。

（4）中医中药治疗　以大承气汤为主的中药汤剂、生植物油胃管注入或中药灌肠，针刺足三里等穴位，对单纯性炎性肠梗阻、肠麻痹、蛔虫粪块堵塞等不全性肠梗阻有确定疗效，可使其缓解或治愈。

（5）低压灌肠　对肠套叠早期、轻度肠扭转的患者，可在严密监控下试行低压空气或钡剂灌肠，可促使肠管复位，避免手术。

（6）对症治疗　在诊断明确、病情清楚的情况下，可适度应用解痉剂、镇静剂和镇痛剂以缓解病情，有利于治疗。

2. 手术治疗　肠梗阻的手术适应证：各类绞窄性肠梗阻、肿瘤、先天性肠道畸形引起的肠梗阻，以及非手术治疗无效的肠梗阻。手术的原则和目的是以最短的时间、最简单的方法解除梗阻，恢复肠道的通畅性。手术可归为以下4种：

（1）去除梗阻原因　松解肠管粘连带，切开肠管，取出肠内堵塞物，复位扭转、套叠的肠段。

（2）切除病变肠管　切除肿瘤肠段及相应的肠系膜淋巴组织，坏死及炎性狭窄无法成形的肠段亦应一并切除。

（3）短路手术　当梗阻的原因不能解除，如肿瘤广泛转移或粘连固定、炎性粘连肠管固定成团不宜操作时，可将梗阻近、远端肠管行侧侧吻合，解决肠管通畅性问题。

（4）肠造口、肠外置　低位肠梗阻梗阻问题不能解决或患者不能耐受较大手术操作的，以及病灶切除以后，近端肠管条件很差不能作一期吻合，可将近端肠管造口外置，留做二期吻合。

第十五章　门静脉高压症

第一节　门静脉高压症概述

当门静脉系统的血流受阻、发生淤滞，引起门静脉系统及其分支的压力增高，并在临床上出现脾肿大和脾功能亢进、食管胃底静脉曲张伴出血及腹水等表现，即称为门静脉高压症。正常人，门静脉压力为 13～24cm H_2O，平均值为 18cm H_2O。门静脉高压症时，压力可高达 30～50cm H_2O。正常人全肝血流量每分钟约为 1500mL，其中门静脉血流量每分钟约为 1100mL，门静脉血占全肝血流量的 60%～80%，平均为 75%。肝动脉血流量每分钟约为 350mL，肝动脉血占全肝血流量的 20%～40%，平均为 25%。由于肝动脉的压力大，血液含氧量高，故门静脉和肝动脉对肝的供氧比例几乎相等。

【解剖生理】门静脉主干是由肠系膜上、下静脉和脾静脉汇合而成，其中约 20% 的血液来自脾脏。门静脉在肝门部分为两支，与肝动脉、迷走神经、淋巴管相伴行，共同包裹于 Glisson 鞘内，分别进入左、右半肝后逐渐分支，其小分支和肝动脉小分支的血流汇合于肝小叶内的肝窦（肝的毛细血管网），经肝小叶的中央静脉，再汇入小叶下静脉、肝静脉，最后汇入下腔静脉。所以，门静脉系统位于两个毛细血管网之间，一端是胃、肠、脾、胰的毛细血管网，另一端是肝小叶内的肝窦。

门静脉和肝动脉的小分支血流不但汇合于肝小叶内的肝窦，还在肝小叶间汇管区借无数动静脉间的小交通支相互沟通。这种动静脉交通支一般仅在肝内血流量增加时才开放而被利用。所以，两种压力不同的血流（肝动脉压力为门静脉压力的 8～10 倍）经过肝小叶内的肝窦和利用肝小叶间汇管区的动静脉交通支后，得到平衡，再汇入肝小叶的中央静脉，经肝静脉流入下腔静脉。

门静脉系统血管无瓣膜，其与腔静脉系之间有 4 个交通支（图 15-1）。

1. 胃底、食管下段交通支　门静脉血流经胃冠状静脉、胃短静脉，通过食管胃底静脉与奇静脉、半奇静脉的分支吻合，流入上腔静脉。

2. 直肠下端、肛管交通支　门静脉血流经肠系膜下静脉、直肠上静脉与直肠下静脉、肛管静脉吻合，流入下腔静脉。

3. 前腹壁交通支　门静脉（左支）的血流经脐旁静脉与腹壁上深静脉、腹壁下深静脉吻合，分别流入上、下腔静脉。

4. 腹膜后交通支　在腹膜后，有许多肠系膜上、下静脉分支与下腔静脉分支相互吻合。

在这些交通支中，最主要的是胃底、食管下段交通支。这些交通支在正常情况下都很细小，血流量都很少。

图 15 – 1　门静脉与腔静脉之间的交通支

1. 胃短静脉；2. 胃冠状静脉；3. 奇静脉；4. 直肠上静脉；5. 直肠下静脉、肛管静脉；

6. 脐旁静脉；7. 腹上深静脉；8. 腹下壁深静脉

①胃底、食管下段交通支；②直肠下端、肛管交通支；③前腹壁交通支；④腹膜后交通支

【病理分型】门静脉无瓣膜，其压力通过流入的血量和流出阻力形成并维持。当门静脉血流阻力增加，发生血液淤滞引起门静脉及其分支内压力增高，则是门脉高压症的始动因素。按阻力增加的部位，可将门静脉高压症分为肝前、肝内和肝后三型。①肝内型门静脉高压症又称肝硬化性门脉高压症，最常见，可分为窦前、窦后和窦型。窦后和窦型多见于肝炎后肝硬化；窦前型阻塞多见于血吸虫病性肝硬化。②肝前型多见于肝外门静脉主干血栓形成。③肝后型门静脉高压症是由先天性或后天性原因引起的肝静脉和/或其开口以上的下腔静脉段狭窄或阻塞所致。

第二节　肝硬化性门脉高压症

【病理生理】在我国，肝硬化性门脉高压症最常见，占95%以上。引起肝窦和窦后阻塞的常见病因是肝炎后肝硬化，近年来酒精性肝硬化也呈渐增趋势。由于增生的纤维束和再生的肝细胞结节挤压肝小叶内的肝窦，并使其变窄或闭塞导致门静脉血流受阻、压力增高，另外位于肝小叶间汇管区的肝动脉小分支和门静脉小分支之间，有许多平时

不开放的动静脉交通支，在肝窦受压和阻塞时即可大量开放，以致压力高的肝动脉血流直接注入压力较低的门静脉小分支，使门静脉压力更为增加。血吸虫病性肝硬化与之不同，是由于血吸虫卵沉积直接阻塞汇管区门静脉小分支，使管腔狭窄及周围组织发生肉芽肿性反应，以致血流受阻门静脉压力升高，多见于我国南方地区，患者一般肝功能尚好，主要表现为脾大和脾功能亢进。

【临床表现】肝硬化性门静脉高压症多见中年男子，病情发展缓慢，当门静脉压力增至 $25 \sim 50cm\ H_2O$ 时，就会出现一系列病理变化，主要表现有脾大、脾功能亢进、消化道出血、腹水及消化道功能异常。

1. **脾大、脾功能亢进**　门静脉血流受阻后，首先出现充血性脾大，大者脾下极可抵达脐下或盆腔，并出现外周血小板、白细胞减少等脾功能亢进症状。

2. **交通支扩张**　由于正常的肝内门静脉通路受阻，门静脉又无静脉瓣，其四个交通支大量开放、扩张、扭曲而形成静脉曲张。特别是胃冠状静脉、胃短静脉与奇静脉分支间的交通支最有临床意义，即食管下段胃底形成的曲张静脉。它离门静脉主干和腔静脉最近，压力差最大，而经受门静脉高压的影响也最早最显著。肝硬化患者常有胃酸反流，腐蚀食管下段薄弱的黏膜引起反流性食管炎；或因坚硬粗糙食物的机械性损伤，特别在咳嗽、呕吐、用力排便、负重等使腹腔内压突然升高时，门静脉压力也随之升高，导致曲张静脉突然破裂，引起致命性的急性消化道大出血，临床表现为呕血或黑便。同时，因肝功能损害凝血酶原合成障碍，脾功能亢进血小板减少，出血不能自止，而导致出血性休克；大出血时肝组织严重缺氧可发生急性肝功能衰竭而死亡。部分患者常有复发出血。其他交通支也可以发生扩张，如直肠上、下静脉交通支扩张可以引起继发性混合痔，表现为反复便血。脐旁静脉与腹壁上、下深静脉交通支扩张，可以引起前腹壁、脐周静脉曲张，所谓海蛇头征。

3. **腹水**　大约1/3患者有腹水，消化道出血后常引起腹水形成加剧。有些顽固性腹水则难以消退。门静脉压力升高时腹水形成的原因：①门静脉系统毛细血管床的滤过压增加，组织液回吸收减少；②肝硬化引起肝功受损，白蛋白合成减少，血浆胶体渗透压下降；③肝窦和窦后阻塞使淋巴液生成增加而输出不畅，促使液体从肝表面、肠浆膜表面漏入腹腔而形成腹水；④门静脉高压时虽然静脉内血流量增加，但中心血流量却是降低的，继发性刺激醛固酮分泌过多，导致钠、水潴留而加剧腹水形成。以上因素中低蛋白血症是腹水形成的主要原因。

4. **腹胀、食欲不振**　约20%的患者并发门静脉高压性胃病，因胃壁淤血、水肿，胃黏膜下层的动静脉交通支广泛开放，胃黏膜微循环障碍及黏膜屏障功能破坏所致。

5. **肝性脑病**　门静脉高压症时由于自身的门体血流短路或手术分流，造成大量门静脉血流绕过肝细胞或因肝实质细胞功能严重受损，致使有毒物质（如氨、硫醇和 γ - 基丁酸）不能代谢和解毒而直接进入体循环，从而对脑产生毒性作用并出现精神神经综合征，称为肝性脑病。此类患者约占10%，常因胃肠道出血、感染、过量摄入蛋白质、使用镇静药或利尿剂而诱发。

【辅助检查】

1. 实验室检查

（1）血常规　脾功能亢进时，白细胞计数可降至 $3 \times 10^9/L$ 以下，血小板计数减少至 $80 \times 10^9/L$ 以下，以及红细胞计数和血红蛋白含量下降。

（2）肝功能检查　血浆白蛋白降低而球蛋白增高，白/球蛋白比例倒置。凝血酶原时间延长。此外，还应做乙型肝炎病原免疫学和甲胎蛋白等检查。肝功能分级仍以 Child – Pugh 分级为准（表 15 – 1）。

表 15 – 1　Child – Pugh 分级

项目	异常程度得分		
	1	2	3
血清胆红素（mmol/L）	< 34.2	34.2 ~ 51.3	> 51.3
血浆白蛋白（g/L）	> 35	28 ~ 35	< 28
凝血酶原时间延长（s）	1 ~ 3	4 ~ 6	> 6
（凝血酶原比率%）	(30)	(30 ~ 50)	(< 30)
腹水	无	少量，易控制	中等量，难控制
肝性脑病	无	轻度	中度以上

注：总分5~6分者，为肝功能良好（A级）；7~9分者，为中等（B级）；10分以上者，肝功能差（C级）。

2. 影像学检查

（1）腹部超声检查　可显示有无腹水、肝脏密度及质地异常，了解肝硬化程度、脾大情况及门静脉扩张或有无血栓等。多普勒超声可测定血流量，有否存在逆肝血流。门静脉高压症时，门静脉内径 ≥ 1.3 cm。半数以上患者肠系膜上静脉和脾静脉内径 ≥ 1.0 cm，但对诊断的精确性稍差。

（2）食管吞钡 X 线　食管钡剂充盈时，曲张静脉使食管的轮廓呈虫蚀状改变；排空时曲张静脉显示为蚯蚓样或串珠状龛影。

（3）胃镜检查　能明确静脉曲张的程度，以及有否黏膜病变或溃疡形成。

（4）CT、MRI 检查　螺旋 CT 可测定肝脏的体积。MRI 可进行门静脉的重建，准确测定门静脉血流方向及其血流量。

（5）门静脉、肝静脉造影　可使门静脉系统和肝静脉显影，确定静脉受阻部位及其分支回流情况。①经皮肝穿门静脉造影，可确切了解门静脉及其分支和胃冠状静脉的形态学变化，可直接测定门静脉压力。②经颈内静脉或股静脉穿刺将导管插入肝静脉可测定肝静脉楔入压（WHVP）及下腔静脉压（IVP），并可计算肝静脉压力梯度（HVPG）。肝窦及门静脉均无瓣膜，因此，肝静脉 WHVP 可较准确地反映门静脉压，HVPG 则反映门静脉灌注压。

【诊断】一般诊断并不困难，主要依据：

1. 病史　有肝炎及慢性肝病或血吸虫病等病史。

2. 临床表现　脾大、脾功能亢进、呕血或黑便、腹水等。

3. 体征 门静脉高压严重时，可触及脾大，大者抵达脐下或盆腔（所谓巨脾），质地硬、边缘较钝而不规整。也可触及质硬而表面不光滑的肿大肝脏，但有时肝硬化肝缩小则难以触到。腹水征阳性；腹壁静脉逆流征或前腹壁静脉曲张呈海蛇头征；部分患者伴有黄疸及慢性肝病的其他征象，如蜘蛛痣、肝掌、男性乳房发育、睾丸萎缩等。

【外科治疗】 主要是防治食管胃底曲张静脉破裂出血，改善肝功能，控制腹水的形成。为提高治疗效果，应根据患者具体情况，采用药物、内镜、介入放射学和外科手术等综合性治疗措施。手术疗法应强调有效性、合理性和安全性，应正确把握手术适应证和手术时机。在抢救治疗大出血患者中必须不同情况区别对待。

1. 非手术治疗

（1）适应证 对于有黄疸、大量腹水、肝功能严重受损的患者（Child – Pugh C级）发生大出血，如果进行外科手术，死亡率可高达 60% ~70%。应尽量采用非手术疗法。

（2）常用方法

1）扩充血容量 首先应建立有效的静脉通道，扩充血容量，但应避免过量扩容，防止门静脉压力增加引起再出血。

2）输血 监测患者生命体征，如收缩压低于 80mmHg，失血量大于 800mL 时，应立即输血或备血。

3）药物止血 选用血管加压素或生长抑素。生长抑素止血率（80% ~90%）高于血管加压素（40% ~50%），副作用小，应为首选止血药。

4）内镜治疗 经内镜可采用电凝、激光、微波、套扎及注射硬化剂等疗法。①硬化剂疗法：出血期间或出血停止 2 ~3 天均可进行。将硬化剂（国内多选用鱼肝油酸钠）直接注射到曲张静脉腔内，使曲张静脉闭塞，其黏膜下组织硬化，一般止血成功率 80% ~90%，如疗效不满意在 24 小时内可再注射一次。其并发症主要是食管溃疡、狭窄或穿孔，一旦发生死亡率高达 50%。②橡皮圈套扎术：比硬化剂疗法操作简单和安全，方法是经内镜下将食管曲张静脉团吸入结扎器中，用橡皮圈套扎曲张静脉基底部，是控制急性出血的首选方法，成功率达 80% ~100%。术后 7 ~15 日组织坏死脱痂，此时仍有大出血发生的危险。

5）三腔二囊管压迫止血 原理是利用充气的气囊分别压迫胃底和食管下段的曲张静脉，以达到止血目的。常用于对血管加压素或内镜治疗止血无效的患者。

2. 手术治疗

（1）手术适应证 肝硬化患者中，约 40% 出现食管胃底静脉曲张；其中 50% ~60% 可能发生过大出血。也就是说，相当一部分患者并不一定发生大出血。鉴于肝炎后肝硬化患者的肝功能损害大多较严重，任何一种手术对患者来说都有伤害，甚至引发肝衰竭。因此，对有食管胃底静脉曲张而没有出血的患者，原则上不做"预防性手术"，重点应放在护肝治疗上。对于无黄疸和明显腹水的患者（肝功能 A、B 级）发生大出血，应争取即时手术；或经非手术治疗 24 ~48 小时无效者即行手术。

（2）手术方法　　主要分为两类：一类是断流术，阻断门奇静脉间的反常血流，达到止血的目的；另一类是分流术，通过各种不同的分流手术，来降低门静脉压力。目前，多数学者认为，断流术处理门静脉高压并发食管胃底静脉曲张破裂大出血更为合理。此外，肝移植已成为外科治疗终末期肝病的理想方法，但供肝短缺、终身服用免疫抑制剂费用昂贵，限制了临床推广。

第十六章　周围血管疾病

第一节　周围血管疾病概述

周围血管疾病主要指发生在四肢的动脉、静脉和淋巴系统的疾病。包括动脉及静脉的狭窄、闭塞（栓塞）、扩张、损伤、畸形；淋巴系统的阻塞、炎症等改变。目前，大多数周围血管疾病的发病率呈上升趋势。

【病因】周围血管疾病的发生是多种因素形成的。如先天的血管、淋巴管畸形，可以导致静脉瘤、淋巴水肿；动脉与静脉之间外伤后连通，可以形成动静脉瘘；代谢等因素导致动脉硬化闭塞；免疫调节异常可以形成血管炎；糖尿病的血管损坏可以导致糖尿病足等。每个疾病的病因皆有不同，有些疾病原因尚不清楚。

【症状】

1. 疼痛　疼痛是周围血管疾病的常见症状。肢体动脉闭塞类疾病可因肢体缺血表现为"间歇性跛行"和静息痛。间歇性跛行是指患者步行到一定距离时出现小腿疼痛或不适，迫使其停止步行，稍息片刻，疼痛缓解后才能重新行走，可有沉重、酸痛、胀痛、刺痛或锐痛的感觉。静息痛是指患者在不运动状态时疼痛，通常夜间加重，如因动脉缺血导致的组织缺血及缺血性神经炎可引起持续疼痛；动静脉急性炎症或缺血坏死者可有静息痛间歇性加重和感觉异常。此外，静脉血栓形成时也可以出现疼痛。

2. 感觉异常　主要有肢体的沉重、麻木、针刺、蚁行、灼热、发凉感甚或无知觉等。当静脉病变时，如静脉瓣膜功能不全时可引起肢体沉重感、酸胀感，但当抬高患肢或平卧时，症状消失。动脉血管狭窄闭塞时可引起肢体的疲倦、沉重感及肢体发凉等感觉。动脉缺血引发神经损害时，可有麻木、蚁行、针刺、灼热等感觉。动脉供血严重不足者疼痛难忍、麻木甚至失去知觉。

【体征】

1. 肿胀　当静脉回流障碍时可出现肿胀。这是由于下肢静脉高压而使血清蛋白渗入并积聚于组织间隙，引起水肿。其特点是水肿呈凹陷性，踝部与小腿最明显。慢性静脉疾病时除浅静脉曲张外，常伴有小腿胀痛、足靴区色素沉着和溃疡等。淋巴水肿的特点是皮肤毛孔粗糙、皮肤增厚等改变。

2. 皮温改变　皮肤的温度与血流有明显的关系。当肢体缺血时，肢体尤其是肢体远端皮肤温度明显低于健侧；但当静脉阻塞时，由于血流淤积，肢体皮温可高于正常。

3. 皮色改变 皮肤色泽能反映肢体循环情况和皮肤营养状况。皮肤颜色苍白或发绀伴皮温降低，往往提示动脉供血不足；如果皮肤暗红皮温稍高，则意味着静脉瘀血。另外，静脉反流性疾病患者在立位稍久时可见肢体皮肤颜色潮红或发绀，网状淋巴管炎时可有病变处皮肤鲜红。

4. 肿块 在静脉曲张时，其皮下肿块为静脉迂曲形成，外观为蚯蚓状、球状，偶可触及静脉内结石，当肢体抬高时肿块即消失。浅静脉形成血栓者可见沿静脉索条状红肿，触痛明显。另外，浅表的动脉瘤、静脉瘤、结节性动脉炎、血管动静脉瘘等均可在皮下出现性状不一的肿块。结节性血管炎者初期也可见皮下红肿硬节。

5. 营养障碍 主要表现为坏疽或溃疡。当动脉缺血引起肢体营养障碍时，出现皮肤松弛、汗毛脱落、趾（指）甲生长缓慢、肌肉萎缩等；如果缺血严重者可出现肢体坏疽，坏疽大多从趾（指）开始；静脉疾病也可发生营养障碍，静脉淤血常发生于足靴区，表现为色素沉着、皮炎、湿疹、溃疡，发生溃疡常在小腿下 1/3 处，尤以内侧多见。

第二节　血栓闭塞性脉管炎

血栓闭塞性脉管炎（TAO）也称 Buerger 病，是一种原因不明，以侵犯四肢中小动静脉为主的全身性非化脓性血管炎性疾病。其具有慢性、节段性、周期性发作的特征。本病多见于男性青壮年，亚洲地区发病率明显高于欧美，我国各地均有发病，北方地区较多。

【发病机制】目前本病病因虽尚未明确，但是共识性的发病机制是由于吸烟、寒冻、免疫紊乱、性激素紊乱，以及外伤、血管神经调节障碍、遗传因素、霉菌感染等能使血管长期痉挛和损伤的因素的作用，导致了中小动静脉节段性的血管全层有广泛的内皮细胞和成纤维细胞增生，并有淋巴细胞浸润，中性粒细胞浸润较少，还可见巨细胞、血管内皮增生和血栓形成。慢性期管腔内血栓机化，内有新生细小血管再通，含有大量成纤维细胞，并与增生的血管内膜融合粘连。病情进展可波及腘、股、髂动脉和肱动脉，侵犯腹主动脉及内脏血管者罕见。

【临床表现】

1. 症状

（1）发凉　患肢发凉、肢冷或自觉凉感，发凉是早期的常见症状。

（2）疼痛　疼痛是本病最突出的症状，大约有 1/10 的患者在开始患病时就有疼痛，当远端血管闭塞严重时可出现"间歇性跛行"及静息痛。

（3）感觉异常　患肢（趾、指）可出现发痒、胖胀感、针刺、麻木、灼热、酸胀感等，甚或在足部或小腿有部分感觉丧失区。此为末端神经因缺血而致。

2. 体征

（1）皮肤颜色改变　初发病时患肢因缺血皮肤苍白，当抬高患肢时此苍白变得更为明显，进一步可出现皮色发绀，接近坏疽或坏疽时呈紫暗或潮红色。

（2）游走性血栓性浅静脉炎　约有半数患者早期或整个病程中反复出现此症。具体表现为浅静脉走行处可见红肿的硬索条，伴有压痛及疼痛，以足部及小腿处多见。病变呈迁移性发作，可单处亦可数处同时发病。

（3）营养障碍　病变部位由于缺血、营养不良而致皮肤干燥、皲裂、脱屑、少汗或无汗，趾背、足背及小腿汗毛脱落，趾（指）甲变厚、变形，生长缓慢，小腿肌肉萎缩等。

（4）动脉搏动减弱或消失　足背动脉及胫后动脉通常触及不到或减弱，腘动脉及股动脉常减弱或消失，有时可累及上肢的桡、尺动脉．

（5）雷诺氏现象　患者早期受情绪或受寒冷刺激，指（趾）出现由苍白、潮红继而发绀的颜色变化。

（6）坏疽和溃疡　局部缺血或因加温、药物刺激或损伤等，可诱发局部坏疽或溃疡。部位可位于甲旁、趾间或足的侧面，或趾（指）关节，并可波及整个趾（指）甚或整个足（手）部。大多为干性坏疽，待部分组织坏死后脱落即形成溃疡，如继发感染即变为湿性坏疽。

3. 实验室和物理检查

（1）超声多普勒（Doppler）肢体血流检查　是肢体缺血的首选无创检查，可直接显示血管的闭塞程度和管径大小及血流速度等相关指标。

（2）动脉造影　可进一步判定阻塞部位及情况、侧支循环情况等。可以通过计算机数字减影仪（DSA）进行直接造影，也可以通过核磁动脉成像（MRA）。如果体内有金属物者不宜做核磁检查，可应用CT血管成像（CTA）来检查。

（3）血液凝固学检测　可有血小板黏附和聚集、纤维蛋白原增高等血液高凝表现。

（4）踝肱指数（ABI）测定　踝肱指数是踝部动脉收缩压与同侧肱动脉压之比，正常值在0.9~1.3之间。

（5）免疫球蛋白检测　免疫球蛋白及其免疫复合物及T细胞亚群检测可出现异常。

【诊断】

1. 年龄45岁以下的青壮年男性，多有吸烟史。

2. 病程长，早期患肢发凉、怕冷、麻木、疼痛、间歇性跛行、静息痛或发生溃疡及坏疽。

3. 患肢皮肤苍白、潮红、紫红或青紫。

4. 游走性浅静脉炎表现。

5. 患肢足背动脉、胫后动脉搏动减弱或消失，甚至腘动脉、股动脉搏动减弱或消失。侵犯上肢者，尺动脉、桡动脉搏动减弱或消失。

6. 除外动脉硬化闭塞症、大动脉炎等疾病。

7. 血管多普勒超声检查或CTA、MRA提示血管闭塞性改变。

【鉴别诊断】

1. 动脉硬化闭塞症　本病一般年龄45岁以上，男女均可发生。常伴有高血压、动脉硬化或糖尿病。发病部位可以是髂动脉等大血管，其次为腘动脉及其他部位动脉血管。同时可伴血脂升高，X 线显示动脉有钙化斑点。

2. 糖尿病性坏疽　患者确诊糖尿病，足部坏疽，疮面常呈湿性。

3. 动脉栓塞　发病急、进展快。常见血压下降，甚或休克。多有心脏病、心脏手术、心房纤颤等血栓来源的发病基础，阻塞段面也较高。肢体 5P 征阳性，即疼痛（pain）、苍白（pallor）、麻痹（paraly–sis）、感觉异常（paresthesia）、无脉（pulselessness）。

【治疗】

1. 一般治疗

（1）严格戒烟、患肢保暖、防止外伤，避免情绪激动或紧张，适当锻炼。

（2）本病治疗上中西医结合方法取得良好评价，其目的主要是建立侧支循环，以改善病变区供血。

（3）治疗原则为扩血管、抗凝、祛聚、对症治疗，或通过手术方法解决和改善侧支循环。

2. 药物治疗

（1）*扩血管改善微循环药物*　常用的有盐酸占替诺、贝前列素钠等口服剂，还有前列地尔注射液、丁咯地尔注射液、己酮可可碱等。

（2）*抗血小板聚集药*　常用的有阿司匹林、潘生丁等。

（3）*降纤药*　常用的有蕲蛇酶注射液、东菱迪芙等。

（4）*中药制剂*　注射剂常用的有参芎注射液、银杏达莫、苦碟子注射液、脉络宁注射液等，口服制剂有脉血康胶囊、通塞脉片等活血化瘀通络药物。

（5）*止痛剂*　可选用非甾体类的抗炎止痛药物和麻醉剂、止痛剂等。

（6）*抗生素*　在并发坏疽或肢体未坏死但有发黑变色时，可适当选用抗生素。

3. 手术疗法

（1）*腰交感神经节切除术*　交感神经切除或化学性交感神经灭活术对一些患者可缓解病情，交感神经兴奋引起血管痉挛，切除第 2~4 个腰交感神经节及神经链，可使下肢血管扩张及开放更多的侧支循环，改善下肢血液供应。

（2）*血管重建术*　包括动脉血栓内膜剥脱术和经皮腔内血管成形术。后者是通过介入的方法，利用球囊扩张来改善局部的狭窄。如患肢流出道通畅，可采用自体大隐静脉或人工血管旁路转流术改善供血。

（3）*截肢（趾、指）术*　当患者采用多种手段未见明显效果，发生坏疽、溃疡，适合截肢（趾、指）条件时，予以截肢（趾、指）术。

第三节　动脉硬化性闭塞症

动脉硬化性闭塞症（ASO）是一种由于大、中动脉硬化、内膜出现斑块，从而引发动脉狭窄、闭塞而导致下肢慢性缺血改变的周围血管常见疾病。它是全身性疾病，多发生于大中动脉，临床以下肢慢性缺血性改变为主。临床特点为下肢发凉、麻木、间歇性跛行、皮色苍白或潮红紫暗、肢端营养不良等。

【发病机制】目前本病的病因和发病机制尚未完全清楚。但是高血压、高脂血症、吸烟、糖尿病、肥胖等是其高危因素。

关于 ASO 的发病机制目前有如下三种学说：

1. 血管内膜损伤及平滑肌细胞增殖学说 这一理论认为高血压、血流动力学改变、血栓形成、激素或化学物质刺激、免疫复合物、细菌、病毒、糖尿病及低氧血症等可损伤动脉内膜，继而刺激平滑肌细胞向内膜移行，随后发生增殖。增殖时细胞生长因子释放，导致内膜增厚及细胞外基质和脂质积聚。

2. 脂质浸润学说 脂质增多和代谢紊乱与动脉硬化有十分密切的关系，它导致脂质浸润并在动脉壁沉积而发生动脉狭窄或闭塞。

3. 血流动力学说 血流冲击在动脉分叉部位形成切力，某些特殊的解剖部位，由于切力影响引起血管内皮细胞破坏、脱落及平滑肌增殖，对动脉壁形成慢性损伤，同时还可引起血流分层和瘀滞，促使动脉斑块形成，动脉中膜变性或钙化，使腔内继发血栓，导致管腔狭窄、闭塞。

【临床表现】

1. 症状

（1）早期症状主要为肢体发凉、沉重无力。

（2）病情进一步加重，则出现肢体酸痛、麻木、间歇性跛行、刺痛、烧灼感，继而出现静息痛。

2. 体征

（1）皮肤温度下降 根据病变闭塞部位的不同，其皮肤温度由大腿股部至足部均可降低，但通常在远端足趾处其皮温明显下降。

（2）皮肤颜色变化 有闭塞的动脉血供不足时，根据其病程的长短、侧支循环情况，可有皮肤苍白、潮红、青紫、发绀等改变。初期一般呈苍白，如时间久者可出现潮红、青紫等。

（3）肢体失营养 主要表现为肌萎缩、皮肤萎缩变薄、骨质疏松、毛发脱落、趾甲增厚变形、坏疽或溃疡。坏疽以足趾远端为最常见。

（4）动脉搏动减弱或消失 根据闭塞部位，可触及胫后动脉，足背动脉及腘动脉、股动脉搏动减弱或消失。

3. 实验室及物理检查

（1）一般检查 包括心电图、心功能及眼底检查、血脂、血糖检查。通过一般检查可判定患者的动脉硬化和高脂血症的情况，以及是否患有糖尿病等。

（2）无创伤性血管检查 超声多普勒肢体血流检查或光电容积血流描记（PPG）的检查，特别是双功彩色超声多普勒，可以清晰地显示血管腔形态及血流状态。还可测定节段动脉压，以了解病变部位和缺血严重程度。

（3）踝肱压指数（ABI） 正常值为 0.9～1.3。

（4）影像学检查 数字减影（DSA）动脉造影和磁共振血管造影（MRA）检查能

提供周围血管的形态及侧支循环、腔内斑块等情况,因而能更加直接地做出病情判断。有金属物于体内者,可以行 CTA 检查。

【诊断】

1. 发病一般在 45 岁以上,男性多见,常伴有高血压病、冠心病、糖尿病或脑血管硬化疾病等。

2. 可有眼底动脉硬化,血胆固醇、甘油三酯、β - 脂蛋白增高。

3. X 线可有高血压、心脏病改变及动脉钙化斑点。

4. 超声多普勒肢体血流检查提示动脉内管腔狭窄或闭塞,动脉腔内有硬化斑块形成。

5. 磁共振血管造影(MRA)或数字减影动脉造影(DSA)可直观地显示动脉闭塞改变。

6. 肢体远端缺血改变,如皮肤色苍白、潮红,皮温降低;足背及胫后动脉搏动减弱或消失等。

【鉴别诊断】

1. **血栓闭塞性脉管炎** 发病年龄多见青壮年,一般不伴有冠心病、高血压、高脂血症、糖尿病和其他动脉病变。受累血管为中小动静脉,可见游走性浅静脉炎表现。受累动脉无钙化改变,且在动脉造影中呈节段性闭塞,病变段的近、远侧血管壁光滑。

2. **大动脉炎** 好发年龄多为 10~20 岁,女性多见。病变主要累及主动脉弓和头臂动脉起始部,其次是腹主动脉及其主要分支。髂、股动脉闭塞或狭窄少见。起病缓慢,多伴风湿症状。

【治疗】

1. 非手术疗法

(1)降血脂 根据不同的情况选用他汀类及贝特类药物等,常用的有阿托伐他汀钙和瑞舒伐他汀等。

(2)扩血管 扩张血管,促进侧支循环形成,可选用丁咯地尔、前列地尔(PGE$_1$)、占替诺等。

(3)抗血小板凝集和抗凝药物 阿司匹林、潘生丁、安步乐克(沙格雷酯)、氯吡格雷、华法林等药物。

(4)凝血酶抑制剂 如诺保思泰等也可用于本病的治疗。

(5)其他 应用抗生素、止痛剂、体液补充、控制血糖等对症治疗。

(6)中医中药 辨证使用中医中药,目前静脉注射剂有川芎嗪注射液、脉络宁等,口服药有脉血康、通塞脉片、大黄䗪虫丸及饮片等。

2. 手术疗法

(1)经皮腔内血管成形术(PTA) 适用于单处或多处短段狭窄者,其原理是以球囊导管在管腔内应用球囊之张力扩大病变管腔,恢复血流。如有可能,应用血管内支架能提高远期通畅率。

(2)动脉旁路转流术 根据病变不同的部位,以人工血管及自身大隐静脉于闭塞段的远近端做搭桥转流。可选择的术式有：主髂或股动脉旁路术、腋腹动脉旁路术、双侧股动脉旁路术、股–腘（胫）动脉旁路术。

（3）动脉内膜剥脱术　主要适用于短段的主–髂动脉闭塞。手术直接剥除病变部位动脉增厚的内膜、斑块和血栓。

（4）截肢术　局部坏疽严重时可行截肢（趾）术。

第四节　下肢深静脉血栓形成

下肢深静脉血栓形成（LDVT）是指血液在髂静脉及其远端的管腔内形成血栓，阻塞静脉腔，导致下肢静脉回流障碍。本病是较常见的周围血管疾病，发病率较高，临床上以下肢肿胀、疼痛为其特点。多有长期卧床、产后、腹部手术等病史，如果未予及时治疗，将导致慢性下肢静脉功能不全，严重影响生活和工作。

【病因】

1. 血管损伤　手术、外伤、骨折、化学药物等一些因素可以直接导致血管壁损伤。当静脉损伤时内膜下层及胶原裸露，使静脉壁电荷改变，易致血小板黏附；创伤时内皮细胞功能损害，可释放生物活性物质，启动内源性凝血系统，易于形成血栓；这样血小板由于静脉壁电荷改变缘故或由于内皮细胞损害时的凝血系统启动而黏附、聚集形成血栓。

2. 血流缓慢　久病卧床、手术中生理性反应、术后肢体制动、久坐状态或血管受压狭窄等情况均可引起肢体血流缓慢。由于血流缓慢导致其在瓣膜窦内形成涡流；瓣膜局部缺氧，引起白细胞黏附因子表达，白细胞黏附促进血栓形成。另外，血液正常的轴流受破坏，使血小板和白细胞向血管壁边流动，增加了血小板和白细胞的聚集及黏附机会而形成血栓。

3. 血液高凝　妊娠、产后、长期服用避孕药、肿瘤组织裂解产物、大面积烧伤等因素均可使血液呈高凝状态。此时，血小板计数增高，凝血因子含量增加而抗凝血因子活性降低而形成血栓。

【临床表现】

1. 中央型　发生于髂–股静脉部位的血栓形成。

（1）症状　起病急，患肢沉重、肿胀、胀痛或酸痛，可有股三角区疼痛。初期时由于病情轻、症状不明显而未加注意，易被忽略。

（2）体征　全下肢肿胀明显，患侧髂窝股三角区有压痛；胫前有压陷痕，患侧浅静脉怒张；可伴发热，肢体皮肤温度可增高。左侧多于右侧。

2. 周围型　股–腘静脉及小腿深静脉血栓形成。

（1）症状　大腿或小腿肿痛、沉重、酸胀。发生在小腿深静脉者疼痛明显，行走时小腿肌肉疼痛。

（2）体征　股静脉为主的大腿肿胀，但程度不是很重，皮温一般升高不明显，皮肤颜色正常或稍红。局限于小腿深静脉者，腓肠肌压痛明显，Homans 征阳性（即仰卧时，双下肢伸直，将踝关节过度背屈，会引发腓肠肌紧张性疼痛）。

3. 混合型 全下肢深静脉血栓形成。

（1）症状 全下肢沉重、酸胀、疼痛、股三角及腘窝和小腿肌肉疼痛。

（2）体征 下肢肿胀，股三角、腘窝、腓肠肌处压痛明显。体温升高和脉率加速不明显，皮肤颜色变化不显著者，称股白肿。如果病情严重，肢体肿胀明显，影响了动脉供血时，则足背及胫后动脉搏动减弱或消失。肢体皮肤青紫，皮温升高者，称股青肿。后者可发生肢体坏疽。

4. 肺栓塞 部分患者会有静脉的血栓脱落入肺动脉引起肺栓塞，临床上 12 天以内的患者危险性最大。

5. 实验室及物理检查

（1）超声多普勒（Doppler）检查 可以看到管腔内血栓回声、管径大小、形态、血流情况、静脉最大流速等，是无创检查中较理想的方法。

（2）计算机数字减影（DSA）静脉造影检查 是一种有创检查方法，可分为逆行和顺行静脉造影。可直接看到静脉的中断、充盈缺损和侧支循环或再通的情况。临床多采用顺行造影。

（3）凝血系列指标检查 包括出凝血时间、凝血酶原时间及纤维蛋白原等测定异常。其中 D - 二聚体大多为阳性，本指标测定有十分重要的意义。

【诊断】

1. 发病急骤，患肢胀痛，股三角区或小腿有明显压痛，Homans 征可呈阳性。

2. 患肢广泛性肿胀，可有广泛性浅静脉怒张。

3. 患肢皮肤可呈暗红色、温度升高。

4. 慢性期具有下肢回流障碍和静脉逆流征，即活动后肢体凹陷性水肿，浅静脉怒张或曲张，出现营养障碍表现、色素沉着、瘀滞性皮炎、溃疡等。

5. 多普勒肢体血流检查或静脉造影显现静脉回流障碍。

6. 排除动脉栓塞、淋巴管炎、盆腔肿瘤、淋巴水肿、肾病性及心源性水肿等疾病。

【鉴别诊断】

1. 心源性水肿具有心衰征象或肺心病史，心源性水肿双侧对称，指压呈凹陷性。

2. 淋巴水肿有感染、手术、外伤、肿瘤等疾病史，发病多自足踝部向上逐渐发展，皮肤增厚、毛孔变粗、指压凹陷不明显。

3. 营养不良性和低蛋白水肿此类患者往往有饮食不佳、肝病病史及一些消耗性疾病的过程，要结合检查判断。

【鉴别诊断】

1. 非手术疗法

（1）一般处理 卧床，抬高患肢，适当活动，离床活动应用弹力袜或弹力绷带保护患肢。

（2）溶栓疗法 病程不超过 72 小时的患者，可给予尿激酶静脉滴注，还有链激酶、奥扎格雷钠等药物。治疗期间需监测凝血系列指标。

（3）抗凝疗法　是治疗本病的一种重要方法。一般认为，错过早期溶栓机会，后期抗凝将是重要的方法。常用药物有肝素和华法林（香豆素衍化物类）。肝素的给药途径采用静脉和皮下或肌肉注射。华法林为口服制剂。应用时务必监测凝血指标，注意个体差异。

（4）祛聚疗法　常用药物有阿司匹林、双嘧达莫等，作用为稀释血液，降低血液黏稠度，防止血小板凝聚。

（5）祛纤疗法　目的在于祛纤、降低血黏度。常用药物有蕲蛇酶、巴曲酶等。

（6）中医中药　应用中药如水蛭素制剂、蚓激酶制剂等。另外川芎嗪、丹参、榅丙酯等注射剂联合应用可以增加疗效，植物药迈之灵可以减轻肿胀。

2. 手术疗法

（1）主要采取 Fogarty 导管取栓术　髂 – 股静脉血栓形成、病程不超过 48 小时者，或出现股青肿时，应选择此手术疗法。术后要辅用抗凝、祛聚疗法。

（2）静脉切开取栓　当股青肿影响下肢动脉供血者，或者患病时间短（72 小时之内）者，必要时可以采用此方法。

（3）腔静脉滤器植入　为了预防肺栓塞，必要时可以考虑。血栓可以在滤器中拦截住，避免进入肺脏而导致肺栓塞。

第五节　单纯性下肢静脉曲张

单纯性下肢静脉曲张（LVV）指下肢大隐或小隐静脉系统处于过伸胀态，以蜿蜒、迂曲为主要病变的一类疾病。在长期站立或负重人群中发病较高，如营业员、教师、体力工作者等。

【病因】本病病因主要是先天性因素和后天性因素两方面。先天的静脉功能不全亦即浅静脉壁薄弱或瓣膜关闭不全，以及静脉内压力持久升高导致静脉扩张。特别指出的是，遗传因素是重要的基础；另外寒冷和长期站立因素是重要的诱因之一，可以使静脉的负担更重而使病情加重。病久可进一步导致静脉血淤积，尤其是纤维蛋白原的漏出、5 – 羟色胺及儿茶酚胺等增多，阻碍了毛细血管与周围正常组织间氧气与养分的交换，于是在皮肤和皮下组织出现了营养不良性改变。

【临床表现】

1. 症状

（1）患肢沉重感，酸胀感，时有疼痛、肿胀。尤其当患者行走久时，由于血液倒流而致静脉淤积加重，回流受影响而出现诸症状。

（2）严重者伴有浅静脉血栓时，可有疼痛，色素沉着者可有瘙痒感。

2. 体征

（1）患肢浅静脉隆起，扩张，迂曲，状如蚯蚓甚者成大团块，站立时明显，少数人在卧位时，由于静脉倒流不明显，曲张静脉因空虚亦不明显；严重者，可于静脉迂曲处触及"静脉结石"。

（2）患肢小腿下段、足踝部或足背部肿胀，并可有压陷痕。

（3）皮肤营养变化，可出现皮肤变薄、色素沉着（多在足靴区）、湿疹样皮炎和溃疡形成。

（4）血栓性浅静脉炎，由于血液瘀积，血流缓慢，在曲张静脉处形成血栓而出现局部索条状红肿，并有压痛。

3. 下肢静脉功能试验

（1）深静脉通畅试验（Perthes 试验）　用来测定深静脉通畅情况。站立时，用止血带结扎大腿根部以阻断大隐静脉回流，此时嘱患者快速踢腿十余次，若深静脉通畅，由于小腿肌肉运动而使静脉血经深静脉回流，此时曲张之浅静脉空虚而萎陷。否则会出现肢体沉重，曲张静脉更突出等。

（2）隐股静脉瓣膜功能试验（Brodie – Trendelenburg 试验）　患者仰卧，抬高下肢，将曲张静脉内血液排空，用止血带缠缚于腹股沟下方（阻断浅在的大隐静脉隐股静脉瓣膜）。以拇指压迫腘窝小隐静脉入口处（阻断小隐静脉），嘱患者站立，放开止血带（不松拇指）时，曲张静脉顿时充盈，则表示大隐静脉瓣膜关闭不全；如只放开拇指（不松止血带）时，曲张静脉顿时充盈，说明小隐静脉瓣膜功能不全；如两者都不松，此时曲张静脉顿时充盈，说明深浅静脉交通支瓣膜功能不全。

（3）交通静脉瓣膜功能试验（Pratt 试验）　患者仰卧，抬高患肢，在大腿根部缠缚止血带以阻断大隐静脉，先从足趾向上至腘窝逐次缠缚第一根弹力绷带，再自大腿根部止血带向下，缠缚第二根弹力绷带。此时患者应站立，一边自止血带向下缠第二根弹力绷带，一边向下放开第一根弹力绷带，二根弹力绷带间任何一处出现曲张静脉，即意味着此处有功能不全的交通支静脉。

4. 实验室及物理检查

（1）静脉造影　是目前最直观最可靠的诊断下肢静脉曲张的方法。通过静脉造影可以显示深静脉瓣膜功能及隐股静脉瓣膜功能和深浅静脉交通支、静脉曲张的走形，同时对手术起到一个良好的指导作用。

（2）多普勒超声肢体血流图　可以显示曲张静脉的回流迂曲程度，同时针对深静脉瓣膜进行测定。

【诊断】

1. 家族史或长期站立、寒冷刺激等病史。

2. 肢体有曲张或呈团块样静脉。

3. 足靴区可出现营养不良情况，如色素沉着、溃疡等。

4. 下肢静脉功能试验、静脉造影及多普勒血管超声提示大隐静脉或小隐静脉瓣膜功能不全、交通支瓣膜功能不全。

【鉴别诊断】

1. 先天性静脉畸形骨肥大综合征（KTS）有肢体增长、增粗，皮肤血管瘤三联征。下肢静脉造影或多普勒超声证实下肢深静脉畸形或部分缺如。

2. 原发性下肢深静脉瓣膜功能不全多普勒超声血流图提示深静脉瓣膜功能不全，

有倒流；下肢静脉造影可见深静脉回流影像；可有下肢肿胀，特别是久立或久行后加重。

【治疗】

1. 非手术疗法

（1）口服药物　七叶皂苷类药、羟苯磺酸钙等可以在一定范围内缓解症状。

（2）局部用药　硬化剂注射和压迫疗法：本方法适用于少量、局限的病变以及手术的辅助治疗，处理残留的曲张静脉。

（3）弹力袜治疗　如果没有手术的指征，可以穿医用弹力袜来减轻症状。

（4）并发症处理

1）血栓性浅静脉炎　可给予局部外用肝素钠乳膏或局部热敷治疗，对感染者使用抗生素。

2）溃疡形成　局部外用药物治疗，如面积大也可考虑清创后植皮。

3）曲张静脉破裂出血　抬高患肢和加压包扎后即可止血，无需特殊用药。

2. 手术疗法　当患者排除深静脉不通畅、深静脉瓣膜功能严重不全及其他可能疾病外，排除年老体弱等手术禁忌证，均可考虑手术治疗。术式选择大隐静脉高位结扎剥脱术。已有足靴区溃疡者，根据造影决定是否结扎交通支。另外，还要注意小隐静脉的情况。随着现代医学的发展，腔内激光、射频及内镜旋切的方法也取得良好疗效。

第十七章 泌尿系统疾病

第一节 泌尿系统疾病概述

泌尿外科是外科学的分支，它主要是对人体泌尿系统、男性生殖系统、肾上腺外科、肾移植等需要外科处理的各种疾病进行医疗诊治和处理。全面了解和掌握泌尿系统外科疾病的症状、体征，综合分析症状与体征之间关系，正确运用各种检查手段和诊断方法，对泌尿外科疾病的诊断、治疗和预防具有重要意义。

【症状】泌尿系统外科疾病的主要症状包括：

1. 排尿异常

（1）尿频　正常膀胱容量男性约 400mL，女性约 500mL。一般白天排尿 4~6 次，夜间 0~1 次。24 小时排尿 >8 次，夜间 >2 次称尿频。严重尿频可以几分钟排尿 1 次，每次尿量仅数毫升。夜间尿频常见于前列腺增生症。

（2）尿急　有尿意即迫不及待地要排尿而不能自制，往往与尿频、尿痛同时存在，多见于膀胱炎症。

（3）尿痛　排尿过程中膀胱区或尿道疼痛，可发生在尿初、排尿中、尿末或排尿后，疼痛程度由烧灼感到刺痛不等，多见于炎症或结石。若尿频、尿急、尿痛同时存在，三者合称为膀胱刺激征。

（4）尿不尽感　指排尿后仍有尿意，常见于膀胱炎症、慢性前列腺炎、膀胱逼尿肌不稳定。

（5）尿流中断　指排尿过程中尿流突然中断，多见于膀胱结石。

（6）排尿困难　指尿液排出受阻引起的一系列症状，表现为排尿延迟、排尿不畅、费力，尿线变细，尿无力甚至尿呈滴沥状，多由膀胱出口梗阻引起。

（7）尿失禁　尿不能控制而自行流出，可分为四大类：①真性尿失禁：通常呈持续性漏尿，膀胱空虚，多见于前列腺手术引起的尿道括约肌损伤，先天性或获得性神经源性疾病。②压力性尿失禁：当腹压增加时引起尿液不随意流出。主要见于女性，由于多次分娩或产伤所致之膀胱支持组织和盆底松弛所致。③充盈性尿失禁：又称假性尿失禁，指膀胱过度充盈引起尿液不随意流出。多见于前列腺增生症、神经源性膀胱引起的慢性尿潴留，由于膀胱内压力超过尿道阻力致尿液溢出。④急迫性尿失禁：指严重尿频、尿急而不能控制尿液流出致尿失禁者，多见于神经系统疾病致膀胱逼尿肌无抑制收缩或急性膀胱炎的强烈尿意感引起的症状。

（8）尿潴留　指膀胱胀满而尿排不出者，可分为急性和慢性两类。急性尿潴留即大量尿液潴留于膀胱内，突然不能排尿，常见于膀胱颈部以下梗阻（如前列腺增生症和尿道狭窄）突然加重或腰部、会阴部手术后切口疼痛而不敢用力排尿者。慢性尿潴留是由于膀胱出口以下尿路不完全性梗阻或神经源性膀胱所致。主要表现为排尿困难，膀胱充盈，可出现充溢性尿失禁。

2. 尿液异常

（1）血尿　指尿中有过多的红细胞。根据血液含量可分为镜下和肉眼血尿两类。镜下血尿指新鲜离心尿液在显微镜每个高倍视野中红细胞数≥3。若尿液内含血量多，达到每1000mL尿液中含血量>1.0mL，即肉眼血尿。根据出血部位与血尿出现阶段的不同，肉眼血尿可分为：①初始血尿：血尿见于排尿初期。提示出血部位在尿道。②终末血尿：血尿见于排尿终末。提示病变在膀胱颈部或尿道前列腺部，多由黄疸引起。③全程血尿：血尿见于尿液全程。提示病变在膀胱或其以上部位。

（2）脓尿　离心尿每高倍视野白细胞超过5个以上为脓尿，提示有感染。

（3）乳糜尿　尿呈乳白色或米汤样，尿液中含有乳糜或淋巴液。如尿中伴有血，则尿呈粉红色，称乳糜血尿，最常见于丝虫病。乙醚可使乳白色尿液变清，可通过乙醚试验确诊乳糜尿。

（4）气尿　排尿时同时有气体排出。提示泌尿道与肠道相通，或由产气细菌感染所致。

（5）晶体尿　在各种条件影响下，尿中有机或无机物质沉淀、结晶，形成晶体尿。常见于尿液中盐类呈过饱和状态时。

（6）少尿或无尿　每日尿量少于400mL为少尿，少于100mL为无尿。多由急性肾功能衰竭所致。

3. 尿道分泌物　尿道口血性分泌液提示尿道肿瘤。黄色、黏稠脓性尿道分泌液多见于淋菌性尿道炎。白色、稀薄尿道分泌液多见于非特异性尿道炎。清晨排尿前或大便后尿道口滴白，多见于慢性前列腺炎。

4. 疼痛

（1）肾和输尿管疼痛　包括肾区钝痛和绞痛。钝痛由肾脏炎症或肾肿胀所致，多由肾积水、结石、感染引起。肾绞痛由输尿管平滑肌痉挛导致肾盂压力急剧增加所致，常见于肾输尿管结石，疼痛部位在肋脊角、腰部或上腹部。肾绞痛多为阵发性发作，剧烈难忍，辗转不安，伴大汗、恶心呕吐，可沿输尿管径路放射到下腹部、睾丸、外阴或大腿内侧，间歇期可无任何症状。

（2）膀胱疼痛　局部疼痛位于耻骨上区域。急性尿潴留可引起疼痛，但慢性尿潴留即使膀胱平脐，可不引起疼痛，或仅感轻微不适。当膀胱颈部或三角区受激惹时，疼痛常放射至阴茎头部及远端尿道。

（3）前列腺痛　直接由前列腺引起之疼痛并不常见。由于炎症等可引起会阴、直肠、腰骶部、耻骨上区、腹股沟区及睾丸的疼痛和不适。

（4）睾丸痛　睾丸疾病除局部不适、坠胀或疼痛外，可放射至下腹部。睾丸痛亦可由于肾绞痛或前列腺炎症放射引起。睾丸扭转和急性附睾炎时，可引起阴囊剧烈疼痛。

5. 肿块　上腹部肿块应区别是正常肾脏还是肾脏病变。下腹部肿块常见两种情况：一是膀胱尿潴留；二是肿瘤，包括膀胱肿瘤、盆腔恶性肿瘤及隐睾恶变。腹股沟肿物以疝最常见，隐睾患者在腹股沟部位摸到睾丸者较多。阴囊内包块以斜疝、睾丸鞘膜积液、交通性鞘膜积液及精索静脉曲张为多见，还有附睾结核、精液囊肿、睾丸肿瘤可在阴囊内触及包块。阴茎头肿块是阴茎癌的主要特征，阴茎海绵体肿块多为阴茎硬结症，尿道摸到肿块应排除尿道狭窄、结石或肿瘤。

【检查】泌尿系统外科检查包括：

1. 体格检查

（1）肾区的检查

1）望诊　注意肋脊角、腰部或上腹部有无隆起。

2）触诊　患者仰卧，下肢屈曲，使腹肌放松。检查者站在患者右侧，左手于脊肋角将肾脏托起，右手放在前腹壁肋缘下，两手合拢，嘱患者深吸气，在吸气时肾脏下移，于肋缘下深处触诊肾脏，肾脏因深在，一般不易触及。

3）叩诊　左手平放于背部肾区，右手握拳轻叩，有叩击痛时表示该侧肾脏或肾周围有炎症。

4）听诊　疑为肾动脉狭窄所致之高血压患者，应在上腹部两侧和腰部听诊有无杂音。

（2）输尿管的检查　沿输尿管走行有压痛表示炎症。输尿管结石可有局部压痛。输尿管下端的结石及肿瘤可经阴道或直肠触诊。

（3）膀胱的检查　若膀胱容量超过500mL，即可在下腹部发现膨胀的膀胱，呈椭圆形肿块，触诊表面光滑，有囊性感。

（4）尿道检查　注意观察尿道外口的大小及位置，有些尿道外口狭窄呈针尖样大小。尿道下裂的尿道外口位于阴茎腹侧或会阴处。尿道触诊应从阴茎根部尿道依次触摸到尿道外口，如有结石可在局部触及硬物。

（5）前列腺和精囊的检查　检查前应排空膀胱，取侧卧位、胸膝位或站立弯腰体位做直肠指检。检查顺序：前列腺、精囊，然后手指旋转360°，最后为直肠、肛门。注意大小、质地，有无结节、压痛，中间沟是否变浅或消失。正常前列腺约栗子大小、中等硬度，有弹性，能触及中间沟，表面光滑。精囊一般不能触及。前列腺按摩方法，自前列腺两侧向中间沟，自上而下纵向按摩两三次，再按摩中间沟1次，将前列腺液挤入尿道，并由尿道口滴出，收集前列腺液送检。急性前列腺炎时禁忌按摩。

2. 实验室检查

（1）尿常规检查　应收集新鲜尿液。男性包皮过长者，应翻开包皮后收集。女性宜留取中段尿，月经期间应避免收集尿液。显微镜检查应包括尿中红细胞、白细胞、上皮细胞及相应的管型，各种结晶和各种微生物（细菌、真菌和寄生虫）。

（2）尿三杯试验　以最初 5～10mL 尿为第一杯，以排尿最后 2～3mL 为第三杯，中间部分为第二杯。应在一次不停顿排尿过程中收集尿。根据红细胞或白细胞异常在尿中不同段的出现来判断病灶部位，如第一杯尿液异常而且程度最重，提示病变在前尿道；第三杯尿液异常而且程度最重，说明病变在后尿道或膀胱颈部；若三杯均异常，提示病变在膀胱颈以上的尿路系统。

（3）尿细菌学检查　包括尿涂片和细菌培养。尿沉淀物直接涂片染色显微镜检查是一种快速初步提供细菌种类的方法，但检出率低于细菌培养。当检查结核菌时应做抗酸染色。尿细菌培养和细菌计数应取新鲜中段尿，特殊情况下可穿刺膀胱抽取尿液。在做细菌培养时，一般应同时做药物敏感试验。若尿液内细菌数超过 $10^5/mL$ 即为尿路感染。

（4）尿脱落细胞检查　取新鲜尿液检查。阳性结果提示可能有泌尿系移行细胞肿瘤。膀胱原位癌阳性率高。用以作为筛选手段或膀胱肿瘤术后随访手段。冲洗后收集尿液检查可提高阳性率。

（5）前列腺液检查　正常前列腺液呈淡乳白色，较稀薄。涂片镜检可见多量卵磷脂小体，白细胞数不超过 10 个/高倍视野。前列腺按摩前应做尿常规检查。若未获前列腺液，可于按摩后收集 2～3mL 初段尿液送检，比较按摩前后白细胞数，为间接检查。

（6）肾功能检查

1）尿比重测定　是简单的肾功能测定方法，但不够精确、可靠。肾功能受损时，肾浓缩功能进行性减弱。尿比重固定或接近于 1.010，提示肾浓缩功能严重受损。

2）血肌酐和血尿素氮测定　当正常肾组织不少于双侧肾总量的 1/3 时，血肌酐值仍保持正常水平。血尿素氮受分解代谢、饮食和消化道出血等多种因素影响，不如肌酐精确。

3）内生肌酐清除率　肌酐由肾小球滤过，内生肌酐清除率接近于用菊糖测定的肾小球滤过率。该项检查是测定肾小球滤过功能的最佳指标。

（7）前列腺特异性抗原（PSA）　PSA 存在于血液和精液内，由前列腺腺泡和导管的上皮细胞产生，是一种含有 237 个氨基酸的单链糖蛋白。具有器官特异性。血清 PSA 正常值是 0～4ng/mL。若血清 PSA ＞10ng/mL 应高度怀疑前列腺癌。目前，是作为前列腺癌筛选中首选的标记物。

3. 影像学检查

（1）B 型超声检查　系无创伤性检查，已作为诊断泌尿系疾病的筛选方法。对肿块性质的确定、结石和肾积水的诊断、肾移植术后并发症的鉴别、残余尿测定及前列腺测量等，能提供正确信息。特殊探头在膀胱或直肠内做 360°旋转，有助于对膀胱和前列腺疾病的诊断和对肿瘤的分期。

（2）X 线检查

1）尿路平片（KUB）　不但能显示不透光的结石或钙化，而且能显示肾轮廓、腰大肌阴影及骨骼的变化。腰大肌阴影消失，提示腹膜后炎症或肾周感染。

2）静脉尿路造影（IVU）　是诊断上尿路疾病的基本方法。在限制饮水 12 小时及肠道充分准备下，静脉注射有机碘造影剂 20mL，分别于注射后 5、15、30、45 分摄片。必要时可延长摄片时间，以了解两侧肾功能和显示尿路的形态，了解肾盂、输尿管有无扩张、压迫和充盈缺损等变化。

3）逆行肾盂造影　经膀胱镜向输尿管插入输尿管导管，通过导管向肾盂和输尿管注入造影剂，亦可注入气体，以显示上尿路形态。该方法对于尿路上皮肿瘤、输尿管狭窄范围和 X 线透光性结石的诊断十分有帮助。

4）膀胱造影和排泄性膀胱尿道造影　经导尿管注入 6% 碘化钠或有机碘造影剂 150~200mL，较大的膀胱肿瘤显示充填缺损，膀胱憩室能被发现。排泄造影可显示尿道病变及膀胱输尿管回流。

5）肾动脉造影　经股动脉穿刺插管至肾动脉开口上方，注入造影剂，显示双肾动脉，腹主动脉及其分支。适用于肾血管性高血压和肾血管畸形、肾肿瘤的诊断。

（3）CT　对于肾实质性和囊性疾病的鉴别诊断，确定肾损伤范围和程度，肾、膀胱、前列腺癌的分期及肾上腺肿瘤的诊断，均能提供可靠依据。能鉴别肾错构瘤和肾癌。能显示腹部和盆腔转移而肿大的淋巴结。

（4）MRI 检查　通过三个切面观察图像，组织分辨力更高，不需要造影剂，无放射损伤。对泌尿男性生殖系肿瘤的诊断和分期、肾囊肿内容性质鉴别、肾上腺肿瘤的诊断等，能提供较 CT 更为可靠的依据。磁共振血管造影（MRA）是一种血管三维成像技术，能清晰显示血管，对肾癌的血供情况、肾静脉癌栓的范围、肾血管畸形的诊断很有价值。

（5）放射性核素肾图　可测定两侧肾功能及帮助了解尿路梗阻情况。

4. 诊断性器械检查

（1）导尿检查　目前常用的导尿管是气囊（Foley）导尿管，以法制（F）为计量单位，以 21F 为例，其周径为 21mm，直径为 7mm。导尿主要用于：①了解尿道有无狭窄或梗阻；②监测尿量，测定膀胱残余尿，了解膀胱容量及进行尿动力学检查；③膀胱尿道造影；④解除尿潴留或膀胱引流等。

（2）尿道探条　由金属硬探条或塑料软探条两种类型及其引导的丝状探子组成。用于了解尿道是否有狭窄及尿道狭窄的部位和程度，同时还可用来扩张狭窄尿道。首先选用 18~20F 探条，以免过细探条之尖锐头部损伤或穿破尿道。

（3）尿道膀胱镜检查　是最早用以观察体内器官的手段，也是做得最多、效果最为满意的内腔镜技术。

1）适应证　经过一般检查、B 型超声扫描及 X 线检查等手段仍不能明确诊断的膀胱、尿道及上尿路疾患，欲了解泌尿系统以外疾病对泌尿系统的影响时均可做膀胱尿道镜检查。

2）禁忌证　①尿道狭窄；②膀胱容量小于 50mL；③1 周内不做重复检查；④急性炎症期原则上不做该检查；⑤全身出血性疾病患者应避免做此项检查及治疗。

（4）经尿道输尿管肾镜检查　以硬性或软性输尿管肾镜，经尿道、膀胱置入输尿管及肾盂，可窥视输尿管和肾盂内病变，行活检、止血，同时可进行扩张输尿管狭窄、碎石、切除或电灼肿瘤等泌尿腔内手术。全身出血性疾病、前列腺增生、病变以下输尿管梗阻及其他有严重心肺疾患者为禁忌证。

（5）尿流动力学检查　尿流动力学是借助流体力学及电生理学方法研究和测定尿路输送、储存、排出尿液的功能，为排尿障碍原因分析、治疗方法选择及疗效评定提供客观依据。上尿路动力学检查可了解上尿路输送尿液的功能，有助于上尿路扩张和梗阻的病因诊断；下尿路动力学检查有助于下尿路排尿功能异常和梗阻的病因诊断。

第二节　泌尿系统感染

泌尿系统感染是致病菌侵入泌尿系统内繁殖而引起的炎症，又称尿路感染。致病菌大多为革兰阴性杆菌。肾盂肾炎、输尿管炎为上尿路感染，膀胱炎、尿道炎为下尿路感染。

一、概述

1. 致病菌　绝大多数的致病菌为革兰阴性杆菌，主要是埃希大肠杆菌（占60%～80%），其次为金黄色葡萄球菌。还有克雷伯菌、变形杆菌、肠杆菌、绿脓假单胞菌、支原体、衣原体等。

2. 感染的诱发因素

（1）解剖因素　女性尿道较短，容易招致上行感染。经期、更年期、性交时更易发生。

（2）梗阻因素　包括先天性异常、肿瘤、结石、狭窄、前列腺增生等，引起尿液滞留，引流不畅，会促使病原菌在局部繁殖，降低尿路及生殖道上皮防御细菌的能力。

（3）机体免疫功能下降　多种疾病会引起全身免疫功能下降，使机体局部防御功能减退或破坏，容易诱发泌尿系统感染。

（4）医源性因素　如尿道扩张、留置导尿、前列腺穿刺活检、尿道膀胱镜或输尿管镜检查等操作，由于黏膜擦伤或忽视无菌观念，易引入致病菌而诱发或扩散感染。

3. 感染途径　泌尿系统感染的途径主要有4种，最常见的是上行感染和血行感染。

（1）上行感染　病原菌从尿道外口进入膀胱，上达肾盂及肾实质。多见于女性患者。细菌从后尿道经前列腺导管、精囊、输精管逆行可引起男性生殖系统感染。

（2）血行感染　菌血症及局部感染的病原菌通过血液循环系统进入泌尿生殖系统。多见于肾皮质感染。

（3）淋巴感染　致病菌从邻近器官的病灶经淋巴管传播至泌尿生殖系器官，如肠道的严重感染或腹膜后脓肿等，是更少见的一种感染途径。

（4）直接蔓延感染　由邻近器官的感染直接蔓延所致，如阑尾脓肿、盆腔化脓性炎症；或外来的感染，如致病菌经肾区瘘管和异物的感染等。

4. 诊断　尿频、尿急、尿痛是泌尿系统感染的典型临床表现。但应通过尿液镜检、尿培养及菌落计数来确定诊断。

（1）*尿液镜检* 每个高倍视野白细胞超过 5 个，说明可能存在泌尿系统感染。

（2）*细菌培养和菌落计数* 这是诊断尿路感染的主要依据。同时可进行药物敏感试验，根据药物敏感结果给予有效抗菌药物。

确定尿路感染后应进一步确定是上尿路感染还是下尿路感染。而对泌尿系统感染治疗效果不佳或反复发作的患者应进一步行尿路平片、静脉尿路造影、尿道造影、B 超、尿动力学检查或内腔镜检查，以了解有无泌尿系梗阻或畸形等。

5. 治疗原则 临床上出现泌尿系感染症状时，必须明确其性质和病原菌，依据尿细菌培养和药敏试验结果，有针对性地用药，这是治疗的关键。但尚无尿细菌培养结果时，可先根据尿沉淀涂片革兰染色来初步估计致病菌，选择恰当的药物。原则上对上尿路感染持续用药到患者体温正常，症状消失，细菌培养转阴后 2 周为止。宜用碱性药物，如碳酸氢钠等，使尿液碱性化以抑制病菌生长。对诱发感染的病因，如结石、尿路梗阻等也要及时处理。

二、急性肾盂肾炎

【病因】病原菌大多经膀胱上行感染肾盂，再经肾盂感染肾实质，也有经血液直接播散到肾盂和肾实质。上行感染主要是 G^- 细菌，其中主要是大肠杆菌；血行感染病原菌以 G^+ 细菌为主，常见葡萄球菌和肠球菌。尿路梗阻和尿流停滞是急性肾盂肾炎最常见的诱因。尿路在梗阻以上部位扩张和积液，有利于细菌繁殖，引起肾盂肾炎。

【临床表现】

1. 发热 起病快而急，有畏寒、高热、体温升高达 39℃ ~ 40℃，伴有头痛、全身痛以及恶心、呕吐等。

2. 腰痛 单侧或双侧腰痛，有明显的肾区压痛、肋脊角叩痛。

3. 膀胱刺激症状 由上行感染所致的急性肾盂肾炎起病时即出现尿频、尿急、尿痛、血尿，以后出现全身症状。血行感染者常由高热开始，而膀胱刺激症状随后出现，有时不明显。

【诊断】主要根据病史和体征进行诊断，有典型的临床表现，血液中白细胞总数和分叶核粒细胞升高，血沉较快。尿液中有少量蛋白，若干红细胞，大量脓细胞，偶见颗粒管型。尿沉渣涂片染色可找到致病细菌，细菌培养阳性。为了临床选用合适的抗菌药物，同时需做药物敏感试验和菌落计数，当患者有脓毒性症状时，需做血液细菌培养。当出现并发症，如肾脓肿或要了解有无尿路梗阻或畸形时要借助于尿路平片、静脉尿路造影、B 超或 CT 来协助诊断。

【鉴别诊断】急性肾盂肾炎需和下列疾病区别：

1. 急性膀胱炎 患者无发热，全身状态良好，疼痛不在腰部而在下腹部。

2. 肾皮质化脓性感染或肾周围炎 患者虽都有全身症状和肾区肿胀或疼痛，但无膀胱刺激症状，尿中也不含脓细胞；肾周围炎或脓肿，出现患侧髋关节屈曲。

3. 胰腺炎引起的腰部疼痛 可与急性肾盂肾炎混淆，但胰腺炎患者血清淀粉酶升高，尿中不含脓细胞。

4. 急性阑尾炎和急性胆囊炎 疼痛在腹部，伴有右上或右下腹部肌肉紧张和反跳痛，尿中无脓细胞。

【治疗】

1. 支持治疗 急性肾盂肾炎患者有高热，需卧床休息，大量饮水，给予足够营养，补充液体，保持体内水、电解质平衡，应维持尿量每日在 1500mL 以上，以促进内毒素排出。若患者有恶心、呕吐时，则可采用静脉补充液体和营养，加强护理。

2. 抗菌药物治疗 应根据细菌培养和药物敏感试验使用有效抗生素。在未得细菌培养和药物敏感试验结果前，可根据尿沉渣涂片革兰染色结果选用抗生素。抗菌药物的使用，应持续到体温正常，全身症状消失，细菌培养阴性后 2 周。因为约有 50% 的患者菌尿复发，又需要进行 4~6 周治疗，方可治愈。

3. 症状治疗 应用碱性药物，如碳酸氢钠，可降低酸性尿液对膀胱的刺激症状；应用钙离子通道拮抗剂，如维拉帕米或盐酸黄酮哌酯，可解除膀胱痉挛。

三、急性细菌性膀胱炎

【病因】 致病菌多数为大肠杆菌。女性的发病率明显高于男性，因女性尿道短而直，尿道外口畸形常见，如处女膜伞、尿道口处女膜融合；会阴部常有大量细菌存在；只要有感染的诱因存在，如性交、导尿，个人卫生不洁及个体对细菌抵抗力降低，都可导致上行感染。男性发病多继发于下尿路梗阻性疾病，如膀胱结石、前列腺增生、神经源性膀胱、尿道狭窄等。此外泌尿腔内检查和治疗有可能造成医源性感染。

【临床表现】 发病突然，有尿痛、尿频、尿急，严重者数分钟排尿一次，且不分昼夜。排空后仍感到尿未排尽。常见终末血尿，有时为全程血尿，甚至有血块排出。可有急迫性尿失禁。耻骨上膀胱区可有轻度压痛。体温正常或有低热，当并发急性肾盂肾炎或前列腺炎、附睾炎时才有高热。

【诊断】 急性细菌性膀胱炎除了尿道烧灼感和尿频、尿急的典型症状外，尿中白细胞和红细胞增多。在中段尿培养、菌落计数可获得阳性结果。耻骨上膀胱区可有压痛，但无腰部压痛。男性应注意有无尿道炎、附睾炎、前列腺炎或良性前列腺增生。女性应注意有无阴道炎、尿道炎、膀胱脱垂或憩室，检查有无处女膜及尿道口畸形，尿道旁腺感染积脓。

【鉴别诊断】

1. 急性肾盂肾炎 急性肾盂肾炎与急性膀胱炎临床表现相似，两者均有尿路刺激症状，尿内有脓细胞和红细胞，尿培养可有细菌生长。但急性膀胱炎尿路刺激症状表现更为显著，膀胱区有压痛，肾区无叩压痛，一般无全身感染症状；而急性肾盂肾炎常有全身感染症状及腰痛、肾区有叩压痛。

2. 下尿路梗阻性病变 主要指膀胱颈和尿道的梗阻病变，如严重包茎、尿道外口狭窄或后尿道瓣膜、前列腺增生、前列腺纤维性变或癌变等，初期表现尿频、尿急、尿痛，与急性膀胱炎表现相似。但下尿路梗阻性病变多见于男性，随着梗阻程度的发展，则出现排尿时间延长、尿流变细、尿意不尽等不同程度的排尿困难。如继发感染或结石时，尿频症状更为明显。应用探杆或导尿管作尿道探查及尿道、膀胱造影可明确梗阻部位、原因和程度。

3. 腺性膀胱炎 临床表现为尿频、尿急、尿痛、排尿困难和血尿等，与急性膀胱炎症状相似，为少见的膀胱上皮增生性病变。B 型超声检查可显示为膀胱内占位性病变或膀胱壁增厚等非特异性征象，膀胱镜检查和黏膜活组织检查可供鉴别。

【治疗】根据致病菌种类和药物敏感试验结果选用抗生素治疗。在得到药物敏感结果之前，可选用磺胺类、头孢菌素类或喹诺酮类药物。应尽量采用短程 3 日疗法。同时应用盐酸黄酮哌酯、阿托品等以减轻膀胱刺激症状。若症状不消失，尿内白细胞持续增高，应考虑调整更合适抗菌药物及延长抗菌时间。同时要寻找和祛除感染诱因。多饮水，口服碳酸氢钠碱化尿液，减少对尿路的刺激。绝经期后妇女经常会发生尿路感染，雌激素的缺乏引起阴道内乳酸杆菌减少和致病菌的繁殖增加常是感染的重要因素。雌激素替代疗法以维持正常的阴道内环境，增加乳酸杆菌并清除致病菌，可以减少尿路感染的发生。

四、尿道炎

尿道炎一般指由大肠杆菌、链球菌或葡萄球菌等所引起的非特异性尿道炎。另有淋病双球菌、结核杆菌、滴虫、真菌、衣原体、支原体、病毒等引起的尿道炎，称为特异性尿道炎。

【病因】尿道炎多系逆行感染，即病原菌直接侵入尿道所致。在女性，常与性生活有关。亦可有其他诱因，常见的有：①尿道先天性异常，致尿道或尿道口梗阻合并感染，如尿道瓣膜、尿道憩室，包茎、尿道口狭窄等；②邻近器官感染蔓延到尿道，如前列腺炎、精囊炎、宫颈炎、阴道炎；③机械或化学性因素致尿道继发感染，如尿道损伤、结石、肿瘤、异物、尿道内器械检查、留置导尿管或应用化学药物等所致。

【临床表现】急性尿道炎在男患者中的主要症状是有较多尿道分泌物，开始为黏液性，逐渐变为脓性，在女性患者中尿道分泌物少见。无论男女，排尿时尿道均有烧灼痛、尿频和尿急，尿液检查有脓细胞和红细胞。慢性尿道炎尿道分泌物逐渐减少，或者仅在清晨第一次排尿时，可见在尿道口附有少量浆液性分泌物。排尿刺激症状已不像急性期显著，部分患者可无症状。

【诊断】以女性多见。尿频、尿急、排尿时有尿道烧灼痛。尿道口红肿，有黏液性或脓性分泌物。尿常规检查可有白细胞。尿道分泌物涂片检查或细菌培养可明确致病菌。急性期忌用器械检查；慢性期可行尿道膀胱镜检查，以便明确发病原因。慢性尿道炎晚期可形成尿道狭窄，有排尿困难、尿流变细、排尿无力，可引起急性或慢性尿潴留。

【鉴别诊断】

1. 肾结核 以尿频、尿急、尿痛为其主要症状。但较尿道炎严重，且呈进行性加重，尿频可达一日数十次，甚至近似尿失禁，以夜间为甚；伴终末血尿或米汤样脓尿；尿呈酸性，有红细胞、白细胞，24 小时尿浓缩 70% ~80% 可查见抗酸杆菌；膀胱镜检查可见膀胱黏膜充血、水肿、结核结节或溃疡；X 线检查可见肾小盏虫蚀状边缘不整、变形、缩小、消失或肾空洞形成，甚至一侧肾不显影。

2. 急性膀胱炎　有尿频、尿急、尿痛等症状，但尿痛往往于排尿末加重，可伴会阴部或耻骨上区疼痛与压痛，尿液检查呈血尿或脓尿，中段尿培养有细菌生长。

3. 慢性前列腺炎　有尿频、尿急与尿痛症状，但以会阴部不适、疼痛症状为主，肛门指诊检查前列腺肿大、压痛。

4. 女性尿道综合征　可有尿频、尿急、尿痛等症状。但其发作呈周期性，突然发生，可自愈，尿常规检查阴性，中段尿培养阴性。

【治疗】根据致病的微生物选用相应的抗生素。急性尿道炎采用抗生素与化学药物联合应用，疗效较好。应注意休息，补充足够液体。在急性期，短期内应避免性生活，否则会延长病程；慢性期，若尿道外口或尿道内有狭窄，应行尿道扩张术。

患者若有尿路刺激征，经常规抗菌治疗无效，且除外有复杂因素存在时，应考虑为支原体、衣原体或病毒感染，可首先使用四环素类或大环内酯类药物治疗。若经上述治疗仍无效，则可能为尿道综合征。

第三节　良性前列腺增生症

良性前列腺增生症（BPH）简称前列腺增生，亦称良性前列腺肥大，是一种复杂的、由多种因素导致的不同程度的腺体和（或）纤维、肌组织增生而造成前列腺体积增大、正常结构破坏并引起一系列功能障碍的老年男性常见病。本病的发病率随年龄递增，近年呈明显上升趋势。

【病因】病因尚不完全清楚，但目前公认老龄和有功能的睾丸是发病的基础，两者缺一不可。年龄是前列腺增生一个不可缺少的重要因素，因为BPH多发生在50岁以后的男性。男性随着年龄逐渐增长，前列腺也随之增大。虽然雄激素不直接引起BPH，但在前列腺发生、成熟和老化过程中，需要睾丸雄激素的存在。

【病理】良性前列腺增生开始于围绕尿道精阜部位的腺体，这部分腺体称为移行带，未增生前仅占前列腺组织的5%，是前列腺增生的起始部位。其余95%腺体由外周带（占3/4）、中央带（占1/4）组成。前列腺癌多数起源于外周带。

前列腺增生的病理主要是移行带的增生，向中央带及外周带腺体组织挤压，最终使外周带压缩成包膜状，称之为"外科包膜"。前列腺增生产生尿流梗阻的程度与增生部位直接有关，而与前列腺增生的程度不一定成比例。前列腺增生后首先是尿道内阻力增加，随之膀胱逼尿肌收缩力加强，肌肉肥厚。由于梗阻继续存在，膀胱代偿功能逐步减弱，继而出现失代偿，肌肉无力（收缩力减弱），膀胱扩张，残余尿增多。在膀胱出现改变的同时或以后，可出现输尿管内压增加，输尿管扩张，输尿管反流，逐步波及肾脏，肾盂内压力增加（尿流阻力增大），肾积水，肾血流量减少，肾实质变薄（纤维化），直至肾功能丧失。

【临床表现】

1. 尿频　排尿次数增多是BPH早期最常见的症状。开始时为夜尿次数增多，每次尿量不多。随之白天也出现尿频。尿频主要因残余尿致膀胱有效容量减少，以及膀胱颈部充血刺激引起。当合并膀胱炎症或结石时，尿频更为明显，并伴有尿急、尿痛。

2. 排尿困难　进行性排尿困难是前列腺增生最重要的症状，发展常很缓慢。如初期有尿意时，不能及时排出，一般需等待片刻后逐渐用力才能排出，称为排尿踌躇。随着病程的进展，梗阻症状不断加重，继而出现尿线变细，无力，射程变短，甚至出现尿不成线和尿呈滴沥状。如果排尿过程中需要换气时，随着腹压降低，即出现尿流中断及尿后滴沥。

3. 尿潴留　梗阻加重达一定程度，排尿时不能排尽膀胱内全部尿液，出现膀胱残余尿。梗阻程度愈重，残余尿量愈大。过多的残余尿可使膀胱失去收缩能力，逐渐发生尿潴留，并可出现尿失禁，是由于膀胱过度充胀而使少量尿从尿道口溢出，称为充溢性尿失禁。在急性尿潴留发生之前，多数患者均有明显的排尿困难症状，在这基础上如遇有气候突变、过度疲劳、饮酒、房事或上呼吸道感染等，均可引起前列腺腺体和膀胱颈部充血、水肿，为导致急性尿潴留的常见诱因。

4. 梗阻后并发症　前列腺增生合并感染时，亦可有尿频、尿急、尿痛等膀胱刺激征。有结石时症状更为明显，并可伴有血尿；前列腺增生因局部充血可以出现无痛血尿。晚期可出现肾积水和肾功能不全征象。长期排尿困难导致腹压增高，发生腹股沟疝、脱肛或内痔等，偶尔可掩盖前列腺增生的症状，造成诊断和治疗上的错误。

【诊断】　凡50岁以上的男性有进行性排尿困难，须考虑有前列腺增生的可能。直肠指诊可触到增大前列腺，其表面光滑、质韧、有弹性、中央沟变浅或消失。以下检查可帮助诊断：

1. 超声检查　可以直接测定前列腺大小、内部结构、是否突入膀胱，经直肠超声扫描更为精确。经腹壁超声检查可测定膀胱残余尿量，了解膀胱内是否合并结石或肿瘤。

2. 血清前列腺特异抗原（PSA）测定　在前列腺体积较大，有结节或较硬时，应测定血清PSA，以排除合并前列腺癌的可能性。

3. 泌尿系造影检查　当BPH患者合并有血尿，上尿路结石，怀疑膀胱出口梗阻已累及上尿路或病史不典型时，可考虑行静脉尿路造影检查。前列腺增生时，膀胱底部可抬高、增宽，静脉尿路造影片上可见两侧输尿管口间距增大，输尿管下段呈钩形弯曲，如有肾积水和输尿管扩张，多为双侧性。尿道膀胱造影时，可见后尿道延长、变窄，可出现前倾；当前列腺突入膀胱时，膀胱底部见有光滑的负影。

4. 尿流动力学检查　对前列腺增生症的诊断非常重要。其意义在于：①可量化评估排尿状况，确定是否有尿道梗阻、梗阻的程度及膀胱的功能；②对尿道梗阻的定位诊断提供依据并可预测上尿路是否会发生损害；③可分析前列腺症候群是因梗阻还是刺激所致，了解是否存在逼尿肌不稳定、逼尿肌收缩功能受损和膀胱顺应性改变。

5. 膀胱镜检查　不仅可直接观察前列腺是否增大及增大程度，而且可发现膀胱继发改变如小梁、憩室或感染等，以及并发结石、肿瘤等。

【鉴别诊断】

1. 前列腺癌　前列腺癌多发生于前列腺外周区，直肠指诊呈质地坚硬、界限不清的结节或肿块，血清 PSA 升高，前列腺活检可做出确切鉴别。

2. 神经源性膀胱功能障碍　本病可引起排尿困难、尿潴留，也可继发泌尿系感染、结石和肾积水，临床表现与 BPH 相似。但神经源性膀胱功能障碍常有明显神经系统损害的病史和体征，如下肢感觉和运动障碍、便秘、会阴部感觉减退或丧失，肛门括约肌松弛等，应用尿流动力学检查可明确诊断。但应注意两者同时存在的可能。

3. 尿道狭窄　尿道狭窄时出现排尿困难，患者多数有尿道炎症、外伤或尿道器械检查损伤病史。用尿道扩张器探查，可见尿道口径缩小，尿道造影可见狭窄段尿道僵直变细。查前列腺体不见增大。

4. 膀胱颈纤维化增生（膀胱颈挛缩）　多由慢性炎症引起，膀胱颈部平滑肌为结缔组织所代替。发病年龄较轻，一般在 40～50 岁出现症状，临床表现与前列腺增生相似，但检查前列腺不增大。膀胱镜检查是最可靠的鉴别诊断方法。

【治疗】

1. 等待观察　前列腺增生的症状有时长时间内变化不大。因此症状较轻的患者可以等待观察，不予治疗，但必须定期随访，如症状加重，则采取适宜的治疗方法。

2. 药物治疗

（1）α_1 - 受体阻滞剂　可以降低膀胱颈部平滑肌张力，减少尿道阻力，改善排尿功能。可用盐酸坦索罗辛或盐酸特拉唑嗪口服，用药过程中须注意防止体位性低血压。

（2）5α - 还原酶抑制剂　通过抑制体内睾酮向双氢睾酮的转变，进而降低前列腺内双氢睾酮的含量，达到缩小前列腺体积、改善排尿困难的治疗目的。常用非那雄胺片。

3. 手术治疗

（1）手术指征　当前列腺增生导致以下并发症时，建议采用外科治疗：①反复尿潴留（至少在一次拔管后不能排尿或两次尿潴留）；②反复血尿，5α - 还原酶抑制剂治疗无效；③反复泌尿系感染；④膀胱结石；⑤继发性上尿路积水（伴或不伴肾功能损害）。对肾功能不全者，应先导尿或膀胱造瘘引流，对有尿路感染和心、肺、肝疾病患者应待全身情况改善后再手术。

（2）手术方式　①开放性手术：耻骨上前列腺切除术、耻骨后前列腺切除术、经会阴前列腺切除术。②经尿道手术：经尿道前列腺电切术（TURP）、经尿道等离子前列腺切除术（TUBVP）、经尿道钬激光前列腺切除术（HOLBP）等。其中，经尿道前列腺电切术（TURP）为手术治疗前列腺增生的金标准。

第四节　尿　石　症

尿石症是泌尿外科的常见病，尿石可分为肾和输尿管的上尿路结石和膀胱及尿道的下尿路结石。结石发病男性多于女性（约 3∶1），上尿路多于下尿路，南方地区多于北方地区，原发性结石多于继发性结石，复发率高。在中医学的著作中对尿石症也有很多精辟的论述，从其发病及临床特征分析，本病属中医的石淋、血淋、腰痛等范畴，其辨证施治方剂至今仍用于临床。

一、概述

1. 影响尿路结石形成的因素 尿路结石的形成不是单一因素，而是多因素综合作用的结果。尿中形成结石晶体的盐类呈超饱和状态，尿中抑制晶体形成物质不足和核基质的存在，是形成结石的主要因素。

(1) 外界因素 ①自然环境：地理位置处在热带、亚热带，气候湿热、干旱，其发病率较高；②社会环境：发达国家上尿路结石不断增加，而经济落后地区下尿路结石仍占一定比重。

(2) 内在因素 ①遗传因素：胱氨酸尿症和原发性高草酸尿症，为常染色体隐性遗传；②营养因素：高动物蛋白、乳制品消费低下、蔗糖摄入增加、维生素A低、过量摄入钙等，其发病率增加；③代谢异常：甲状旁腺功能亢进致钙、磷代谢异常，尿钙磷排出增加，因而增加尿内晶体浓度，容易形成结石；④后天疾病：制动综合征（长期卧床）、类肉瘤病、皮质醇症、各种伴有骨脱钙的疾病、肠大部切除、肠吻合短路及慢性消化道疾病、增加肠钙吸收的疾病、痛风、恶性肿瘤、白血病等与结石形成有关；⑤药物性因素：维生素D中毒、长期用皮质类固醇激素、乙酰唑胺、磺胺类药物。

(3) 尿液因素 ①形成结石物质排出过多：尿液中钙、草酸、尿酸排出量增加；②尿pH改变：尿酸结石和胱氨酸结石在酸性尿中形成，磷酸镁铵及磷酸钙结石在碱性尿中形成；③尿量减少，使盐类和有机物质的浓度增高；④尿中抑制晶体形成和聚集物质含量减少，如枸橼酸、镁、焦磷酸盐、酸性黏多糖、肾钙素、微量元素等。

(4) 局部因素 ①尿路感染：尿内大量细菌和组织坏死物可积聚成结石核心；②尿路梗阻：尿流滞缓，尿内有形成分易于沉淀析出，形成结晶；③异物：尿路异物可成为晶体沉积的核心。

2. 尿路结石成分及特性 磷酸钙、磷酸镁铵结石易碎，灰白色、黄色或棕色，表面粗糙，不规则，在X线片中可见分层现象，常与梗阻及感染有关，易形成鹿角形结石。草酸钙结石质硬，粗糙，不规则，常呈桑椹样，棕褐色，X线片可显影。尿酸结石质硬，光滑或不规则，常为多发，淡黄色，纯尿酸结石X线片不显影。胱氨酸结石光滑，淡黄至黄棕色，蜡样外观，与遗传因素有关，X线片不显影。

3. 病理生理 尿路结石引起的病理生理改变与结石部位、大小、数目、继发感染和梗阻程度有关。尿路结石可引起泌尿系统直接损伤、梗阻、感染和恶性变。肾盏内静止结石，不会引起梗阻及症状。肾盏结石可增大向肾盂发展，如导致肾盏颈部梗阻能引起肾盏积液或积脓，进而引起肾实质感染或导致肾周感染。较小的肾盏结石可以经肾盂、输尿管排出体外，也可能停留在输尿管三个生理狭窄点，引起急性完全性梗阻或慢性不完全梗阻，前者在及时解除梗阻后，可无肾损害，而慢性不完全性梗阻导致肾积水，使肾实质逐渐受损而影响肾功能。充满肾盂及部分或全部肾盏的结石称鹿角形结石。结石可损伤尿路黏膜导致出血、感染，而感染与梗阻又可促进结石的快速增大或形成新结石，结石、梗阻与感染互为因果，造成恶性循环，最终损害肾功能。

4. 预防 尿路结石复发率高，因而预防或延迟结石复发十分重要。

（1）增加饮水量 成人每天尿量应达 2000mL 以上，以稀释尿液，减少尿盐沉淀。

（2）调节饮食 磷酸钙结石者，少食肉和蛋黄，可用维生素 C 酸化尿液。草酸盐结石患者少饮食菠菜、土豆、浓茶。尿酸盐结石和黄嘌呤结石者少食肝、肾等富含嘌呤的食物，服用小苏打片碱化尿液。胱氨酸结石者，碱化尿液有一定预防效果。

此外，解除同时存在的尿路梗阻、感染、异物等因素，对预防结石复发具有十分重要的意义。

二、上尿路结石

【临床表现】

1. 疼痛 疼痛程度与结石部位、大小、是否活动等因素有关。肾盂及肾盏内大结石可无疼痛，若结石引起肾盏颈部梗阻，或肾盂结石移动不大时，可引起上腹或腰部钝痛。结石引起肾盂输尿管连接处或输尿管完全性梗阻时，出现肾绞痛。疼痛剧烈难忍，为阵发性，患者辗转不安，大汗，恶心呕吐。如梗阻在肾盂输尿管连接处或上段输尿管，疼痛常位于腰部或上腹部，并沿输尿管放射到会阴部或大腿内侧。如结石梗阻在输尿管中段，疼痛会放射到中下腹部，右侧极易与急性阑尾炎混淆。当结石位于输尿管末端时常有排尿终末痛及尿频、尿急的症状及尿道和阴茎头部放射痛。

2. 血尿 由于结石活动引起黏膜损伤所致，血尿程度不同，多为镜下血尿，亦可以出现肉眼血尿。

3. 其他症状 梗阻可导致肾盂积水，双侧上尿路梗阻可以发生无尿。结石伴感染时，可有尿频、尿痛等症状。继发急性肾盂肾炎或肾积脓时，可有发热、畏寒、寒战等全身症状。大多数儿童的上尿路结石则以尿路感染为主要表现。

【诊断】

1. 病史 与活动有关的血尿和疼痛，应首先考虑为上尿路结石。有排石史更有利于诊断。

2. 实验室检查 ①尿常规检查；②尿细菌培养；③酌情测定血钙、磷、肌酐、碱性磷酸酶、尿酸和蛋白以及 24 小时尿的尿钙、尿酸、肌酐、草酸含量；④肾功能测定。

3. 影像学诊断

（1）B 型超声检查 简便有效，经济实用，为首选筛查方法。结石显示为特殊声影，亦能评价肾积水引起的肾包块或肾实质萎缩等，可发现泌尿系平片不能显示的小结石和透 X 线结石。对造影剂过敏、孕妇、无尿或肾功能不全者，不能作排泄性尿路造影，而 B 超可作为诊断方法。

（2）泌尿系平片 95% 以上结石能在平片中发现。应做正侧位摄片，以除外腹内其他钙化阴影如胆囊结石、肠系膜淋巴结钙化、静脉石等。

（3）排泄性尿路造影 可显示结石所致之肾结构和功能改变，有无引起结石的局部因素。透 X 线的尿酸结石可表现为充盈缺损。

（4）CT 能发现平片、排泄性尿路造影和超声检查不能显示的结石。

（5）逆行肾盂造影 仅适用于其他方法不能确定时。

4. 输尿管肾镜检查 当腹部平片未显示结石，排泄性尿路造影有充盈缺损而不能确定诊断时，作此检查能明确诊断并可进行治疗。

在诊断肾、输尿管结石中应注意与胆石病、胆囊炎、急性阑尾炎和卵巢囊肿扭转的鉴别。

【治疗】 应根据全身情况，结石大小、成分、数目、位置、形状，肾功能（患侧及对侧）情况，有无确定病因，有无代谢异常，有无梗阻和感染及其程度确定治疗方案。

1. 非手术治疗 结石直径小于0.6cm，表面光滑、无明显尿路梗阻、无感染者可试用多饮水、调节饮食、调节尿 pH、服用中草药等非手术方法，以期待结石排出。如发生肾绞痛，通过阿托品、黄体酮、哌替啶等药物可以缓解肾绞痛。

2. 体外震波碎石（ESWL） 利用体外产生巨大能量的冲击波聚集击碎体内的结石，通过泌尿道随尿液排出体外。大多数上尿路结石均适用此法，最适宜于<2cm 的结石。但结石远端尿路梗阻、妊娠、出血性疾病、严重心脑血管病、安置心脏起搏器患者、肾功能受损、急性尿路感染、育龄妇女下段输尿管结石等不宜使用。更大的结石碎石后清除时间长。碎石效果与结石部位、大小、性质、是否嵌顿等因素有关。碎石排出过程中，可引起肾绞痛。若击碎的结石堆积于输尿管内，可引起"石街"，有时会继发感染。需重复治疗时，间隔时间不得少于10~14天，以避免冲击波对肾组织的损伤。

3. 手术治疗

（1）腔内手术 输尿管肾镜取石或碎石术及经皮肾镜取石术。对于复杂性肾结石，可与体外冲击波碎石术联合应用。

（2）开放手术 常用的方法有输尿管切开取石、肾盂切开取石、肾窦内肾盂切开取石、肾实质切开取石、肾部分切除及肾切除术。

选择手术方法的原则：①双侧输尿管结石：先处理梗阻严重侧；②一侧输尿管结石、对侧肾结石：先处理输尿管结石；③双侧肾结石：先处理易于取出和安全的一侧，若肾功能极坏，梗阻严重，全身情况差，宜先行经皮肾造瘘，待情况改善后再处理结石；④易于取出的肾盏单个结石可做肾盂切开或肾实质切开取石，对肾盏内不易取出的结石、肾一极多枚结石或存在局部复发因素时，可做肾部分切除；⑤双侧尿路结石或孤立肾结石梗阻引起无尿者，若全身情况好，应急诊手术取石，若病情不允许，可先行输尿管插管或经皮肾造瘘引流。

三、膀胱结石

【临床表现】 典型症状为排尿突然中断，并感疼痛，终末血尿。因为排尿时膀胱内的结石会随尿液的流动而移至膀胱颈口，堵住尿流通道，可引起排尿中断，患者必须改变体位后才能继续排尿。此时会出现剧痛，并放射至阴茎、阴茎头和会阴部，甚至发生急性尿潴留。小儿膀胱结石患者，当结石嵌顿时，常疼痛难忍，大汗淋漓，大声哭叫，用手牵拉或搓揉阴茎或用手抓会阴部，并变换各种体位以减轻痛苦。前列腺增生患者继发膀胱结石时排尿困难加重或伴感染症状。结石位于膀胱憩室内时，常无上述症状，表现为尿路感染。由于排尿时结石对膀胱颈口的反复撞击，会导致局部黏膜损伤、炎症和恶变。结石和感染的长期刺激还可能使膀胱上皮增生而形成囊性或腺性膀胱炎。

【诊断】

1. 根据典型症状常可初步做出诊断。

2. X 线平片能显示绝大多数结石。

3. B 超检查能显示结石声影，可同时发现前列腺增生症等。

4. 在上述方法不能确诊时使用膀胱镜检，能直接见到结石，有时可发现病因。

5. 对 50 岁以上并伴有膀胱出口梗阻的男性患者的膀胱结石，还应考虑其他与引起尿滞留有关的因素，如尿道狭窄、前列腺增生症、膀胱憩室、神经性膀胱等。

【治疗】在手术治疗膀胱结石时应同时治疗引起膀胱结石的原因。膀胱感染严重时，应用抗菌药物治疗。

1. 经膀胱镜机械、液电、超声、气压弹道碎石 大多数结石均适宜应用此法。

2. 耻骨上膀胱切开取石术 适合于巨大膀胱结石或膀胱结石合并膀胱颈梗阻或膀胱肿瘤者，在膀胱切开取石时可同期手术纠正膀胱颈梗阻或切除膀胱肿瘤。

四、尿道结石

【临床表现】常表现为排尿困难，常有排尿滴沥和排尿中断的症状，因不能排空膀胱而出现尿潴留。排尿时有明显的疼痛，疼痛可相当剧烈并放射到阴茎头。前尿道结石时，疼痛可局限于局部，可在阴茎表面触及一个疼痛性的肿块，并逐渐增大、变硬。后尿道结石有会阴和阴囊部疼痛，疼痛可放射到会阴或直肠。阴茎部结石可在疼痛部位摸到肿块，用力排尿有时可将结石排出。并发感染者尿道有脓性分泌物。男性尿道中结石除尿道有分泌物及尿痛外，在阴茎的下方可出现一逐渐增大且较硬的肿块，有明显压痛但无排尿梗阻症状。女性尿道结石的症状主要为下尿路感染。

【诊断】前尿道结石可通过仔细触诊而发现。后尿道结石经直肠指诊可触及。金属探条插入尿道有触石感及声响，B 型超声和 X 线检查能确定诊断。

【治疗】应根据结石的大小、形态、位置及尿道的情况来决定治疗的方式。前尿道结石可在良好麻醉下，压迫结石近端尿道后，注入无菌液状石蜡，再轻轻向远端挤出结石，切忌粗暴。若不能挤出，可钩取或钳出结石，或应用腔内器械碎石，尽量不做尿道切开取石。后尿道结石，在麻醉下用尿道探条将结石轻轻推入膀胱，再按膀胱结石处理。对于体积较大的尿道结石无法将结石推回膀胱或造成排尿困难时，可行尿道切开取石术或经会阴部切口或耻骨上切口取出结石。

主要参考书目

1. 吴孟超，吴在德. 黄家驷外科学. 第 7 版. 北京：人民卫生出版社，2008.
2. 李乃卿. 外科学. 上海：上海科技出版社，2006.
3. 吴在德. 外科学. 第 7 版. 北京：人民卫生出版社，2008.
4. 陈孝平. 外科学. 第 2 版. 北京：人民卫生出版社，2010.
5. 王广. 西医外科学. 北京：人民卫生出版社，2012.